Monica Ramirez Basco

Manie und Depression

Meinem Mann Michael gewidmet,
meinem besten Freund und größten Fan

Monica Ramirez Basco

Manie und Depression

Selbsthilfe bei Bipolaren Störungen

Übersetzt von Martin Kolbe

BALANCE ratgeber

Monica Ramirez Basco
Manie und Depression
Selbsthilfe bei Bipolaren Störungen

1. Auflage der Neuausgabe 2017
ISBN-Print: 978-3-86739-146-7
ISBN-eBook: 978-3-86739-810-7

Bibliografische Information der Deutschen Nationalbibliothek
Die Deutsche Nationalbibliothek verzeichnet diese Publikation in der Deutschen Nationalbibliografie; detaillierte bibliografische Daten sind im Internet über http://dnb.d-nb.de abrufbar.

Bei Medikamenten, die in diesem Buch ohne besondere Kennzeichnung aufgeführt sind, kann es sich um gesetzlich geschützte Warenzeichen handeln, die nicht ohne Weiteres benutzt werden dürfen.

Alle Impulse und Übungen finden Sie im Internet unter www.balance-verlag.de/buecher/detail/book-detail/manie-und-depression.html.

Weitere Ratgeber, Selbsthilfebücher und Erfahrungsberichte unter www.balance-verlag.de.

Der BALANCE buch + medien verlag ist ein Imprint der Psychiatrie Verlag GmbH, Köln.

Originalausgabe: »The Bipolar Workbook: Tools for Controlling Your Mood Swings«, The Guilford Press 2015
Übersetzung: Martin Kolbe, Zürich
Umschlagkonzeption und -gestaltung: GRAFIKSCHMITZ, Köln unter Verwendung eines Bildes von Sean Gladwell/fotolia.com

Typografiekonzeption: Iga Bielejec, Nierstein
Satz: Walburga Fichtner, Köln
Druck und Bindung: KN Digital Printforce GmbH, Erfurt

ANHANG

Alle Impulse und Übungen finden Sie im Internet unter www.balance-verlag.de/buecher/detail/book-detail/manie-und-depression.html

⤓ signalisiert die Downloadmöglichkeit von Materialien.

Liebe Leserin, lieber Leser,
dieses Arbeits- und Übungsbuch enthält praxisorientierte Tipps zum Umgang mit den extremen Stimmungsschwankungen, die bei einer Bipolaren Störung auftreten. Die 2006 erschienene erste Auflage war für Menschen mit einer Bipolar-I-Störung gedacht, die zusätzlich zur medikamentösen Behandlung an einer kognitiven Verhaltenstherapie teilnahmen. Das Buch enthielt Übungen, die in der Therapie als »Hausaufgaben« gegeben wurden. Wie sich jedoch herausstellte, wurde das Buch nicht nur von Personen mit einer Bipolar-I-Störung verwendet, sondern auch von Ärztinnen, Pädagogen, Sozialarbeitern und Angehörigen. Menschen, die in anderer Form von Stimmungsschwankungen betroffen waren, fanden es ebenfalls sehr hilfreich. Das Buch wurde in viele Sprachen übersetzt – die Bipolare Störung ist weltweit verbreitet.

Unser Wissen über diese Erkrankung wächst kontinuierlich. Therapeutinnen, Ärzte, Wissenschaftler und Betroffene entdecken immer wieder neue Möglichkeiten, wie sie den Symptomen begegnen können. Einige Medikamente sind seit der ersten Auflage dieses Buches für die Behandlung von Bipolaren Störungen neu zugelassen worden und wir wissen inzwischen auch mehr darüber, wie Betroffene aktiv ihre Stimmungsumschwünge vorhersehen, kontrollieren oder sogar ganz verhindern können.

Die Übungen in der ersten Auflage waren für Menschen gedacht,

- bei denen erst kürzlich eine Bipolar-I-Störung diagnostiziert wurde,
- die schon Erfahrung mit der Erkrankung, aber noch nicht den richtigen Umgang damit gefunden hatten,
- die schon Bewältigungsstrategien entwickelt hatten, sich in einer stabilen Phase befanden und lernen wollten, wie sie noch besser mit der Erkrankung umgehen konnten.

Wir wissen heute mehr über die vielen Formen, in denen affektive Erkrankungen in Erscheinung treten. Selbst bei Betroffenen mit der gleichen Diagnose äußern sie sich teilweise sehr unterschiedlich und die Symptome können sich mit der Zeit auch verändern. Zudem gibt es Menschen, die unter ihren Stimmungsschwankungen leiden und sich dadurch beeinträchtigt fühlen, auch wenn ihre Symptome nicht den Definitionen in Lehrbüchern über Bipolare Störungen entsprechen. Auch sie können von diesem Buch profitieren. Deswegen ist diese zweite Auflage nicht mehr auf die drei zuvor genannten Gruppen beschränkt. Stattdessen konzentriert sich dieses Buch auf die Symptome, die durch ein ganzes Spektrum von Störungen verursacht werden können.

Die Menschen, für die dieses Buch gedacht ist, erleben immer wieder Zeiten, in denen sich ihre Stimmung drastisch verändert. Die Symptome beginnen meist langsam, steigern sich, erreichen einen Höhepunkt und klingen dann wieder ab. Da diese Veränderung nach einem bestimmten Muster abläuft, sind die Episoden einigermaßen vorhersehbar oder zumindest nachvollziehbar. Die Stimmungsumschwünge können durch Stress, den Wechsel der Jahreszeiten oder andere Faktoren ausgelöst werden. Sie beeinflussen das Denken, Handeln und Fühlen, was im Extremfall dazu führt, dass der Alltag nicht mehr bewältigt werden kann.

Die Methoden, solche Stimmungsschwankungen zu erkennen und aufzufangen, wurden gegenüber der ersten Auflage ausgeweitet, um auch den Bedürfnissen derjenigen gerecht zu werden, die sich manchmal »bipolar« fühlen, aber nicht notwendigerweise diese Diagnose haben. So sind die meisten Übungen auch für jene Menschen sinnvoll, die zu Launenhaftigkeit neigen oder Schwierigkeiten haben, mit Stress umzugehen. Symptome, Probleme, Lebensumstände und Bewältigungsstrategien werden anhand von Beispielen verdeutlicht, wobei die Bandbreite von leichten bis zu gravierenden Formen der Bipolaren Störung reicht.

Das Buch ist in fünf große Schritte unterteilt, die im Idealfall zur Beherrschung Ihrer Stimmungsschwankungen führen. Diese Schritte bestehen aus einzelnen Kapiteln, die ihrerseits in Abschnitte und Unterpunkte gegliedert sind. Jedes Kapitel baut inhaltlich auf dem vorhergehenden auf. Sie können diejenigen Teile des Buches auslassen, die nicht auf Sie zutreffen oder in denen Methoden erklärt werden, die Sie bereits erfolgreich anwenden.

Manche Kapitel wurden gekürzt und die Übungen optimiert. Das große Ziel des Buches ist gleich geblieben: die Symptome frühzeitig zu erkennen und Strategien anzuwenden, mit denen sie in den Griff zu bekommen sind. Das theoretische Modell hinter den hier gezeigten Methoden ist nach wie vor die kognitive Verhaltenstherapie, eine gut erprobte und effektive Form der psychotherapeutischen Behandlung.

Dieses Arbeits- und Übungsbuch soll die Bewältigungsstrategien ergänzen, die Sie bereits anwenden, wie etwa die Einnahme von Medikamenten und die Psychotherapie. Lernen Sie, das Muster Ihrer Stimmungsschwankungen zu erkennen. Bauen Sie Ihr eigenes Frühwarnsystem auf, damit Sie schnell reagieren können und Ihr Zustand sich nicht weiter verschlechtert. Lernen Sie, die Symptome zu reduzieren. Am Ende sollten Sie so viel wissen, dass Sie gut mit Ihren emotionalen Schwankungen umgehen können.

Übungen und Fragebögen finden Sie auf zahlreichen Arbeitsblättern, auf die im Text an den entsprechenden Stellen hingewiesen wird. Sie können diese unter www.balance-verlag.de/buecher/detail/book-detail/manie-und-depression.html kostenlos herunterladen und ausdrucken. Wenn Sie selbst keinen Computer oder Drucker haben, bitten Sie Freunde oder Verwandte, die über die entsprechende Ausrüstung verfügen, die Blätter für Sie auszudrucken. Auch in einem Internetcafé oder Copyshop sollte das möglich sein.

Manche dieser Arbeitsblätter benötigen Sie immer wieder und in größerer Anzahl, z.B. den Stimmungskalender und einige der Fragebögen. Auf diesen Blättern befindet sich ein entsprechender Hinweis. Drucken Sie davon am besten gleich mehrere Exemplare aus und legen Sie einen Schnellhefter an.

Der erste Schritt: Die Zusammenhänge verstehen

In diesem Kapitel

- lernen Sie, wie Sie Stimmungsschwankungen kontrollieren können,
- wird der Aufbau dieses Buches vorgestellt,
- erfahren Sie, weshalb neben der Medikamenteneinnahme flankierende Maßnahmen wichtig sind,
- wird erklärt, wie Sie dieses Buch am sinnvollsten nutzen.

Fühlen Sie sich bipolar?

Stimmungsschwankungen gehören zum Leben. Sie können als Reaktion auf positive oder negative Ereignisse auftreten, z.B. bei Erfolgen oder Verlusten. Sie können eine Reaktion auf Worte und Handlungen anderer sein. Sie können durch biologische Schwankungen wie etwa Veränderungen des Gehirnstoffwechsels bei Menschen mit psychischen Störungen, Anstieg oder Verringerung des Blutzuckerspiegels bei Menschen mit Diabetes, Veränderungen des Hormonhaushalts und durch körperliche Krankheiten oder Verletzungen ausgelöst werden – oder sie sind die Folge einer Kombination dieser Einflüsse.

Sie kennen das bestimmt: An manchen Tagen fühlt man sich voller Schwung und Energie und an anderen Tagen müde und unmotiviert. Solche Schwankungen sind nicht ungewöhnlich und auch nicht bedenklich. Nur wenn sie zu lange andauern, Schwierigkeiten im Alltag bereiten, von anderen körperlichen oder seelischen Symptomen begleitet werden oder wenn sie heftige Beschwerden oder Kummer verursachen, sollten Sie genauer hinschauen.

Ihre Stimmungsschwankungen fallen möglicherweise anderen auf. Vielleicht haben Sie schon von Freunden oder der Familie gehört, Sie würden sich »bipolar aufführen«, seien »launisch« oder »unberechenbar«, Sie hätten eine »multiple Persönlichkeit« oder seien je nach Tag oder Jahreszeit ein anderer Mensch. Dieses Buch soll Ihnen dabei helfen, sich dieser Schwankungen bewusster zu werden und zu lernen, so gut wie möglich damit umzugehen.

Die Bipolare Störung ist eine psychische Erkrankung, die etwa 1 bis 1,5 Prozent der Bevölkerung betrifft. Sie beginnt meistens in der späten Jugend oder im frühen Erwachsenenalter und bleibt für den Rest des Lebens. Bei dieser Erkrankung wird zwischen zwei verschiedenen Formen unterschieden, der Bipolar-I- und der Bipolar-II-Störung.

Menschen mit einer Bipolar-I-Störung durchleben Phasen extremer Depression, die jeweils über mehrere Monate anhalten können. Sie erleben andererseits auch Phasen der Euphorie oder der extremen Reizbarkeit, die man als manische Episoden bezeichnet. Während solcher Manien können die Gedanken zu rasen beginnen, die Betroffenen verspüren oft ein unbändiges Mitteilungsbedürfnis, sind kaum in der Lage, zu schlafen und Situationen objektiv zu beurteilen. Manische Episoden können wochen- bis monatelang andauern. In dieser Zeit ist die Fähigkeit, das Leben wie sonst zu meistern, stark eingeschränkt. Die Bipolar-I-Störung ist eine der schwersten psychischen Erkrankungen. Zwischen den einzelnen Krankheitsepisoden können jedoch unterschiedlich lange Zeiten der völligen oder nahezu vollständigen Symptomfreiheit liegen.

Von einer Bipolar-II-Störung spricht man, wenn die Erkrankung vor allem von schweren und in manchen Fällen sehr lang anhaltenden Depressionen geprägt ist. Der Gegenpol, die Manie, ist bei dieser Form der Bipolaren Störung nicht so stark ausgeprägt wie bei Typ I. Man ist zwar zeitweise ebenfalls euphorisch und angetrieben, kann seinen Alltag aber meistens noch gut bewältigen. Diese mildere Form der Manie wird als Hypomanie bezeichnet.

Es gibt andere Formen affektiver Störungen, die der Bipolaren Störung ähneln, aber nicht so gravierend sind. Sie beinhalten eventuell keine Manien oder können eher wie Charaktereigenschaften erscheinen, als einer Krankheit zu gleichen. All diese unterschiedlichen Erscheinungsformen werden unter dem Begriff »Störungen des bipolaren Spektrums« zusammengefasst. Dieses Spektrum umfasst die ganze Bandbreite der Stimmungsschwankungen, von Menschen mit voll ausgeprägten, schweren Symptomen, bis hin zu jenen, die zwar Merkmale einer Bipolaren Störung aufweisen, bei denen diese Symptome aber selten auftreten und den Alltag nicht oder nur wenig beeinträchtigen. Das zweite Kapitel dieses Buches enthält weitere Informationen darüber.

Während sich die erste Auflage dieses Arbeits- und Übungsbuches auf die Bipolar-I-Störung konzentrierte, bietet die zweite Auflage Hilfen für alle Formen der Stimmungsschwankungen aus dem bipolaren Spektrum an. Die Übungen sind auf die Symptome der Depression und Manie zugeschnitten, können aber ebenso helfen, mit Hypomanie, leichter Depression, Reizbarkeit und Ängstlichkeit umzugehen.

Was können Sie tun?

Es gibt verschiedenste Methoden, Stimmungsschwankungen zu kontrollieren. Wenn Sie eine affektive Störung wie die Bipolare Störung des Typs I oder II haben, sind Medikamente ein wichtiger Baustein zur Stabilisierung Ihrer Stimmungslage.

Frauen, deren Stimmungsschwankungen mit dem Menstruationszyklus zusammenhängen, kann der Gynäkologe Hormonpräparate empfehlen, die diese Schwankungen ausgleichen. Bei Problemen mit der Schilddrüse, schlecht eingestelltem Diabetes oder anderen Arten hormoneller Störungen kann Sie Ihr Hausarzt entsprechend behandeln. Falls medizinische Maßnahmen nicht ausreichen oder Ihre Stimmungsschwankungen nicht von biologischen Faktoren herrühren, können Sie lernen, diese Schwankungen zu kontrollieren, indem Sie Ihre Reaktionen auf Lebensereignisse, Ihre Einstellung oder Ihr Umfeld verändern.

Die Stimmungsschwankungen kontrollieren

Dieses Arbeits- und Übungsbuch ist so konzipiert, dass Sie Schritt für Schritt lernen, was Sie zusätzlich zur regelmäßigen Medikamenteneinnahme tun können. Wenn Sie sich auf diese Herausforderung einlassen, wird es Ihnen gelingen, heftige Stimmungsschwankungen wie z. B. Depression, Manie, Hypomanie, Gereiztheit, Ärger und Angst zu mildern oder ganz zu vermeiden. Außerdem lernen Sie, mit den vielfältigen Auswirkungen dieser emotionalen Schwankungen zurechtzukommen. Sie können dieses Buch ganz alleine nutzen, es zum Bestandteil Ihrer Einzel- oder Gruppentherapie machen oder es mit Ihrer Ärztin oder Ihrem Therapeuten durcharbeiten. Jedes Kapitel enthält Informationen, Techniken und Übungen, die hilfreich sein können, um

- Gefühle zu bewältigen,
- negativ geprägtes Denken abzulegen,
- körperliche Symptome zu reduzieren,
- die Medikamente regelmäßig zu nehmen,
- Alltagsprobleme anzugehen.

Wenn Sie sich die Zeit nehmen, sich die hier gezeigten Methoden anzueignen und zu üben, kann dieses Buch dabei helfen, mehr über Ihre Stimmungsschwankungen zu erfahren und neue Strategien zu entwickeln, mit denen ein erneutes Auftreten der Symptome vermieden werden kann. Dadurch können Sie die Effektivität der Behandlung steigern und auf die Verwirklichung Ihrer Lebensziele hinarbeiten. Um dies zu erreichen, müssen Sie

- verstehen, was mit Ihnen geschieht,
- wesentliche Stimmungsschwankungen erkennen,
- so handeln, dass die Symptome nicht stärker werden,
- Ihre Symptome reduzieren, indem Sie Ihre Handlungen, Ihre Gedanken und Ihr Umfeld anpassen,
- sich mit besseren Bewältigungsstrategien für die Zukunft wappnen.

Die Kapitel dieses Buches sind nach diesen Zielen ausgerichtet. Jeweils am Ende eines Kapitels werden die jeweiligen Lernziele zusammengefasst. Mit praxisorientierten Übungen kann das Gelernte vertieft werden.

Nicht alle Übungen werden zu Ihrer individuellen Situation und Ihren speziellen Problemen passen. Wählen Sie diejenigen aus, die Ihnen am geeignetsten erscheinen. Falls sich eine Übung doch nicht als hilfreich erweist, versuchen Sie es mit einer anderen.

Warum Medikamente alleine nicht ausreichen

Medikamente, die stimmungsstabilisierend wirken, und solche, die bei Angst, Gereiztheit und Schlafproblemen helfen, sind die Grundlage der Therapie Bipolarer Störungen.

Affektive Störungen sind meist wiederkehrende, episodisch verlaufende Störungen mit erheblichem Rückfallrisiko sowie stark variablen Langzeitverläufen. Genetische und neurobiologische, neuropsychologische, chronobiologische, psychosoziale und persönlichkeitsbezogene Faktoren werden in der Literatur zunehmend genau beschrieben. Trotz der Vielzahl der Befunde fehlt ein ganzheitliches Modell dieser komplexen Erkrankung. Die Reduktion von Rückfallrisiken durch medikamentöse Rückfallprophylaxe ist gut belegt. Zusätzlich sind in der Regel weitere, auf die individuelle Situation bezogene Behandlungsmaßnahmen erforderlich:

- Sie benötigen zusätzliche Vorkehrungen für Zeiten, in denen Sie Ihre Medikamente nicht konsequent einnehmen oder wenn diese nicht ausreichend wirken. Vielen fällt es schwer, ihre Medikamente regelmäßig zu nehmen, besonders dann, wenn die Symptome nachlassen oder wenn die Nebenwirkungen zu unangenehm sind.
- Sie benötigen Strategien, um
  - Stress zu reduzieren oder ganz zu vermeiden,
  - den Wechsel der Jahreszeiten schadlos zu überstehen, falls Sie dafür empfindlich sind,
  - die Veränderung von Lebensumständen zu bewältigen und
  - zu ausreichend Schlaf zu kommen.

  Wenn Sie diese Faktoren nicht beachten, kann das eine neue Krankheitsepisode auslösen – selbst dann, wenn Sie Ihre Medikamente zuverlässig einnehmen.
- Sie benötigen gesunde und effektive Methoden, um nicht der Versuchung nachzugeben, mit Alkohol oder anderen Drogen das Einschlafen zu unterstützen, Ängste zu bekämpfen oder Ihre Laune zu verbessern. Alkohol- und Drogenkonsum sind oft riskant, besonders jedoch dann, wenn Sie zugleich Psychopharmaka einnehmen. Deren Wirkung kann durch Alkohol und Drogen je nach verwendetem Medikament, eventuell auch einer Kombination von Medikamenten, zum Teil erheblich verstärkt oder unvorhersehbar beeinflusst werden. Dies kann sich auch in schwer voraussehbarer Weise auf Ihre Stimmung auswirken oder Symptome der Erkrankung negativ beeinflussen. Die Fähigkeit, eigenes Verhalten ausreichend zu steuern, wird sicherlich beeinträchtigt.
- Sie sollten Ihren Lebenswandel kritisch hinterfragen und so gestalten, dass er nicht zu Schlafmangel, schlechten Essgewohnheiten oder anderen ungesunden Verhaltensweisen führt – all dies kann das Risiko eines Rückfalls vergrößern.
- Sie sollten sich über Ihre Einstellung gegenüber der Erkrankung und der Behandlung klar werden, wenn Sie Probleme damit haben. Manchmal

kann es Ihnen schwerfallen, die stimmungsstabilisierenden Medikamente regelmäßig zu nehmen oder Ihren Lebensstil an die Erkrankung anzupassen.
- Sie benötigen Methoden, um einem mentalen Zusammenbruch vorzubeugen, bei dem es Ihnen nicht mehr möglich ist, klar zu denken. Die Symptome der Erkrankung können Sie daran hindern, Ihre Gedanken zu ordnen, Entscheidungen zu treffen und Probleme zu lösen.
- Sie sollten den Umgang mit belastenden Lebenssituationen lernen und in der Lage sein, lösungsorientiert zu denken. Selbst wenn die Symptome wegen der Medikamente kein Problem mehr darstellen, können infolge der Erkrankung finanzielle, rechtliche oder familiäre Schwierigkeiten entstanden sein, denen Sie sich stellen müssen.

Zum Glück gibt es erlernbare Methoden, um die Lücken zu schließen, die bei einer ausschließlich medikamentösen Behandlung verbleiben. Mit den hier gezeigten Strategien zur Vermeidung von Rückfällen und zur Lösung von Problemen können Sie erreichen, dass die ständige emotionale Achterbahnfahrt Ihr Leben nicht über Gebühr beeinträchtigt.

Wie verläuft die Erkrankung?

Es gibt die unterschiedlichsten Auslöser für Stimmungsschwankungen, z.B. belastende oder aufregende Ereignisse, Beziehungsstress, überraschende Neuigkeiten – seien sie gut oder schlecht –, Schlafmangel, körperliche Erkrankungen oder wenn man sich um nahestehende Menschen sorgt. Bei affektiven Störungen kann der Wechsel in eine Manie oder Depression auch ausgelöst werden, wenn Medikamente unregelmäßig eingenommen oder abrupt abgesetzt werden. Weitere Auslöser sind der Wechsel der Jahreszeiten, Krankheiten oder Traumata, manchmal gibt es auch gar keine erkennbaren Gründe. Ist ein Stimmungsumschwung erst einmal eingetreten, kann Ihre Reaktion darauf die Dinge verschlechtern oder verbessern. Dieses Buch möchte auch dabei helfen, die Symptome so früh zu erkennen, dass Sie in Ruhe Ihre Handlungsalternativen abwägen und mit der Situation schließlich so umgehen können, dass es Ihnen langfristig nützt, statt zu schaden.

Nachfolgend sind einige Beispiele für die unterschiedlichen Erfahrungen von Betroffenen aufgeführt.

STEFAN kämpft sich durch ein Studium. Bisher hatte er zwei manische Episoden. Die erste Manie war nur schwach ausgeprägt und hielt nicht lange an. Nach seiner zweiten Episode wurde eine Bipolare Störung diagnostiziert, da diesmal die Symptome so gravierend waren, dass eine Einweisung ins Krankenhaus erforderlich war. Die Polizei hatte ihn in die Notaufnahme gebracht, nachdem er mit dem Wagen gegen einen Laternenpfahl gerast war. Es bedurfte mehrerer Klinikaufenthalte, bis Stefan sich wieder so wie vor der ersten Manie fühlte. In diesem Buch werden immer wieder Beispiele gezeigt, wie er sich durch die Übungen arbeitete. Wie viele andere Betroffene wusste Stefan anfangs sehr wenig über die Erkrankung und hatte große Zweifel an der Diagnose. Manchmal blätterte er in diesem Buch und blieb an einigen Stellen hängen, arbeitete aber nicht mit den Übungen. Sein Psychiater motivierte ihn, mehr zu lesen und möglichst viel über den Umgang mit der Erkrankung zu lernen. Stefan las die ersten Kapitel, konnte die Diagnose jedoch immer noch nicht akzeptieren. Seine Mutter machte sich Sorgen um ihn und war auch frustriert, weil er so wenig Interesse zeigte. Sie selbst las dieses und viele andere Bücher über die Bipolare Störung, um zu verstehen, was mit ihrem Sohn vor sich ging. Schließlich begann Stefan, das Buch als eine Art Handbuch zu nutzen. Bei jedem neuen Ereignis, das möglicherweise mit der Erkrankung zusammenhing, suchte er nach einer entsprechenden Übung. ✕

MONIKA ist ein gutes Beispiel für diejenigen, die mit den Höhen und Tiefen der Bipolaren Störung zu kämpfen haben, aber nicht wissen, wie sie damit umgehen können. Sie ist 32 Jahre alt und arbeitet als Krankenschwester. Die erste schwere depressive Episode erlebte sie während der Schulzeit und die erste Manie vor etwa sechs Jahren an der Schwesternschule. Seitdem durchlief sie weitere depressive, manische und hypomanische Phasen. Monika war einige Jahre mit Unterbrechungen bei einem Psychiater in Behandlung. Zusätzlich machte sie eine Psychotherapie und nahm an einer Selbsthilfegruppe teil. Sie weiß um ihre Erkrankung und will ihrer Familie zuliebe alles tun, was in ihren Kräften steht, um die Bipolare Störung in den Griff zu bekommen. Sie fühlt sich die meiste Zeit leicht depressiv und es fällt ihr oft schwer, sich neben der anstrengenden Arbeit im Krankenhaus und der Versorgung ihrer beiden Kinder um den Haushalt zu kümmern. In depressiven Episoden hat sie wegen der Fehlzeiten Jobs verloren, in manischen Phasen hat sie von sich aus gekündigt, weil sie ihre Reizbarkeit und Impulsivität nicht im Griff hatte. Monika stieß nach einer von Ängsten geprägten depressiven Episode auf dieses Buch. Sie hatte sich in der Depression bei dem Gedanken ertappt, das Leben sei nicht lebenswert und es gäbe keine Hoffnung auf eine bessere Zukunft. Das entsprach so gar nicht ihrer sonstigen Haltung und als die Depression vorüber war, beunruhigte es sie sehr, dass sie diese Gedanken überhaupt zugelassen hatte. Sie dachte immer wieder: »Was wäre, wenn ich diesem Impuls nachgegeben hätte?« In den Beschreibungen der Symptome in den Kapiteln 2 und 3 fand sie sich wieder und erkannte, dass sie in der Vergangenheit nicht besonders gut damit umgegangen war. Vor allem wollte sie lernen, wie sie in Zukunft mit suizidalen Gedanken zurechtkommen kann, deshalb arbeitete sie die Übungen in den Kapiteln 7, 10 und 11 besonders gründlich durch. ✖

Im Buch finden Sie immer wieder Beispiele dafür, wie Monika ihre Arbeitsblätter ausgefüllt hat. Wenn Sie denken, es geht Ihnen ähnlich wie ihr, achten Sie besonders darauf, wie sie sich durch die Übungen gearbeitet hat.

Paul und Sabine sind gute Beispiele für Betroffene, die schon viel darüber gelernt haben, wie man mit einer Bipolaren Störung zurechtkommt. Beide hatten schlimme Erfahrungen mit Depressionen gemacht und wollten diese nicht wieder erleben:

PAUL ist 24 Jahre alt. Seine Bipolare Störung begann bereits in den Grundschuljahren. Er wurde über einen so langen Zeitraum behandelt, dass er mittlerweile Experte seiner Krankheit ist. Paul arbeitet als Softwareentwickler für ein kleines Start-up-Unternehmen und verbringt die meiste Zeit damit, Webseiten für andere Firmen zu entwickeln. Er hat viele kreative Ideen und plant, vor seinem dreißigsten Lebensjahr sein eigenes Unternehmen zu gründen. Paul durchlief keine Verdrängungsphase wie Stefan, weil seine Eltern ihm die Erkrankung schon in der Kindheit erklärten und auch, dass die Medikamente ihm helfen würden. Er lernte früh, dass er sich mit der Medikation besser fühlte als ohne und es in der Schule und mit seinen Freunden besser lief, wenn seine Stimmung stabiler war. Obwohl Paul viel über die biologischen Ursachen der Bipolaren Störung wusste und auch die Medikamente ziemlich regelmäßig einnahm, war er sich nicht im Klaren darüber, wie sein Umgang mit der Erkrankung die Symptome beeinflusste. Er wollte lernen, weitere Krankheitsepisoden zu verhindern, ohne jedes

Mal zusätzliche Medikamente zu nehmen, wie er es in der Vergangenheit gehandhabt hatte. Paul überflog die ersten drei Kapitel nur, weil er wie seine Eltern schon viel über die Erkrankung gelesen hatte. Er wollte sich vor allem die Methoden in Kapitel 5 und 6 aneignen, um bestimmte Verhaltensweisen zu ändern und dadurch weniger anfällig für Rückfälle zu werden. Er wusste zwar recht gut über sich Bescheid, erkannte aber die Symptome nicht immer, bevor sie so deutlich wurden, dass andere sie wahrnahmen. ×

Beispiele für Pauls Umgang mit den Übungen werden Ihnen immer wieder im Buch begegnen.

SABINE, 45 Jahre, hat eine Medikation gefunden, die für sie ausgezeichnet funktioniert. Sie leidet selten unter schweren Symptomen, und wenn es doch mal dazu kommt, stellt sie ihre Medikamente darauf ein und passt ihr Verhalten an. Es gelingt ihr sehr gut, den Ausbruch der Manie zu verhindern, aber es kommt vor, dass der tägliche Stress sie überwältigt und sie deshalb depressiv wird. Den Großteil ihres Lebens kämpfte sie gegen ihr mangelndes Selbstwertgefühl an. Wenn etwas schiefging, suchte sie die Schuld meist bei sich und die daraus entstehende Verzweiflung führte regelmäßig zu Essattacken. Sie dachte, das sei eine Überreaktion auf Stress und wollte es in den Griff bekommen. Am hilfreichsten waren für sie die Teile des Buches, in denen es um Depressionen geht. Wie Monika hatte sie ein Problem mit negativem Denken und das nicht nur, wenn sie depressiv war, sondern auch, wenn sie unter starkem Stress stand. Sabine beschäftigte sich mehr mit den Übungen in Kapitel 7, 10 und 11 als mit den anderen. Sie war erstaunt, als ihr bei der Lektüre des sechsten Kapitels bewusst wurde, wie oft sie in der Vergangenheit selbst dazu beigetragen hatte, dass sie immer tiefer in die Depression abrutschte. Sie lernte auch, positive Aspekte in ihr Leben zu integrieren, Probleme anzupacken und nicht immer vor sich herzuschieben, und wie sie sich aus dem lethargischen Trott einer Depression herausziehen kann. ×

Sabines Einträge auf den Arbeitsblättern werden immer wieder gezeigt, damit Sie nachvollziehen können, wie sie gelernt hat, mit Stress umzugehen.

FRANK, Sabines älterer Bruder, leidet ebenfalls unter einer Bipolaren Störung. Seine Krankheitsepisoden nehmen jedes Mal einen sehr schweren Verlauf. Wenn er manisch ist, bekommt er psychotische Symptome wie Verfolgungswahn und er hört dann auch manchmal Stimmen. Im Buch wird gezeigt, wie Frank gelernt hat, damit zurechtzukommen. ×

SEBASTIAN hat eine Bipolar-II-Störung mit mehr depressiven als hypomanischen Anteilen. Mit Anfang zwanzig hatte er ein Alkoholproblem, was er inzwischen ziemlich gut im Griff hat. Nun ist er fast vierzig und mit Daniela verheiratet. Er las die Kapitel 2 und 3 dieses Buches, glaubte aber nicht, dass die Diagnose »Bipolare Störung« bei ihm zutrifft. Er erkannte sich zwar in der Beschreibung der Symptome einer Depression in den Kapiteln 8 und 10 wieder, doch er meinte, seine hypomanischen Symptome entsprächen seiner eigentlichen Persönlichkeit. Er fand das zwölfte Kapitel über das Leugnen der Erkrankung uninteressant, seiner Frau dagegen half es, zu verstehen, warum ihm das Annehmen der Diagnose »bipolar« so schwerfällt. Sebastian und Daniela haben Eheprobleme, die unter anderem in seinem Verhalten während der Hypomanie begründet sind, aber auch in ihrer Weigerung, über das Thema zu sprechen. Sie gingen gemeinsam die Arbeitsblätter aus dem achten Kapitel durch, was ihnen das Reden darüber erleichterte. ×

MARIA ist dreißig Jahre alt und lesbisch, ihre Eltern wissen jedoch nichts davon. Sie hat eine Bipolar-I-Störung, leidet aber in erster Linie an Depressionen; ihre stimmungsstabilisierenden Medikamente zeigen die erwünschte Wirkung auf die manischen Symptome. Ihre Familie nimmt keine Rücksicht auf Marias Krankheit und stellt sogar dann noch Ansprüche an sie, wenn sie sagt, dass es ihr nicht gut geht. Da sie sich wegen ihrer Homosexualität schämt, setzt sie alles daran, ihre Eltern nicht zu enttäuschen. Wenn sie depressiv ist, kämpft Maria vor allem mit ihrer überzogenen Selbstkritik. Deswegen hat sie sich besonders auf die Kapitel konzentriert, in denen es um den Umgang mit negativen Gedanken geht. Sie stellt selbst dann hohe Ansprüche an sich, wenn sie sich elend fühlt oder unter Stress steht. Die Strategien zum Stressmanagement in Kapitel 15 helfen ihr, mit Überforderung und Depressionen umzugehen. ×

MICHAEL hat eine Bipolar-II-Störung. Wie Sebastian kämpfte er einen Großteil seines Erwachsenenalters mit Alkoholproblemen. Seine Frau Sarah wurde auf dieses Buch aufmerksam und empfahl es ihm. Er ist sich seiner Stimmungsschwankungen nicht immer bewusst und Sarah dachte, es könne ihm nicht schaden, mehr darüber zu lernen. Sie hofft, dass Michael nie wieder eine schwere bipolare Episode erlebt und für den Rest seines Lebens vom Alkohol Abstand hält. Er versucht, optimistisch zu bleiben, und erzählt Sarah, er habe die Krankheit unter Kontrolle, aber insgeheim macht auch er sich deswegen Sorgen. Er hat ihr versprochen, sich mit seinen hypomanischen Episoden auseinanderzusetzen, deswegen hat er sich besonders viel Mühe mit den Übungen in den Kapiteln 4, 5 und 6 gegeben. ×

Noch mal das Wichtigste und wie es weitergeht

In diesem Teil wurden die Methoden dieses Arbeits- und Übungsbuches vorgestellt, die den Umgang mit den Symptomen einer Bipolaren Störung und anderer, nicht so ausgeprägter Stimmungsschwankungen erleichtern können. Die fünf Schritte zur besseren Kontrolle der Symptome werden in den folgenden Kapiteln ausführlicher beschrieben. Dazu gibt es immer wieder praktische Übungen. Durch das ganze Buch hindurch sehen Sie an den beispielhaft vorgestellten Personen, wie hilfreich die gezeigten Methoden und Übungen dazu sein können.

Als Nächstes lernen Sie mehr über die Symptome der Depression und Manie und über die Diagnose »Bipolare Störung«. Sie erfahren auch, weshalb es so schwierig ist, eine exakte Diagnose zu stellen. Außerdem werden Übungen gezeigt, mit denen Sie die vorgestellten Methoden vertiefen können.

- wird der Unterschied zwischen einer Bipolaren Störung und »normalen« Stimmungsschwankungen erklärt,
- erfahren Sie, wie eine Bipolare Störung diagnostiziert wird,
- werden die typischen Symptome der Depression, Manie und gemischter Episoden beschrieben.

Dieser Teil enthält grundlegende Informationen über die Bipolare Störung und ihre Diagnose sowie zu verwandten Störungen. Die hier gegebene Beschreibung des Krankheitsbilds kann die gründliche Abklärung durch einen ausgebildeten Facharzt nicht ersetzen, sie kann Ihnen aber eine Vorstellung von der Vorgehensweise eines Psychiaters geben.

Das diagnostische und statistische Manual psychischer Störungen (Diagnostic and Statistical Manual of Mental Disorders, DSM-5), das von der Amerikanischen Psychiatrischen Vereinigung (APA) veröffentlicht wurde, enthält Richtlinien für die Diagnose psychischer Krankheiten. Das DSM beschreibt die Merkmale der jeweiligen Erkrankung und berücksichtigt auch, wie die Symptome sich bei Kindern und Erwachsenen, Männern und Frauen sowie bei Menschen aus unterschiedlichen Kulturkreisen unterscheiden. Es gibt außerdem an, welche und wie viele Symptome auftreten und wie lange sie andauern müssen, damit eine zuverlässige Diagnose gestellt werden kann. Die von der Deutschen Gesellschaft für Psychiatrie, Psychotherapie und Nervenheilkunde (DGPPN) veröffentlichte S3-Leitlinie zur Diagnostik und Therapie Bipolarer Störungen stellt wesentliche Aspekte der Erkrankung überblicksartig dar. Für das deutsche Gesundheitswesen ist die von der Weltgesundheitsorganisation (WHO) herausgebrachte Internationale statistische Klassifikation der Krankheiten und verwandten Gesundheitsproblemen (ICD-10) maßgeblich.

Für die Diagnose aller psychischen Störungen gilt, dass einige der vorherrschenden Symptome *gleichzeitig* vorliegen müssen. Wenn Sie in einer Manie beispielsweise sehr schnell sprechen, hyperaktiv und euphorisch sind, müssen diese Symptome zur selben Zeit vorhanden sein und über eine gewisse Zeit hinweg auftreten, bevor sie einer Störung zugeordnet werden können. Diese Regel soll verhindern, einzelne Verhaltensweisen und Empfindungen fälschlicherweise einer Erkrankung zuzuschreiben. Manche Menschen reden z.B. immer schnell; das kann familiär oder regional bedingt sein. Schnelles Sprechen an sich ist also nicht notwendigerweise ein Symptom. Über Hyperaktivität gehen die Meinungen ebenfalls auseinander. Falls Sie eher der ruhige Typ sind, dem Lärm und Trubel schnell zu viel werden, halten Sie jemanden, der energiegeladen und tatendurstig ist, möglicherweise für hyperaktiv, dabei ist er einfach nur ein wenig aufgedrehter als Sie. Auch ist es ganz natürlich, sich kurzzeitig euphorisch zu fühlen, wenn einem etwas Gutes widerfährt – das bedeutet noch lange nicht, manisch zu sein.

Klinisch relevante Symptome erfüllen unter anderem folgende Kriterien:

- sie treten zur selben Zeit auf,
- sie unterscheiden sich von der eigentlichen Persönlichkeit,
- sie können nicht durch ein bestimmtes Ereignis oder besondere Umstände erklärt werden,
- sie dauern mehrere Tage bis mehrere Wochen an,
- sie bereiten zunehmend Probleme.

Die Diagnosestellung folgt der Suche nach bestimmten Mustern anhand der Diagnosekriterien von DSM-5 oder ICD-10. Dabei werden bedeutsame Bereiche des gegebenenfalls veränderten Denkens, der Stimmung, des Verhaltens und des allgemeinen Antriebs betrachtet. Veränderte Schlafgewohnheiten und verändertes Verhalten in Bezug auf Partner, Freunde oder Arbeitskollegen können ebenso Aufschluss geben. Ihr Befinden zu Hause oder bei der Arbeit und wie Sie mit Alkohol und anderen Suchtmitteln umgehen, sind wichtige Anhaltspunkte. Der Psychiater wird etwas darüber erfahren wollen, wie Sie sich vor dem Einsetzen der Symptome verhalten haben und ob sich in jüngster Zeit ungewöhnlich viele Probleme ergeben haben. Hierbei ist es besonders hilfreich, wenn auch Angehörige und Freunde Beobachtungen beisteuern. Körperliche Erkrankungen, die ähnliche Symptome auslösen können, müssen ausgeschlossen werden. Vermutet der Arzt ein medizinisches Problem und keine psychische Erkrankung, werden Sie wahrscheinlich gebeten, sich Labortests wie etwa einer Blutuntersuchung zu unterziehen. Sie können auch mit Fragen zu einer möglichen psychiatrischen Vorgeschichte Ihrer Angehörigen rechnen. Affektive Störungen treten in Familien oft gehäuft auf. Wenn also z.B. Ihre Mutter oder ein Onkel eine affektive Störung hatte, besteht ein höheres Risiko, dass Sie ebenfalls betroffen sind. Schließlich wird ein mit der Bipolaren Störung erfahrener Arzt prüfen, wie Ihre Stimmung, Ihr Verhalten, Ihre Art, zu sprechen und zu denken, auf ihn wirken. Mit diesen Informationen wird er anhand der diagnostischen Kriterien des DSM-5 zur Bipolaren Störung oder ICD-10 eine entsprechende Diagnose stellen.

Was ist eine Manie?

Die Diagnose der Bipolaren Störung setzt laut DSM-5 mindestens eine hypomanische oder manische Episode voraus. Eine Manie äußert sich in einem bis zur Euphorie reichenden Hochgefühl und/oder in einer extremen Reizbarkeit. Gleichzeitig müssen drei oder vier der anderen Symptome vorliegen, die in diesem Kapitel beschrieben sind, denn nur wenn zur selben Zeit mehrere dieser Symptome auftreten, kann ein Psychiater sicher sein, dass es sich um eine manische Episode handelt. Jedes dieser Symptome für sich genommen ist etwas, was viele Menschen hin und wieder erleben, auch wenn sie nicht bipolar sind. Eine manische Episode ist neben dem Hochgefühl bzw. der Reizbarkeit meistens auch mit Schlaf- und Konzentrationsstörungen verbunden. Man kann allerdings auch in einer Depression gereizt sein, schlecht schlafen und Schwierigkeiten haben, sich zu konzentrieren. Sie sehen hieran, wie wichtig es für das Erkennen einer Manie ist, dass neben dem Hauptmerkmal weitere Symptome vorliegen.

Lesen Sie sich die Beschreibung der nachfolgenden manischen Symptome gut durch und überlegen Sie, welche Sie selbst erlebt haben. Nehmen Sie sich hierzu das Arbeitsblatt 1 ⤓ vor.

Erhöhte bis euphorische Stimmung oder übermäßige Gereiztheit

Euphorie geht weit über das hinaus, was gemeinhin als gute Laune bezeichnet wird. Man fühlt sich als König der Welt und empfindet ein so überwältigendes Glücksgefühl, dass eine Steigerung fast nicht möglich erscheint – ungefähr so, als hätte man Drogen genommen, obwohl man gar nichts konsumiert hat. Andererseits kann man in einer Manie aber auch so reizbar sein, dass man andauernd aus der Haut fahren möchte, wegen jeder Nichtigkeit einen Streit anzettelt oder sogar in Schlägereien gerät. Das Umkippen der neutralen Stimmung in Euphorie oder Gereiztheit ist eines der wichtigsten Merkmale einer Manie. Es besteht ein deutlicher Unterschied zur sonstigen Stimmungslage. Dieser Zustand hält bei einer unbehandelten manischen Episode über mehrere Tage oder Wochen (mindestens eine Woche) ununterbrochen an und/oder erfordert einen Krankenhausaufenthalt, wobei nicht notwendigerweise ein Auslöser erkennbar ist. Die Diagnose einer Manie setzt dieses und zusätzlich drei oder vier der folgenden Symptome voraus.

Übersteigertes Selbstwertgefühl oder Größenwahn

Ein übersteigertes Selbstwertgefühl bedeutet nicht einfach, mit sich selbst zufrieden zu sein, und auch nicht, sich überheblich oder arrogant zu verhalten. Es ist weit mehr als das. Man denkt z.B., besser, klüger, kreativer und attraktiver als alle anderen zu sein. Oder die eigenen Ideen seien so brillant und fehlerlos, dass man sicher ist, demnächst ein Vermögen damit zu verdienen. Mit dieser Annahme könnte man rein theoretisch sogar richtigliegen, aber wenn es keine Belege dafür gibt und niemand anderes diese Einschätzung teilt oder auch, wenn man normalerweise ein viel geringeres Selbstbewusstsein hat, könnte es ein Symptom einer Manie sein. Dieser verzerrte Blick auf sich selbst kann bis zum Größenwahn gehen. Dann ist das Selbstwertgefühl so übersteigert, dass man den Sinn für die Realität völlig verliert.

Deutlich vermindertes Schlafbedürfnis

Bei diesem Symptom fühlen Sie sich ausgeruht und frisch, auch wenn Sie nachts weniger schlafen als sonst. Vielleicht haben Sie auch Schwierigkeiten, einzuschlafen, und wenn Sie schließlich doch in den Schlaf finden, schlafen Sie viel kürzer als üblich. Oder Sie wachen früher auf als sonst, sind gleich hellwach und können nicht wieder einschlafen. Wenn Sie normalerweise sieben bis acht Stunden Schlaf brauchen, kann es nun sein, dass Sie nach vier oder fünf Stunden die Augen aufschlagen und sich fit fühlen. Obwohl Sie so wenig geschlafen haben, haben Sie genügend Energie für den ganzen Tag. Das ist ein entscheidender Unterschied zu Schlafstörungen aufgrund von

Stress oder Depression, denn dann fühlt man sich wegen des Schlafmangels erschöpft. Manche Betroffene können überhaupt nicht mehr einschlafen und machen mehrere Tage und Nächte am Stück durch – ein ziemlich typisches Anzeichen einer Manie.

Ungewöhnliches Mitteilungsbedürfnis und schnelleres Sprechen

Dieses Symptom wird meistens eher von anderen als von einem selbst wahrgenommen. Anfangs merken Sie vielleicht gar nicht, dass Sie mehr und schneller sprechen als sonst; es scheint vielmehr, als redeten die anderen zu langsam. Es gehen so viele Gedanken durch Ihren Kopf, die alle unbedingt und sofort mitgeteilt werden müssen, dass Sie über Ihre eigenen Worte stolpern, weil Sie zu schnell sprechen. Unter Umständen verspüren Sie ein ununterbrochenes Mitteilungsbedürfnis. Ein deutlicher Hinweis auf ein verändertes Kommunikationsverhalten sind Kommentare aus Ihrem Umfeld, Sie würden zu viel reden, von einem Thema zum anderen springen oder Ihre Gesprächspartner dauernd unterbrechen.

Rasende Gedanken und Sprunghaftigkeit

Wenn dieses Symptom schwach ausgeprägt ist, scheint es so, als hätte man einfach mehr Ideen im Kopf als üblich. Zunächst scheinen die Gedanken erkenntnisreicher und kreativer als sonst zu sein, man hat vielleicht auch das Gefühl, Dinge durchschauen zu können, die andere nicht begreifen. Steigert sich das Symptom, kann es zu Konzentrationsschwierigkeiten kommen. Viele Betroffene klagen, sie verlören in einer Manie die Fähigkeit, strukturiert zu denken. Sie verlieren schnell den Faden, weil ihnen zu viel auf einmal durch den Kopf geht, und sie empfinden das als frustrierend. Oft können sie anderen gar nicht begreiflich machen, was sie eigentlich sagen wollen. Im Extremfall kommen die Gedanken und Assoziationen viel zu schnell, als dass man sie noch verbal äußern könnte. Sie ergeben keinen Sinn mehr und sind auch nicht mehr kreativ oder brillant. Die Gedanken strömen unablässig auf einen ein und erschweren es, ein Gespräch zu führen oder nachts einzuschlafen. Man will sie abstellen können, so wie man ein Radio abschaltet, aber das gelingt nicht.

Leichte Ablenkbarkeit

Leicht ablenkbar zu sein ist ziemlich lästig, denn es hindert einen daran, sich zu konzentrieren, seinen Aufgaben nachzukommen und Entscheidungen zu treffen. Man wird von äußeren Reizen wie Lärm, Lichtern, anderen Menschen, überhaupt von allem, was um einen herum passiert, ständig abgelenkt. Das kann einen irritieren und sogar beängstigen. Man kann ebenso von Ideen und Erinnerungen abgelenkt werden oder, weil immer neue Aktivitäten winken. Ihrem Umfeld fällt vielleicht auf, dass Sie ein Projekt nach dem anderen beginnen, dann aber abgelenkt werden und schließlich nichts zu Ende bringen.

Extreme Ruhelosigkeit oder Hyperaktivität

Die Flut von Ideen und der Energieüberschuss in der Manie lassen Sie auch körperlich deutlich aktiver werden als sonst. Wenn Sie gerade aus einer depressiven Phase aufgetaucht sind, kann die zusätzliche Energie und Motivation zu Beginn einer manischen Episode sehr willkommen sein. Sie sind voller Tatendrang und haben auch die Energie für neue Projekte. Weil es so viele sind, kommen Sie jedoch mit der Verwirklichung gar nicht nach und springen von einem zum anderen, ohne etwas wirklich zu Ende zu bringen. Diese Rastlosigkeit und gleichzeitig nicht zu wissen, welche Prioritäten Sie setzen sollen, kann mit der Zeit zu einem Berg von Problemen anwachsen, der nicht mehr zu bewältigen ist.

Antriebssteigerung ist nicht zielgerichtet, sondern äußert sich in einem Übermaß an nervöser Energie. Es fällt z.B. schwer, stillzusitzen, und wenn man sich dazu zwingen will oder muss, weil die Situation es erfordert, fühlt man sich unwohl und wird schnell gereizt. Diese Unruhe kann sich zunächst in Form von kleinen, sich wiederholenden Bewegungen bemerkbar machen – etwa mit dem Fuß zu wippen oder an den Nägeln zu kauen –, geht aber oft in Hin- und Herlaufen, Schaukeln oder andere Bewegungen über, mit denen man unbewusst einen Teil der überschüssigen Energie abzubauen versucht.

Zu riskantem Verhalten zählen z.B. Kaufrausch, sexuelle Abenteuer oder sich und andere im Straßenverkehr zu gefährden, weil man rücksichtslos und viel zu schnell fährt. Das hat mit reiner Abenteuerlust nichts mehr zu tun, denn diese übersteigerte Risikobereitschaft kann schwerwiegende Folgen für Sie und andere haben. Riskantes Verhalten zieht am schnellsten von allen manischen Symptomen die Aufmerksamkeit anderer auf sich, seien es nun Freunde, die Familie, Polizeibeamte oder Mediziner: Es ist augenfällig, dass etwas nicht stimmt und wahrscheinlich psychiatrischer Abklärung bedarf.

Sind die manischen Symptome so ausgeprägt, dass es zu einer Einweisung in eine psychiatrische Klinik kommt, dann meistens aus folgenden Gründen:

- man ist zu krank, um freiwillig seine Medikamente zu nehmen,
- es besteht Suizidgefahr,
- man kann nicht für sich selbst sorgen,
- man kann nicht mehr schlafen und wird deshalb körperlich krank,
- man hat vergessen, zu essen, und ist unterernährt,
- man ist extrem reizbar und droht, andere anzugreifen.

Hat man bereits Erfahrung mit dem manischen Zustand, realisiert man vielleicht, dass man alleine zu Hause nicht mehr zurechtkommt, dass man Medikamente braucht, um zur Ruhe zu kommen und schlafen zu können und dass man nicht klar genug ist, um mit seinen Medikamenten richtig umzugehen. Vielleicht befürchtet man auch, etwas Dummes oder Gefährliches zu tun. In so einem Fall kann man sich selbst in eine Klinik einweisen lassen. Allerdings ist es meist eher das persönliche Umfeld, das den Ernst der Lage erkennt und Hilfe sucht.

Wenn Symptome auftreten, die denen einer Manie ähneln, jedoch von einer körperlichen Erkrankung, einem Medikament oder Substanzmissbrauch verursacht wurden, wäre die Diagnose »affektive Störung aufgrund einer allgemeinmedizinischen Störung« oder »affektive Störung aufgrund von Substanzmissbrauch«. Dies würde nicht als eine »echte« manische Episode gewertet, denn wenn es bei dieser einen Manie bleibt und es zuvor keine ähnlichen Erfahrungen gab, würde die Diagnose einer Bipolaren Störung nicht zutreffen. Natürlich kann es auch vorkommen, dass man als bipolar diagnostiziert ist und irgendwann aufgrund einer körperlichen Erkrankung eine Manie entwickelt. In diesem Fall ändert sich nichts an der Diagnose, aber die Behandlung würde sich auch auf die körperliche Erkrankung und nicht nur auf die Symptome der Manie beziehen:

- *Medizinische Ursachen*, die manieähnliche Symptome hervorrufen, sind degenerative neurologische Krankheiten wie Chorea Huntington oder Multiple Sklerose, Schlaganfälle, Vitaminmangel, Unterfunktion der Schilddrüse, Infektionen und einige Arten von Krebs.
- *Suchtmittel*, die manieähnliche Symptome verursachen können, sind Alkohol, Amphetamine, Kokain, Halluzinogene, Inhalationsstoffe, Opiate, Sedativa, Hypnotika und Anxiolytika (Angstlöser).
- *Medikamente*, die manieähnliche Symptome verursachen können, sind Antidepressiva aller Arten, Kortikosteroide, Anabolika, Parkinsonmedikamente und manche abschwellenden Mittel (z.B. Nasentropfen).

Was ist eine Depression?

Die meisten bipolar Betroffenen erleben neben manischen (oder hypomanischen) auch depressive Episoden. Es gibt viele Formen der Depression. Diejenige, die bei einer Bipolaren Störung erlebt wird, nennt man »bipolare Depression«. Bipolar bedeutet übersetzt »zweipolig«; die beiden Pole stehen hier für das Hoch und das Tief. Wenn man bipolar ist, kennt man also den Höhenflug einer Manie ebenso wie die Tiefen einer Depression. Unipolar bedeutet dagegen »einpolig«: Bei einer unipolaren Depression erlebt man die Abgründe der Depression, aber nie das Hoch einer Manie.

Lesen Sie auf den folgenden Seiten mehr über die Symptome einer bipolaren Depression und kreuzen Sie auf dem Arbeitsblatt 2 ⤓ die Symptome an, die Sie bei sich wiederkennen. Beachten Sie dabei, dass die Diagnose einer Depression das Auftreten von fünf oder mehr typischen Symptomen voraussetzt, die gleichzeitig innerhalb von zwei Wochen vorhanden sein müssen. Eines dieser Symptome muss entweder eine deutlich gedrückte Stimmung oder ein allgemeiner Interessensverlust sein: Dinge, die einem normalerweise Freude bereiten, machen keinen Spaß mehr.

Es müssen fünf oder mehr Symptome sein, weil jedes einzelne ab und zu auch erlebt werden kann, wenn man nicht depressiv ist. Die Bedingung, dass mehrere Symptome gleichzeitig über einen bestimmten Zeitraum auftreten müssen, soll die irrtümliche Diagnose einer Depression verhindern, wenn lediglich eine normale Reaktion auf Stress oder eine hormonell bedingte Launenhaftigkeit vorliegt oder wenn es sich um Symptome handelt, die von einer vorübergehenden körperlichen Erkrankung herrühren.

Es muss ein ausgeprägter Leidensdruck vorhanden sein und die Fähigkeit, den Alltag zu meistern, deutlich beeinträchtigt sein, damit eine Depression als klinisch relevant bezeichnet werden kann. Bei im Allgemeinen sehr leistungsfähigen Menschen ist dies jedoch nur schwer einzuschätzen. Sie erleben die Beeinträchtigung durch die Depression zwar als bedrückend, aber es gelingt ihnen trotzdem noch, ihr Leben zu meistern und ihre Aufgaben zu erfüllen. Bei diesen Betroffenen ist die Depression nur dann von außen zu erkennen, wenn sie extrem unter den Symptomen leiden, wenn der Kampf gegen die Niedergeschlagenheit sie zunehmend erschöpft und es immer schwerer wird, die Fassade der Normalität aufrechtzuerhalten.

Niedergeschlagenheit oder Traurigkeit

In der Depression fühlen sich manche Menschen traurig und sind oft den Tränen nah, fast so, als würden sie den Verlust eines geliebten Menschen betrauern. Andere fühlen sich innerlich leer oder einsam. Es kann sogar so weit gehen, dass man glaubt, gar nichts mehr empfinden zu können. Bei einer Depression kann es auch vorkommen, dass man sich gereizt, wütend oder ängstlich fühlt. Bei den schwersten Verläufen hellt sich die traurige Stimmung selbst dann nicht auf, wenn etwas Gutes passiert. Die Betroffenen sagen, sie wüssten zwar, dass sie sich eigentlich freuen müssten, aber sie sind einfach nicht fähig dazu. Bei weniger schweren Verläufen kann sich die Stimmung kurzzeitig aufhellen, wenn etwas Angenehmes erlebt wird; etwa eine Feier, eine angenehme Überraschung oder ein Besuch, über den man sich freut. Leider macht sich die Depression schnell wieder breit, wenn das erfreuliche Ereignis vorbei ist.

Interessenverlust und Freudlosigkeit

Wenn man depressive Menschen fragt, ob sie das Interesse oder die Freude an Aktivitäten verloren hätten, die ihnen eigentlich Spaß machen, sagen die meisten, sie hätten seit einiger Zeit keine Energie mehr für angenehme oder interessante Dinge. Es fällt ihnen schwer, zu unterscheiden, ob sie das Interesse verloren haben oder einfach zu müde und unmotiviert sind. Der Verlust von Freude und Interesse betrifft nicht nur große Ereignisse wie Urlaubsreisen oder Partys. Diese Teilnahmslosigkeit macht sich in ganz alltäglichen Dingen bemerkbar. Man hat z.B. weniger Freude an der Arbeit, möchte nicht mit den Kindern spielen, hat keine Lust auf Besuche bei Freunden oder vernachlässigt seine Hobbies. Viele gehen nicht mehr ans Telefon, wenn Bekannte anrufen, sie lesen weniger als sonst oder überhaupt nicht mehr, möchten auch nichts von den Unternehmungen anderer Leute hören; sie können ein feines Essen nicht mehr genießen und Fernsehen oder ein Kinobesuch machen keinen Spaß mehr. Es ist wichtig, solch ein Desinteresse und die Unfähigkeit, sich zu freuen, von einem Mangel an Energie zu unterscheiden. Hat man die Freude und das Interesse an allem verloren, möchte man nicht mehr am gewohnten Leben teilhaben, auch wenn die Energie dafür eigentlich vorhanden wäre.

Ungewöhnliche Veränderungen bei Appetit oder Gewicht

Manche Betroffene verlieren in der Depression das Interesse am Essen. Sie haben kein Hungergefühl mehr oder die Entscheidung, was sie essen sollen, fällt ihnen schwer. Auch wenn sie keinen Appetit haben, essen manche oft trotzdem etwas, vor allem »Seelentröster« wie Süßigkeiten oder auch Lebensmittel, bei denen man nicht viel kauen muss und die deshalb einfach zu essen sind. Dieses Symptom beinhaltet auch, weniger Genuss beim Essen zu empfinden; nicht einmal auf seine Lieblingsgerichte hat man noch Lust. Oder man »füttert die Seele« über Gebühr, auch wenn man gar nicht hungrig ist. Daher sind in der Depression Gewichtsveränderungen sowohl nach unten als auch nach oben möglich.

Schlafstörungen

Es gibt verschiedene Arten von Schlafstörungen. Bei einer Einschlafstörung können Sie über einen längeren Zeitraum deutlich schlechter einschlafen als sonst (normalerweise schläft man innerhalb einer halben Stunde ein, nachdem man ins Bett gegangen ist). Um dem Einschlafproblem zu entgehen, schiebt man das Zu-Bett-Gehen auf und beschäftigt sich so lange mit anderen Dingen, z.B. Fernsehen oder im Internet surfen, bis man endlich müde genug ist, um einschlafen zu können. Eine Durchschlafstörung liegt vor, wenn Sie im Lauf der Nacht mehrmals aufwachen. Ihr Schlaf ist unruhig und beim Aufstehen fühlen Sie sich müde. Aufzuwachen, um auf die Toilette zu gehen, einen Schluck Wasser zu trinken oder einem Geräusch nachzugehen, das Sie geweckt hat, ist keine Schlafstörung, falls Sie danach wieder schnell einschlafen können. Wenn Sie eine Stunde, bevor der Wecker klingelt, oder noch früher aufwachen und anschließend nicht mehr einschlafen können, handelt es sich um eine dritte Art von Schlafstörung: das frühmorgendliche Wachliegen.

Zu viel Schlaf ist das gegenteilige Problem: Sie schlafen mehr als üblich, weil Sie viel früher ins Bett gehen als normalerweise, tagsüber ein Nickerchen machen oder sich den Tag hindurch schläfrig fühlen, obwohl Sie eigentlich genug geschlafen haben. Bei einem gesteigerten Schlafbedürfnis ist der Schlaf an sich genügend tief und gesund. Das Problem besteht eher darin, dass Sie viel Zeit verschlafen, anstatt am Leben teilzunehmen – sei es, den Kontakt mit anderen zu halten, Haushaltspflichten zu erledigen oder sich einfach zu amüsieren.

Ruhelosigkeit oder Verlangsamung

Psychomotorische Unruhe äußert sich in Rastlosigkeit und dem Drang, auf und ab zu gehen; es macht Mühe, längere Zeit stillzusitzen. Sie stehen bei der Arbeit öfter auf als sonst und gehen umher, es fällt Ihnen schwer, während eines Kinobesuches den ganzen Film über auf Ihrem Sessel sitzen zu bleiben, oder Sie möchten sich bewegen, obwohl Sie müde sind. Wenn diesem Bewegungsdrang nicht nachgegeben wird, fühlen Sie sich unter Umständen gereizt, verlieren die Konzentration oder fühlen sich schlicht nicht wohl in Ihrer Haut. Bei schweren depressiven Zuständen ist nicht selten das Phänomen der Verlangsamung zu beobachten. Die subjektiv empfundene Zeit scheint wie gedehnt, manchmal scheint sie fast zu einem quälenden Stillstand zu kommen.

Erschöpfung

Energieverlust ist eines der ersten Symptome, die man zu Beginn einer Depression bemerkt. Sie werden schneller müde als sonst und können Ihre üblichen Aufgaben nicht mehr gut erledigen. Selbst wenn Sie lange genug geschlafen haben, fühlen Sie sich müde, und wenn Sie mit Schlafstörungen kämpfen, haben Sie tagsüber noch weniger Energie. Wie zuvor im Abschnitt »Interessensverlust« erwähnt, kann fehlende Energie leicht mit Motivationsverlust verwechselt werden. Sie haben vielleicht den Wunsch, Ihrem Alltag nachzugehen, aber es fehlt Ihnen an körperlicher Energie. Menschen mit diesem Symptom sagen, sie würden gerne die Wohnung putzen, ihr Auto waschen oder Lebensmittel einkaufen, aber sie hätten einfach keine Kraft dafür.

Wertlosigkeits- oder Schuldgefühle

Manche Menschen neigen zur Selbstkritik, andere haben generell eine geringe Selbsteinschätzung. Das ist nicht dasselbe, wie sich wertlos zu fühlen und zu denken, man habe keine Existenzberechtigung. Dieses Symptom suggeriert, das eigene Leben sei völlig bedeutungslos und man findet nichts Liebenswertes an sich. Auch wenn andere einen vom Gegenteil überzeugen möchten, ändert das nichts. Schuldgefühle, weil man sich für schlecht gelaufene Dinge verantwortlich fühlt und sich eigene Fehler nicht verzeihen kann, können die Minderwertigkeitsgefühle noch verstärken.

Konzentrationsschwierigkeiten oder Entscheidungsunfähigkeit

Wenn man sich schlecht konzentrieren kann, fällt es schwer, der Handlung eines Films zu folgen oder ein Buch zu lesen. Am Ende einer Buchseite oder eines Artikels fragt man sich, was man eben eigentlich gelesen hat, und muss wieder und wieder von vorne beginnen, weil man dauernd den Faden verliert.

Nicht nur die großen und wichtigen Entscheidungen werden zu Problemen, wenn man depressiv ist. Schon die Wahl, was man anziehen, essen oder als Nächstes erledigen soll, erscheint komplizierter und belastender als sonst. Man steht z.B. längere Zeit vor dem offenen Kühlschrank und nimmt am Ende doch nichts heraus, weil man sich nicht entscheiden kann. Oder man schaut in den Kleiderschrank und kommt zu keinem Entschluss, was man anziehen soll. Manch anderer zappt mehrmals die Fernsehkanäle durch, ohne sich auf eine Sendung festlegen zu können. Es scheint, als gäbe es zu viele Wahlmöglichkeiten, und man wäre froh, wenn jemand anderes entscheiden würde.

Suizidgedanken

Ist die Depression schwer und nichts scheint zur Besserung beizutragen, denken viele Betroffene über den Tod als Ausweg nach. Sie leiden sehr unter ihrem Zustand und glauben, sie könnten sich davon befreien, wenn sie sich das Leben nehmen – eine gefährliche Idee. Manchmal sind diese Gedanken sehr konkret, mit einem durchdachten Plan, wie und wann man es tun will. Öfter sind die suizidalen Ideen jedoch eher vage und es gibt keine konkreten Überlegungen. Der Betroffene ist ziemlich sicher, dass er es nicht tun wird, doch alleine, zu wissen, dass es diese Möglichkeit des »Notausgangs« gibt, verschafft ihm etwas Frieden – immerhin gäbe es einen Ausweg aus der quälenden Situation. Suizidalität tritt auch in anderer Form auf, z.B. in dem Wunsch, einfach zu verschwinden, einzuschlafen und nie mehr aufzuwachen oder eine unheilbare Krankheit zu bekommen, die einen schnell dahinrafft. Eine harmlosere Variante ist es, dass es einem gleichgültig ist, ob man lebt oder stirbt; man findet das Leben einfach nicht lebenswert.

Wie bei anderen psychischen Störungen ist es wichtig, die bipolare Depression nicht mit anderen Symptomen zu verwechseln, die von biologischen Prozessen verursacht wurden, etwa bei einer körperlichen Erkrankung, bei Nebenwirkungen von Medikamenten oder bei Substanzmissbrauch.

Körperliche Erkrankungen, deren Auswirkungen irrtümlich für eine Depression gehalten werden können, sind unter anderem:

- *Neurologische Erkrankungen* wie Parkinson, Schlaganfall, Vitaminmangel, hormonelle Störungen wie Schilddrüsenunterfunktion, Infektionen, Hepatitis, Pfeiffersches Drüsenfieber oder Krebs,
- *Substanzmissbrauch*, der Symptome einer Depression erzeugen kann, ist z.B. der Missbrauch von Alkohol, Amphetaminen, Kokain, Halluzinogenen, Opiaten, Sedativa oder Inhalationsstoffen,

- *Medikamente*, z.B. Bluthochdruckmedikamente, orale Kontrazeptive, Anabolika, Mittel gegen Krebs, schmerzstillende Mittel (Analgetika) und Herzmedikamente können ebenfalls Symptome erzeugen, die einer Depression ähneln.

Warum es nicht einfach ist, eine Bipolare Störung zu diagnostizieren

Es gibt zwei hauptsächliche Schwierigkeiten bei der Diagnose einer Bipolaren Störung. Beide können zu Fehlern bei der Behandlung führen. Die erste Schwierigkeit betrifft den Zeitpunkt der Diagnosestellung, die zweite die Genauigkeit.

Zeitpunkt der Diagnose

Eine Bipolare Störung vermittelt kein durchgehend einheitliches Krankheitsbild. Der Eindruck, den die Betroffenen machen, kann ganz verschieden ausfallen – je nachdem, in welcher Phase des Krankheitsverlaufs sie sich gerade befinden. Die Betroffenen durchleben im Verlauf der Erkrankung verschiedene Phasen. Es gibt Phasen der Depression, der Manie und auch symptomfreie Zeiten. Die Krankheitsphasen werden »Episoden« genannt. Eine Episode beginnt meist mit schwachen Symptomen und erreicht einen Höhepunkt mit sehr ausgeprägten Symptomen, dann bessert sich der Zustand langsam wieder. Die Genauigkeit der Diagnose hängt also auch von der Eindeutigkeit und der Schwere der momentan vorhandenen Symptome ab.

Bei einer depressiven Episode wirken Sie zu Beginn vielleicht nur ein wenig müde und melancholisch, erreichen schließlich jedoch einen Tiefpunkt, an dem die Symptome am stärksten sind. Dann leiden Sie unter Umständen an schweren Schlafstörungen und sind zu müde, um arbeiten zu gehen. Alles kommt Ihnen so hoffnungslos vor, dass Ihnen das Leben nicht mehr lebenswert erscheint. Sowohl Sie selbst als auch andere sind Ihnen gleichgültig geworden. Möglicherweise hören Sie am Tiefpunkt einer Depression Stimmen oder sehen Dinge, die andere Menschen nicht wahrnehmen. Sie können zu der Überzeugung gelangen, dass andere Ihnen schaden wollen, obwohl es keine Beweise dafür gibt. Dies nennt man »psychotische Symptome«. Sie treten manchmal am Tiefpunkt der Depression auf, aber auch bei psychotischen Störungen wie der Schizophrenie oder schizoaffektiven Störungen. Würde ein Arzt Sie zu diesem Zeitpunkt begutachten, könnte er solche Symptome falsch interpretieren und statt einer Bipolaren Störung eine der anderen genannten Störungen vermuten.

Sollte er sich gegen Ende einer depressiven Episode einen Eindruck von Ihnen machen wollen, würden Sie wie zu Beginn der Episode wirken: mit abgeschwächten Symptomen und wieder imstande, den Alltag zu bewältigen, aber wahrscheinlich noch nicht besonders froh. Zwischen den Episoden, wenn Sie also weder eine Depression noch eine Manie haben, würden Sie einen recht ausgeglichenen Eindruck vermitteln und niemand würde vermuten, dass Sie eine psychische Erkrankung haben.

Das Gleiche trifft auf die Manie zu. Anfangs wirken Sie vielleicht nur ein bisschen überdreht, sind ein wenig gesprächiger und haben mehr Selbstvertrauen als sonst. Wenn Sie gerade eine Depression hinter sich haben, könnte dieser Zustand von außen betrachtet sogar wie eine Verbesserung aussehen. Wenn die manischen Symptome jedoch fortschreiten und ihren Höhepunkt erreichen, sind Sie schnell gereizt und leicht ablenkbar; Sie können nicht stillsitzen, sind schwer zu verstehen und Ihr Urteilsvermögen ist eventuell eingeschränkt. Möglicherweise haben Sie auch Gefühle der Großartigkeit und denken, dass Sie über eine besondere Macht verfügen oder dass Sie intelligenter und begabter sind als alle anderen. Auch bei diesem Höhepunkt der Erkrankung kann es vorkommen, dass Sie Stimmen hören, die Ihnen z.B. zuflüstern, Sie sollten Risiken eingehen. Es kann auch sein, dass Sie Visionen haben, die Sie für real und besonders bedeutsam halten, etwa, dass Ihnen Gott erscheint oder Ihnen Engel begegnen. Auch dies sind psychotische Symptome. Würden Sie bei einer Notaufnahme von solchen Visionen und den Stimmen erzählen, ohne die depressiven und manischen Episoden in der Vergangenheit zu erwähnen, würde man auch hier wahrscheinlich irrtümlich eine schizophrene Psychose oder eine schizoaffektive Störung diagnostizieren. Wenn Sie dazu auch noch Drogen genommen oder Alkohol getrunken haben, könnte man die Symptome auch lediglich für eine Folge des Substanzmissbrauchs halten.

Nach dem Höhenflug einer Manie fallen manche Betroffene gleich anschließend in eine Depression, ohne zwischendurch wieder ausgeglichen zu sein. Am Ende einer Manie können Sie sich erschöpft fühlen, schlecht gelaunt oder orientierungslos sein und nicht mehr gut für sich selbst sorgen. Ohne Ihre Vorgeschichte zu kennen, würde man nur schwer unterscheiden können, ob Sie sich gerade am Ende einer Manie oder in einer Depression befinden.

Auch das Alter, in dem die Symptome begonnen haben, ist von Bedeutung und muss bei der Diagnose berücksichtigt werden. Bei Erwachsenen ist es recht einfach, Manie und Depression vom ausgeglichenen Zustand zu unterscheiden. Manien sind oft mit Euphorie verbunden, die Betroffenen fühlen sich hervorragend. Depressionen führen dazu, dass man traurig ist oder leicht in Tränen ausbricht. Beginnt die Bipolare Störung jedoch in der Kindheit oder während der Pubertät, ergibt sich ein weniger klares Bild. Jugendliche sind oftmals unausgeglichen, besonders in der Pubertät. Auch können sie ihre Gefühle noch nicht so gut in Worte fassen wie Erwachsene. Sie spüren zwar, dass es ihnen schlecht geht, können das aber nicht so genau beschreiben.

Kinder haben meistens auch noch keine Bewältigungsstrategien wie Erwachsene sie haben. Ihr Verhalten zu Zeiten, in denen es ihnen schlecht geht, könnte man auch nur für schlechtes Benehmen halten. Sie streiten, sind trotzig, kompromisslos, wild und impulsiv. Wird man früh im Leben verhaltensauffällig, geht die Diagnose oftmals in Richtung »hyperaktiv« oder »Aufmerksamkeitsdefizitstörung«, weil das die häufigsten Störungen sind, die im Kindes- und Jugendalter auftreten.

Ein weiteres Problem beim Zeitpunkt der Diagnose ist der Verlauf der Erkrankung. Nehmen Sie an, in der Anfangsphase hätten Sie zwei depressive Episoden erlebt, bevor die erste manische Phase auftrat. Sagen wir, die erste Episode trat im Alter von 16 Jahren auf, als Ihre Eltern sich scheiden ließen. Vielleicht haben Sie eine Therapie begonnen oder die Symptome sind von selbst verschwunden – in jedem Fall wäre es nicht richtig, nach nur einer depressiven Episode eine Bipolare Störung zu diagnostizieren. Die richtige Diagnose wäre dann »schwere Depression«.

Hätten Sie später, etwa zu Beginn eines Studiums oder am Anfang der beruflichen Laufbahn, eine weitere depressive Episode, würden die meisten Menschen Stress als Ursache sehen, weil Sie noch nicht wissen, welche Richtung Sie im Leben einschlagen sollen, oder Angst davor haben, auf eigenen Füßen zu stehen. Vermutlich hätten Sie sich nicht behandeln lassen, es sei denn, die Symptome hätten zum Schulabbruch oder zur Kündigung geführt. Nun hieße die korrekte Diagnose eine »wiederkehrende (rezidivierende) schwere Depression«. Hätten Sie jedoch wie viele andere Betroffene festgestellt, dass der Konsum von Alkohol oder illegalen Drogen Ihnen während der Depression vorübergehend Erleichterung verschafft, wäre es noch schwieriger gewesen, eine korrekte Diagnose zu stellen. Bei einer Depression mit gleichzeitigem Substanzmissbrauch ist es sehr schwer, zu sagen, was von beidem das andere ausgelöst hat. Erst nach der ersten manischen Phase kann man statt von einer wiederkehrenden schweren Depression von einer Bipolaren Störung sprechen.

In diesem Beispiel ändert sich der Befund mit dem Krankheitsverlauf. Die anfängliche Diagnose einer Depression wäre korrekt gewesen, weil noch keine manische Phase aufgetreten war und zu diesem Zeitpunkt noch niemand davon wissen konnte. Die Tatsache, dass nach der ersten Manie eine »Bipolare Störung« konstatiert wurde, bedeutet nicht, dass die erste Diagnose einer schweren Depression falsch war. Zu jenem Zeitpunkt war diese Einschätzung korrekt. Erst nachdem sich eindeutig das Bild einer Bipolarer Störung zeigte, traf rückblickend die alte Diagnose einer wiederkehrenden Depression nicht mehr zu. Nach einer Manie wird die Bipolare Störung zur Primärdiagnose. Ärztinnen und Ärzte wissen, dass bei einer Bipolaren Störung sowohl Depressionen als auch Manien, Hypomanien und gemischte Episoden auftreten.

Dieses Beispiel zeigt, wie schwierig es sein kann, die richtige Diagnose zu finden. Wenn Sie meinen, der Zeitpunkt, an dem die Symptome aufgetreten sind, habe zu einer Fehldiagnose geführt, bitten Sie Ihren Arzt um eine Erklärung, warum er glaubt, dass Sie eine Bipolare Störung haben – oder Sie holen sich eine zweite Meinung ein. Bevor Sie eine Diagnose ablehnen, informieren Sie sich jedoch ausführlich über die Erkrankung und ihre Symptome.

Wie genau trifft die Diagnose überhaupt zu?

Studien zeigen immer wieder, dass es zu Fehlern bei der Diagnostik kommen kann. Trotz der Fortschritte in anderen Bereichen der Medizin kann die Psychiatrie, die sich mit dem komplexesten Organ des Menschen, dem Gehirn, befasst, psychische Erkrankungen (noch) nicht mit physischen Indikatoren erfassen. Da es keine Labortests gibt, die das Vorhandensein psychischer

Störungen belegen können, werden Diagnosen aufgrund der Symptome und der Übereinstimmung mit den Kriterien der Diagnosemanuale erstellt, die in diesem Kapitel bereits erwähnt wurden. Ob eine Diagnose zutrifft, hängt von den Informationen ab, die dem Arzt zur Verfügung stehen, aber auch von seiner Gründlichkeit, seiner Erfahrung und seinem Ausbildungsstand. Je mehr Variablen es gibt, desto mehr Fehlerquellen können entstehen. Fehldiagnosen haben meistens zwei Ursachen:

- Der Patient kann nicht genügend Informationen zu seiner Vorgeschichte und zum Verlauf der Symptome geben, die für die Diagnose wichtig wären.
- Verschiedene seelische und/oder körperliche Probleme können gleichzeitig auftreten, z.B. Depression und Alkoholmissbrauch, Manie und Kokainkonsum oder affektive Störungen und psychotische Symptome.

Zu den schon genannten Schwierigkeiten, die richtige Diagnose zu finden, kommen auch noch kulturelle, sprachliche und geografische Unterschiede hinzu, die das Bild und die Beschreibung der Symptome beeinflussen können. Was z.B. in Deutschland wie eine Hypomanie aussieht, erscheint in Spanien möglicherweise als alltägliches Verhalten. In manchen Kulturen äußern sich psychische Belastungen eher in körperlichen Symptomen, während sie anderswo in emotionaler Form in Erscheinung treten. Betroffene mit begrenzten Kenntnissen der Landessprache haben möglicherweise Probleme, sich den Ärztinnen und Ärzten verständlich zu machen. Oder der kulturelle Hintergrund des Arztes lässt ihn die Schilderungen und Symptome eines Patienten aus einem anderen Kulturkreis falsch interpretieren.

Es ist aus den genannten Gründen nicht ganz einfach, Fehler bei der Diagnose einer Bipolaren Störung zu vermeiden. Kommen jedoch mehrere Ärztinnen oder Ärzte zum gleichen Ergebnis und die in den Kapiteln 1 bis 4 beschriebenen Symptome treten bei Ihnen auf, trifft die Diagnose mit hoher Wahrscheinlichkeit zu. Wenn Sie trotz der vielen Hinweise immer noch Zweifel an der Diagnose haben, sollten Sie noch einmal alle Fakten überprüfen und sich mit Ihren Stimmungsschwankungen auseinandersetzen.

Diagnose Bipolare Störung – und nun?

Es ist eine Sache, zu verstehen, was ein Arzt meint, wenn er sagt, dass Sie eine Bipolare Störung haben. Eine andere Sache ist es, dies zu glauben und zu akzeptieren. Die Diagnose einer Bipolaren Störung anzuerkennen, heißt nicht nur, zu akzeptieren, von einer psychischen Erkrankung betroffen zu sein, sondern auch noch von einer, mit der Sie höchstwahrscheinlich ein Leben lang umgehen müssen. Das ist viel auf einmal. Es ist ganz natürlich, sich zunächst gegen diese Vorstellung aufzulehnen und zu behaupten, der Arzt habe sich geirrt. Vielleicht suchen Sie zunächst noch eine andere Erklärung für die Symptome, z.B. Stress oder zu ausgiebiges Feiern, oder Sie glauben, es handele sich einfach nur um einen schwierigen Lebensabschnitt. Um der Diagnose Bipolare Störung zu entgehen, sind Sie unter Umständen nicht ganz ehrlich zu Ihrem Arzt bei der Schilderung Ihrer Symptome. Vielleicht spielen Sie die Stimmungsschwankungen und Ihr zeitweise verändertes Verhalten während der Manie oder Depression herunter. In diesem Fall kann Ihre fehlende Akzeptanz den diagnostischen Prozess behindern. Wenn Sie wissen, dass Sie nicht völlig aufrichtig waren, und trotzdem eine Bipolare Störung diagnostiziert wird, zweifeln Sie wahrscheinlich die Genauigkeit dieser Diagnose an.

Hat nicht jeder Stimmungsschwankungen?

Stimmungsschwankungen treten in sehr unterschiedlichem Ausmaß auf, wie die Übersicht am Ende dieses Abschnitts zeigt (Abb. 1, S. 44). Auf der linken Seite steht die normale Bandbreite menschlichen Empfindens: Man ist bedrückt, wenn etwas Schlimmes passiert, und hochgestimmt, wenn einem etwas Gutes widerfährt. Diese Reaktionen gehen in der Regel vorbei und beziehen sich auf ein bestimmtes Ereignis. Ist das Ereignis vorüber und verarbeitet, wird die Stimmung wieder ausgeglichen. Es gibt auch von Natur aus launische Menschen. Sie haben nicht die typischen Merkmale einer Depression oder Manie, sondern sind einfach launenhafter oder neigen zu Gefühlsausbrüchen. Bei ihnen liegt keine psychische Störung vor. Des Weiteren gibt es die heiteren, optimistischen und hoffnungsfrohen Menschen, die auch angesichts widriger Umstände so bleiben. Sie sind nicht manisch, sondern haben einfach eine von Grund auf positive Lebenseinstellung.

Die rechte Seite der Skala zeigt, wie sich die Stimmung durch körperliche Probleme oder Stress verschlechtern kann. Das beste Beispiel hierfür ist das prämenstruelle Syndrom (PMS). Frauen mit PMS erleben eine deutliche

Verschlechterung ihrer Stimmung, die etwa eine Woche vor dem Beginn ihrer Periode einsetzt und auch danach noch einige Tage andauern kann. Diese Stimmungsschwankungen sind in einem veränderten Hormonspiegel begründet, auch Schmerzen und andere körperliche Beschwerden spielen dabei eine Rolle. Die Symptome verschwinden aber so zuverlässig, wie sie gekommen sind. Auch ein niedriger Blutzuckerspiegel kann Stimmungsschwankungen auslösen, das betrifft jedoch vor allem Diabetiker. Saisonale Allergien können Reizbarkeit und körperliche Symptome wie Ausschlag oder Schmerzen verursachen. Stress verändert die Stimmung ebenfalls, er kann zu Reizbarkeit, Angst, Traurigkeit und Frustration führen. Die negative Stimmung hält so lange an, wie die Belastung besteht. Stress kann auch bei Menschen, die nicht von dieser Erkrankung betroffen sind, einzelne Symptome einer Bipolaren Störung auslösen, z.B. Reizbarkeit und Schlafstörungen.

Schwerwiegender sind die diagnostizierbaren Stimmungsschwankungen. »Diagnostizierbar« steht hier dafür, dass die Kriterien des DSM-5 erfüllt sind. Die Dysthymie oder dysthymische Störung ist eine chronische, aber meistens milde Depression, die das ganze Leben lang anhalten kann. Sie geht über eine »normale« gedrückte Stimmung hinaus, ist aber nicht so gravierend wie eine schwere Depression. Bei einer Dysthymie ist man mindestens die Hälfte der Zeit über bedrückt und spürt einige der körperlichen Symptome einer schweren Depression, sie kann auch mit einem geringen Selbstwertgefühl einhergehen. Dysthymische Menschen können im Laufe ihres Lebens auch Phasen der schweren Depression erleben. Ist die Depression vorüber, werden sie in den meisten Fällen wieder dysthymisch.

Die Zyklothymie ist eine abgeschwächte Form der Bipolaren Störung, die ebenfalls ein Leben lang besteht. Es gibt Höhen, die denen der Hypomanie ähneln, und Tiefen, die recht mild sind. Beides tritt immer wieder auf. Was zunächst aussieht wie eine Zyklothymie, kann allerdings auch der Beginn der Entwicklung einer Bipolaren Störung sein.

Eine leichte Depression wird diagnostiziert, wenn eine tiefe Traurigkeit verspürt wird und einige, aber weniger als fünf der anderen Symptome vorliegen, die für eine schwere Depression kennzeichnend sind. Die leichte Depression wird oft durch ein belastendes Ereignis ausgelöst und dauert nur so lange an, bis das Ereignis verarbeitet ist. Sie geht normalerweise ohne Behandlung vorüber.

Die Bipolar-II-Störung und die schwere Depression sind in ihrer Ausprägung teilweise sehr unterschiedlich und obgleich sie in der Grafik nicht so weit rechts angesiedelt sind wie die Bipolar-I-Störung, können sie ebenso chronisch verlaufen und ein vergleichbares Leid verursachen. Die schwere Depression wurde bereits beschrieben. Tritt sie einmal auf, kommt es oft zu Rückfällen, manchmal im Zusammenhang mit einem belastenden Ereignis, manchmal auch ganz ohne Grund. Sie kann ebenfalls chronisch sein und im Extremfall jahrelang ununterbrochen andauern. Als Bipolar-II-Störung definiert man den Wechsel von schweren Depressionen und Hypomanien. Eine Hypomanie ist eine mildere Form der Manie (»hypo« bedeutet »weniger als« oder »unter«).

Hypomanien verursachen fast alle Symptome, die bereits bei der Manie beschrieben wurden, jedoch sind sich die Betroffenen der Veränderungen, die in ihnen vorgehen, meist voll bewusst und sie reagieren nicht auf all die spontanen Impulse, die ihnen durch den Kopf gehen. Der größte Unterschied zur Manie ist das Ausmaß der Folgen. Eine Manie wird in den meisten Fällen erkannt, weil die Symptome deutlich zutage treten und so schwerwiegend sind, dass sie ernst zu nehmende Probleme verursachen oder wenn die stationäre Unterbringung in einer psychiatrischen Klinik unumgänglich wird, um Schlimmeres zu verhindern. Typische Probleme als Folge einer ausgeprägten Manie sind:

- eine beträchtliche Verschuldung durch Einkaufsexzesse oder völlig unrealistische Kaufverträge,
- sexuelle Abenteuer, die Beziehungsprobleme oder gesundheitliche Spätfolgen nach sich ziehen,
- rücksichtsloses und riskantes Fahrverhalten, das zu Unfällen führt,
- die spontane Kündigung der Arbeitsstelle, ohne darüber nachzudenken, wie man danach finanziell versorgt ist,
- von zu Hause wegzulaufen und all seine familiären Pflichten außer Acht zu lassen.

In einer hypomanischen Episode können Sie auf ähnliche Gedanken kommen, aber Ihr Kopf bleibt klar genug, um diesen Impulsen nicht nachzugeben.

ABBILDUNG 1 Schweregrade von Stimmungsschwankungen

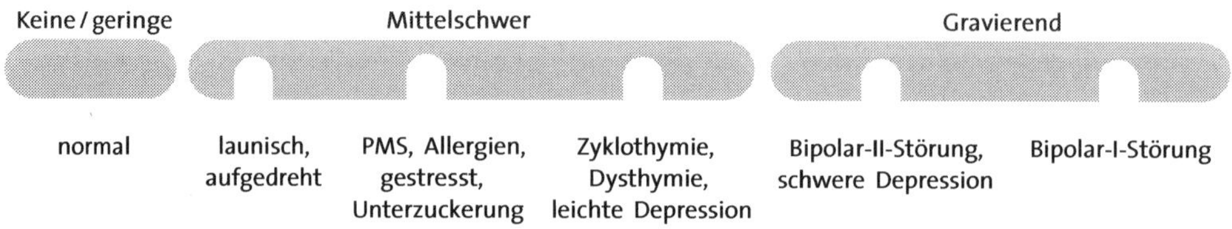

Nach der Lektüre dieses Abschnitts zu Stimmungsschwankungen und den verschiedenen Störungen, bei denen sie eine Rolle spielen, können Sie vielleicht besser verstehen, warum Ihre Therapeutin oder Ihr Arzt glaubt, dass Sie an einer Bipolaren Störung leiden und Ihre Stimmung nicht nur im »normalen« Rahmen schwankt. Wenn Sie denken, Ihre Symptome deuten eher auf eine andere Störung hin, weisen Sie darauf hin.

Noch mal das Wichtigste und wie es weitergeht

In diesem Kapitel wurde erklärt, wie Ärztinnen und Ärzte die Symptome einer Depression, Manie und Hypomanie erkennen und welche Schwierigkeiten es bei der Erstellung einer korrekten Diagnose geben kann. Ihr persönliches Erleben der Symptome kann von den Beschreibungen stark abweichen.

Das nächste Kapitel hilft Ihnen dabei, das individuelle Muster Ihrer Symptome und, wie es sich von Ihrem wahren Ich unterscheidet, zu erkennen. Nehmen Sie sich Zeit für die dazugehörigen Übungen, denn die Übungen in den weiteren Kapiteln bauen darauf auf.

- werden die fast unmerklichen ersten Anzeichen einer Depression oder Manie beschrieben,
- erfahren Sie, wie sich Ihre Stimmungen und Symptome im Lauf der Zeit verändern können,
- lernen Sie, die Symptome von Ihrem eigentlichen Ich zu unterscheiden.

Wie Sie wissen, können die Stimmungsschwankungen und die anderen Symptome einer Bipolaren Störung im Lauf Ihres ganzen Lebens kommen und gehen. Sie können jedoch lernen, damit umzugehen, und sogar verhindern, dass sie erneut auftreten. Dafür ist es unabdingbar, die ersten Anzeichen zu erkennen. Ein Frühwarnsystem, vergleichbar mit einem Unwetterradar, kann Sie rechtzeitig alarmieren und daran erinnern, die entsprechenden Medikamente einzunehmen und die Methoden anzuwenden, die in diesem Buch vermittelt werden. Wenn die Symptome frühzeitig eingebremst werden, gelingt es meist noch, eine heftige Episode zu verhindern. Ganz gleich, ob Sie eine Bipolar-I-Störung oder leichtere Stimmungsschwankungen haben: Ein Frühwarnsystem kann äußerst nützlich sein, selbst wenn Ihre Höhen und Tiefen selten sind und lange Abstände dazwischenliegen.

Mit den Übungen in diesem Kapitel werden Sie sich der Veränderungen Ihrer Stimmung, Ihrer Gedanken und Ihres Verhaltens bewusster, sodass Sie rechtzeitig gegensteuern können. Es kann z.B. sein, dass Sie, lange bevor eine manische Episode volle Fahrt aufnimmt, gereizt und angespannt sind und von Tag zu Tag ungeduldiger mit Ihren Mitmenschen umgehen. Geräusche werden zunehmend als störend empfunden. Ihr Schlafverhalten könnte sich von einer leichten Schlafstörung langsam in völlige Schlaflosigkeit verwandeln. Auch eine Depression kann ganz allmählich beginnen. Anfangs haben Sie vielleicht nur etwas weniger Energie oder es wird schwerer, sich bei der Arbeit, zu Hause oder in der Schule zu motivieren. Ihr Interesse an sozialen Kontakten könnte unmerklich zurückgehen, bis Sie merken, dass Sie sich zunehmend von Freunden und Familienmitgliedern isolieren. Wenn Sie wissen, wie Ihre Symptome sich entwickeln, sind Sie das nächste Mal vorbereitet und können aktiv gegensteuern, wenn sich eine neue Episode anbahnt.

Wie sich die Symptome einer Depression und Manie entwickeln

Die Symptome einer schweren Depression oder Manie sind offensichtlich und leicht zu erkennen. Aber oft spürt man selbst subtile Anzeichen für einen Stimmungsumschwung, bevor andere eine Veränderung bemerken. Es ist wichtig, zu lernen, diese kleinen Veränderungen so früh wie möglich zu erkennen, denn je früher Sie sie wahrnehmen, desto früher können Sie Gegenmaßnahmen einleiten.

Die Übersicht auf dem Arbeitsblatt 3 ⤓ enthält Beispiele für häufige Symptome einer leichten oder mittelschweren Depression. Wenn eine depressive Phase beginnt, fühlen Sie sich z.B. nur ein wenig bedrückt oder melancholisch. Im weiteren Verlauf könnte das dazu führen, dass Sie leichter in Tränen ausbrechen als sonst. Bei einer schweren Depression schlägt die gedrückte Stimmung oft in tiefste Traurigkeit um. Markieren Sie auf dem Arbeitsblatt die depressiven Symptome, die Sie aus eigener Erfahrung kennen.

Die Übersicht auf dem Arbeitsblatt 4 ⤓ zeigt häufige Symptome einer Manie in ihrer leichten, mittelschweren und schweren Form. Reizbarkeit könnte z.B. zu Ihren schwereren Symptomen gehören, doch diese beginnt oft mit unauffälligen Anzeichen, etwa mit Ungeduld. Im weiteren Verlauf könnte die Gereiztheit auch anderen auffallen, weil Sie schneller verärgert sind als sonst. Lesen Sie sich die Übersicht durch. Wenn Sie nur Hypomanien, aber nie eine Manie gehabt haben, dann hatten Sie diese Symptome wahrscheinlich nur in ihrer leichten oder mittelschweren Ausprägung. Markieren Sie auf dem Arbeitsblatt die Symptome, die Sie in Ihren Manien oder Hypomanien erlebt haben.

Auch wenn diese nicht immer in derselben Form auftreten, ist es wahrscheinlich, dass Sie in der Zukunft ähnliche Symptome haben werden. Eine Manie kann sich in euphorischen und anderen positiven Gefühlen äußern, aber auch in extremer Gereiztheit, also als negative Empfindung.

Manchmal fällt es schwer, zu Beginn einer neuen Krankheitsepisode die Symptome richtig zu deuten. Man spürt zwar, dass eine Veränderung stattfindet, kann die Anzeichen aber noch nicht richtig einordnen. Manche Symptome kommen sowohl bei einer Manie als auch bei einer Depression vor, z.B. Schlafstörungen oder Reizbarkeit. Es ist wichtig, die Unterschiede zwischen einer beginnenden Manie und den Anfängen einer Depression zu erkennen, da eine Manie ganz anders als eine Depression behandelt wird.

Das Arbeitsblatt 5 ⤓ hilft Ihnen, die Symptome der Depression von denen der Manie zu unterscheiden. Dieses Blatt ist in drei Spalten unterteilt. In die erste Spalte tragen Sie Ihre Symptome der Manie ein, in die zweite Ihre depressiven Symptome und in die dritte Spalte, wie Sie sich in ausgeglichenen Zeiten fühlen und verhalten. Denken Sie über jede Kategorie nach und beschreiben Sie, was Sie empfinden, wenn Sie depressiv oder manisch sind und wenn Sie keine Symptome an sich wahrnehmen. Wie fühlen Sie sich, wenn Sie depressiv sind? Sind Sie traurig oder melancholisch? Wie ist es in der Manie? Sind Sie euphorisch oder reizbar? Wie ist Ihre Stimmung, wenn Sie nur wenige oder gar keine Symptome spüren? Sind Sie normalerweise gut gelaunt? Oder eher mürrisch? Ist Ihnen oft langweilig?

Tragen Sie eigene Beispiele ein. Sie können sich dabei auf die Begriffe beziehen, die Sie auf den Arbeitsblättern 3 und 4 zu den typischen Symptomen von Manie und Depression markiert haben. Schreiben Sie bei jeder Kategorie nicht nur »gut« oder »schlecht«. Versuchen Sie stattdessen, das Symptom genau zu beschreiben. In der Zeile »Stimmung« notieren Sie, wie es ist, wenn Sie sich depressiv fühlen (z.B. melancholisch, traurig, hoffnungslos, wütend, ängstlich, gelangweilt oder elend). In der Zeile »Schlafgewohnheiten« schreiben Sie auf, wie viele Stunden Sie schlafen oder welche Schlafprobleme Sie haben (z.B. ich kann nicht einschlafen, ich wache mehrmals oder zu früh auf und kann nicht wieder einschlafen).

Bei Schlafstörungen, die sowohl in der Depression als auch in der Manie auftreten können, kennen Sie vermutlich den Unterschied: Bei einer Depression haben Sie Mühe, einzuschlafen, auch wenn Sie erschöpft sind. Wenn Sie morgens aufwachen, sind Sie immer noch müde. In der Manie haben Sie dagegen zu viel Energie und es gelingt Ihnen nur schwer oder gar nicht, einzuschlafen. Auch wenn Sie nur kurz geschlafen haben, fühlen Sie sich ausgeruht und unternehmungslustig.

Wenn Sie das Arbeitsblatt ausgefüllt haben, fragen Sie Angehörige oder Freunde, welche Veränderungen sie an Ihnen wahrnehmen, wenn Sie depressiv oder manisch werden. Tragen Sie dies ebenfalls ein. Vielleicht können Sie nicht auf Anhieb jede Rubrik des Arbeitsblattes ausfüllen, aber wenn Sie mehr über sich lernen, können Sie später weitere Symptome hinzufügen.

PAUL füllte das Arbeitsblatt 5 aus, ein Teil davon ist auf den Seiten 50 und 51 abgebildet. Bis dahin war ihm oft nicht bewusst, ob sich seine Gefühle von »gut« zu »in Hochstimmung« oder in »depressiv« verwandelten. Seine eigenen Einträge auf dem Arbeitsblatt zu lesen, half ihm, seine Stimmungsschwankungen in einem neuen Licht zu sehen: Bei diesen Aufs und Abs geht es nicht einfach nur um seine Stimmung – Paul verändert sich in vielerlei Hinsicht. Manches ist für ihn leichter wahrzunehmen als anderes, etwa sein Schlafmuster. Er kann diese offensichtlicheren Veränderungen als Hinweis dafür nutzen, ob er in das Tief einer Depression rutscht oder ob sich die Anfänge einer Manie bemerkbar machen. ×

Es gibt verschiedene Möglichkeiten, wie Sie das Arbeitsblatt 5 nutzen können:

Vorschlag 1 ▶ Die aufgelisteten Symptome sind mögliche Warnzeichen für eine neue Depression oder Manie. Auf diese Anzeichen sollten Sie sich regelmäßig überprüfen. Bemerken Sie eines dieser Symptome, nehmen Sie Kontakt zu Ihrer Ärztin oder Ihrem Therapeuten auf und ergreifen Sie die Vorsichtsmaßnahmen, die Sie gelernt haben, um die Symptome unter Kontrolle zu halten.

Vorschlag 2 ▶ Geben Sie Ihrer Ärztin oder Ihrem Therapeuten eine Kopie des Arbeitsblattes. Damit kann die Fachperson Sie noch besser kennenlernen und Veränderungen an Ihnen feststellen, die Sie unter Umständen selbst nicht wahrnehmen.

Vorschlag 3 ▶ Geben Sie eine Kopie Ihres Arbeitsblattes den Angehörigen, die mit Ihnen zusammenleben oder Ihnen nahestehen und die Sie bei der Beobachtung Ihrer Symptome unterstützen können.

Vorschlag 4 ▶ Falls Sie eine neue Krankheitsepisode befürchten, sich aber nicht ganz sicher sind, gehen Sie die Liste durch, um festzustellen, welche und wie viele Symptome im Moment vorhanden sind. Sind es nur wenige und diese eher schwach ausgeprägt, setzen Sie alles daran, eine negative Weiterentwicklung zu vermeiden.

Vorschlag 5 ▶ Nachfolgend sind ein paar Fragen aufgelistet, die Sie sich selbst stellen können. Wenn Sie eine der Fragen mit Ja beantworten, befassen Sie sich mit dem entsprechenden Punkt, damit Sie gezielt gegensteuern können.

- Habe ich meine Medikamente unregelmäßig, gar nicht oder in einer anderen Dosis als sonst eingenommen?
- Habe ich zu wenig geschlafen?
- Könnten sich meine derzeitigen Aktivitäten negativ auswirken?
- Werden meine Symptome jeden Tag stärker?
- Brauche ich Hilfe? Wen sollte ich anrufen?
- Kann ich jetzt gleich etwas tun, damit es mir besser geht?
- Könnte ich meine negativen Gedanken ändern, mich herunterfahren, mich etwas ausruhen oder etwas anderes zur Lösung eines Problems beitragen?
- Sollte ich meine Stimmung ab jetzt täglich überprüfen?

PAULS ARBEITSBLATT 5 **Meine bipolaren Symptome**

Kategorie	Manisch oder hypomanisch	Depressiv oder niedergeschlagen	In symptomfreien Zeiten
Stimmung	*Reizbar*	*Traurig*	*Zufrieden*
Selbstbild	*Ich bin der Einzige mit Durchblick*	*Ich hasse mich*	*Ich bin in Ordnung*
Selbstvertrauen	*Ich bin sehr selbst-bewusst*	*Kein Selbstvertrauen*	*Ich glaube, ich kann viel erreichen*
Aktivitäten	*Ich fange vieles an, bringe aber nichts zu Ende*	*Ich liege im Bett, sehe fern*	*Ich arbeite, putze, trainiere*
Soziales Verhalten	*Ich kann andere nicht ertragen*	*Ich will nicht, dass mich jemand so sieht*	*Ich besuche Freunde und Angehörige*
Schlafgewohnheiten	*4 Std. pro Nacht*	*Ich schlafe die ganze Zeit*	*7–8 Std. Schlaf*
Appetit / Essverhalten	*Ich vergesse, zu essen*	*Ich habe keinen Appetit*	*Ich esse gerne*
Konzentration	*Ich kann nicht bei einer Sache bleiben*	*Ich starre auf einen Text, kann aber nichts lesen*	*Ziemlich gut; ich kann Zeitung lesen*

Kategorie	Manisch oder hypomanisch	Depressiv oder niedergeschlagen	In symptomfreien Zeiten
Denkgeschwindigkeit	*Schnell und ungeordnet*	*Ich denke langsam und schwerfällig*	*Ich bin normalerweise ein Schnelldenker*
Kreativität	*Sehr kreativ, bis ich meinen Gipfel erreiche*	*Keine Kreativität*	*Ich kann zu Hause kreativ sein*
Interesse an Vergnügungen	*Ich gehe mehr aus als sonst*	*Kein Interesse*	*Ich mag es, mich mit meinen Freunden zu amüsieren*
Rastlosigkeit	*Ich kann kaum still-sitzen*	*Ich komme nicht vom Sofa runter*	*Ich bin gerne beschäftigt und in Bewegung*
Sinn für Humor	*Ich bin sarkastischer als sonst*	*Nichts ist lustig*	*Ich erzähle gerne Witze*
Energie	*Hoch, nervöse Energie*	*Keine Energie*	*Reicht aus, um das zu erledigen, was anliegt*
Einfluss von Lärm	*Lärm nervt mich*	*Ich höre nicht, was ringsum vor sich geht*	*Stört mich nicht*

Falls Sie schon seit Langem mit Stimmungsschwankungen kämpfen, ist es möglicherweise nicht so einfach, etwas in die Spalte des Arbeitsblattes 5 mit der Überschrift »In symptomfreien Zeiten« einzutragen. Das, was Ihre Persönlichkeit ausmacht und nicht zu den Symptomen der Erkrankung gehört, bleibt über die Jahre ziemlich konstant. Ihre Wertvorstellungen, Ihre Vorlieben, Ihr Geschmack, Ihr Glaube, die Gefühle für die Ihnen nahestehenden Menschen, Ihre beruflichen Fähigkeiten, Ihre Intelligenz und Ihre Lebensphilosophie – all das gehört zu Ihrem eigentlichen Ich.

Die Symptome einer Bipolaren Störung und anderer Stimmungsschwankungen können Ihr wahres Ich jedoch zeitweise überdecken.

MONIKA ist bei der Arbeit die Fachfrau für Probleme, doch wenn sie depressiv ist, fühlt sie sich von den kleinsten Schwierigkeiten überfordert und vergisst, dass sie eigentlich ganz gut darin ist, Situationen zu analysieren, Lösungswege zu finden und die notwendigen Schritte einzuleiten. Die Depression bringt ihre Gedanken durcheinander und hindert sie daran, Probleme so schnell und gut zu lösen wie sonst. ×

Manche Aspekte Ihrer Persönlichkeit machen Sie verletzlicher, wenn Ihre Stimmung instabil wird.

MARIA hat ein sehr freundliches Wesen und achtet auf die Bedürfnisse der anderen. In ihrer Familie ist sie diejenige, die daran denkt, Geburtstagskarten zu verschicken, die ihrer Großmutter Blumen bringt, wenn diese sich nicht wohlfühlt, und sich um streunende Kätzchen kümmert. Andere zu verwöhnen tut ihr gut und sie schätzt es auch, wenn ihr etwas Gutes getan wird. Sie weiß, dass nicht alle in ihrer Familie so sind, und bemüht sich, nicht beleidigt zu sein, wenn ihr Geburtstag vergessen wird oder es niemandem auffällt, wenn sie eine neue Frisur hat oder ein neues Kleid trägt. Wenn Maria manisch ist, gibt sie für ihre Freunde extrem viel Geld aus. Sie muss dann wie unter Zwang von Laden zu Laden gehen, sieht Dinge, die anderen gefallen könnten, und kauft sie. Ihre Freunde wissen von ihrer Bipolaren Störung und dass ihr Kaufverhalten ein Symptom ist. Maria hingegen erkennt dies nicht – bis die Kreditkartenabrechnung im Briefkasten liegt. In depressiven Zeiten macht es Maria verletzlich, wenn sie darüber grübelt, dass die anderen sich keine Zeit nehmen, um ihr eine Freude zu machen. Ihre Familie meldet sich nicht bei ihr, selbst wenn sie ganz klar zum Ausdruck gebracht hat, dass sie sich nicht wohlfühlt. Im Gegenteil, es werden auch noch Forderungen an sie gestellt: »Kannst du die Torte für die Feier zur Taufe deiner Nichte besorgen? Du weißt doch, wo es die besten Torten gibt.« »Lass Maria das Geschenk einpacken. Bei ihr sieht das immer so toll aus.« »Maria, hol doch deine Großmutter ab und bring sie zum Abendessen zu uns nach Hause. Bei dir passt der Rollstuhl so gut ins Auto.« Für Maria wirkt das in der Depression so, als interessiere es niemanden, wie es ihr geht. ×

Ihre Wesenszüge können Ihnen in Zeiten der Instabilität aber auch nützlich sein.

MICHAEL verfügt über eine ausgeprägte Arbeitsmoral. Er ist stolz auf seine Leistung und es ist ihm wichtig, bei der Arbeit seine Pflichten zu erfüllen, selbst wenn er sich nicht ganz auf der Höhe fühlt. Wenn er mal wieder die Anfänge einer Depression spürt, kann er trotzdem genug Willenskraft aufbringen, um auch an schlechten Tagen seine Aufgaben zu erledigen. Die Beschäftigung hilft ihm sogar dabei, die traurigen Gefühle und negativen Gedanken zu verdrängen. Wenn er sich in solchen Zeiten nicht konzentrieren kann, erledigt er einfache Aufgaben. Um sich aufzumuntern, sucht er den Kontakt zu fröhlichen, lebensbejahenden Menschen. Sein Wille, zu arbeiten, ist größer als die depressive Lethargie, die ihn auf seinen Fernsehsessel ziehen will. Er hat sich fest vorgenommen, der Bipolaren Störung nicht die Herrschaft über sein Leben einzuräumen. Das macht ihn stark. Er weiß, dass er eine Erkrankung hat und deswegen Medikamente nehmen muss. Aber, und das ist ihm wichtig: Er will sich nicht über die Erkrankung definieren lassen. Diese Einstellung hilft ihm, mit neuen Episoden zurechtzukommen. Er scheut sich nicht, seinen Arzt oder seine Familie um Hilfe zu bitten, und er ist sehr gewissenhaft bei der Einnahme seiner Medikamente. Einer von Pauls Jugendfreunden hatte Diabetes und musste täglich Insulin spritzen. Von daher ist Paul die regelmäßige Einnahme von Medikamenten schon lange vertraut. Er geht nun auf ähnliche Weise mit der Bipolaren Störung um: Seine Medikamente helfen ihm, gesund zu bleiben. ×

Für einen guten Umgang mit der Erkrankung ist es wichtig, nicht nur über die Symptome Bescheid zu wissen, sondern sich auch seiner Stärken und Schwächen bewusst zu werden. Die eigenen Stärken zu kennen ist eine Stütze an schwierigen Tagen, wenn die Medikamente alleine nicht helfen.

Die Kenntnis Ihrer Schwächen und das Wissen, wie diese Ihre Stimmungsschwankungen beeinflussen, helfen Ihnen, Ärger und Sorgen zu vermeiden.

Was sind Ihre Stärken?

In den Tiefen einer Depression mag es schwierig für Sie sein, diese Frage zu beantworten. In Ihrer momentanen Stimmung sind Sie sich eher Ihrer Schwächen bewusst; die Gedanken an alles, was Sie nicht an sich mögen, was Sie bereuen und was Ihnen je missglückt ist, liegen jetzt einfach näher. In einer von Gereiztheit geprägten manischen oder hypomanischen Phase können Sie das gleiche Problem haben. Zu Ihren Stärken gehören z.B. Ihre positiven Charaktereigenschaften.

MARIA zeichnet sich durch ihre Freundlichkeit aus. ×

MICHAEL durch seine ausgeprägte Arbeitsmoral. Intelligenz kann eine Stärke sein, ebenso der Sinn für Humor. ×

MONIKAS Stärke ist ihre Entschlossenheit auch in schwierigen Situationen. Das macht sie zu einer guten Krankenschwester. ×

SEBASTIAN bastelt gerne an Autos herum. Seine Stärken liegen in der Geduld und dem guten Auge für Details, die man braucht, wenn man Automotoren in ihre Einzelteile zerlegt und wieder zusammenbaut. ×

SABINES Stärke ist ihre Selbstwahrnehmung. Sie merkt es, wenn ihr Verhalten von ihren Symptomen beeinflusst wird. ×

Was sind Ihre Stärken? Wie könnten sie Ihnen beim Umgang mit Ihren Stimmungsschwankungen von Nutzen sein? Verwenden Sie das Arbeitsblatt 6 ⤓, um sich Ihrer Stärken bewusst zu werden. Es werden ein paar Beispiele gegeben, damit Ihnen der Anfang leichter fällt. Wenn Kommunikation zu Ihren Stärken gehört, bitten Sie andere, Ihnen bei dieser Übung zu helfen. Wenn Sie besonders gut darin sind, ein Problem oder eine Aufgabe in Ruhe durchzudenken, bevor Sie eine Entscheidung treffen, dann füllen Sie das Arbeitsblatt aus, nachdem Sie sich eine Weile damit befasst haben. Wenn Sie gerade depressiv sind und deshalb keine Stärken benennen können, nehmen Sie sich das Arbeitsblatt erst vor, wenn Sie sich besser fühlen, oder bitten Sie Ihre Therapeutin oder einen anderen psychosozialen Begleiter um Hilfe.

Wenn Sie mit dieser Bestandsaufnahme Ihrer persönlichen Stärken fertig sind, nehmen Sie sich etwas Zeit, um darüber nachzudenken, wie diese Eigenschaften Ihnen beim Umgang mit den Stimmungsschwankungen helfen könnten.

MARIA schöpft Kraft aus ihrem Glauben an Gott und aus ihren Beziehungen. Wenn es ihr schlecht geht, betet sie um Unterstützung. Sie spricht auch mit ihren Freundinnen und Freunden darüber. Die Liebe, die sie in ihrer Familie erfährt, hilft ihr, aber sie erzählt ihren Eltern und Geschwistern nichts über ihre Depression, weil sie nicht möchte, dass sie sich Sorgen um sie machen. Sie kann für sich selbst sorgen, eine ihrer weiteren Stärken. Statt mit ihrer Mutter zu telefonieren, ruft sie lieber ihren Therapeuten an oder vereinbart einen Termin bei ihrem Psychiater. ×

In diesem Buch lernen Sie viele neue Methoden kennen, wie man mit Stimmungsschwankungen umgehen kann. Wenn Sie hier etwas Neues gelernt und verinnerlicht haben, können Sie es ebenfalls auf Ihre Liste der persönlichen Stärken setzen. So werden Sie schwarz auf weiß an das erinnert, worauf Sie zurückgreifen können, wenn es schwierige Zeiten durchzustehen gilt.

Nehmen Sie sich Zeit, und erstellen Sie auf dem Arbeitsblatt 7 ⤓ eine To-do-Liste. Diese können Sie als Erinnerungshilfe bei der Bewältigung Ihrer Höhen und Tiefen verwenden.

MARIAS ARBEITSBLATT 6 Persönliche Stärken

Persönliche Stärke	Meine Beispiele
Geistige Fähigkeiten (z.B. gutes Gedächtnis, gesunder Menschenverstand)	*Ich habe ein sehr gutes Gedächtnis. Ich glaube, über einen ausgeprägten gesunden Menschenverstand zu verfügen.*
Körperliche Fähigkeiten (z.B. guter Schlaf, viel Energie)	*Mir fällt dazu nichts ein. Ich bin momentan nicht gut in Form.*
Charakterliche Eigenschaften (z.B. nicht leicht aufzugeben)	*Ich bin ein freundlicher Mensch. Ich kümmere mich um andere. Ich bin zuverlässig.*
Soziale Kompetenz (z.B. Geduld, gut zuhören zu können)	*Ich behandele andere so, wie ich selbst behandelt werden möchte. Ich rufe andere an oder schicke ihnen eine Geburtstagskarte. Ich nehme bei anderen Anteil, selbst wenn sie dies nicht bei mir tun.*
Berufliche Fähigkeiten (z.B. Computerkenntnisse, gutes Verhältnis zu den Kollegen)	*Bei der Arbeit bin ich die Frau fürs Detail. Ich erkenne Fehler schnell und korrigiere sie. Andere kommen zu mir, um ihre Arbeit überprüfen zu lassen.*
Gesunde Gewohnheiten (z.B. keine Süßigkeiten zu essen, mit dem Rauchen aufgehört zu haben)	*Ich rauche nicht, esse aber zu viele Süßigkeiten. Manchmal treibe ich Sport, aber nicht regelmäßig.*
Wissen (z.B. über Medikamente; zu wissen, wo man im Notfall Hilfe bekommen kann)	*Ich lese über meine Krankheit. Ich informiere mich im Internet über meine Medikamente.*
Talente (z.B. Leute zum Lachen bringen zu können)	*Ich bin sehr kreativ. Meine Bastelarbeiten finden Anklang, z.B. Bilderrahmen oder Weihnachtsdekoration.*

Erfahrung (z.B. schwierige Zeiten durchgestanden zu haben; aus diesen gelernt zu haben; zu wissen, wie man überlebt)	*Ich weiß, wenn ich depressiv bin. Ich kann das für mich behalten und belaste andere nicht damit.*
Andere Stärken	*Ich glaube an Gott.* *Meine Familie liebt mich.* *Ich habe gute Freunde, die sich um mich kümmern.* *Ich bin nicht dumm. Ich weiß, was ich brauche, um auf mich Acht zu geben.* *Ich bin selbstständig. Ich kann selbst für mich sorgen.*

MARIAS ARBEITSBLATT 7 Wann und wie mir meine persönlichen Stärken helfen können

Persönliche Stärken bzw. Umstände, die mir beim Umgang mit den Symptomen helfen	Wann sie hilfreich sein könnten	Wie sie helfen können
Die Menschen, die mich unterstützen	*Wenn in meinem Kopf negative Gedanken kreisen*	*Sie erinnern mich daran, dass ich nicht dumm und hässlich und auch kein hoffnungsloser Fall bin, selbst wenn ich mich so fühle.*
Mein Glaube an Gott	*Wenn ich an den Tod denke*	*Hält mich davon ab, ernsthaft über Suizid nachzudenken.*
Mein gesunder Menschenverstand	*Wenn ich kurz davor bin, Dummheiten zu begehen, z.B. zu viel Geld für nutzloses Zeug auszugeben*	*Mein gesunder Menschenverstand sagt mir, dass mein Wunsch, Geld auszugeben, ein Symptom der Hypomanie ist – kein echtes Bedürfnis.*

Noch mal das Wichtigste und wie es weitergeht

Dieses Kapitel sollte Ihnen helfen, manische und depressive Symptome frühzeitig zu erkennen und zu verstehen, wie diese sich von Ihrem eigentlichen Wesen unterscheiden. Mithilfe der Übungen konnten Sie Ihr Verhalten während der Krankheitsepisoden Revue passieren lassen und gaben vertrauten Menschen die Gelegenheit, dieses Verhalten zu spiegeln. Darauf baut das nächste Kapitel auf. Bei diesem geht es darum, die Symptome so im Blick zu behalten, dass Sie Stimmungsschwankungen ausbremsen können, noch bevor sie sich voll entfalten.

Der zweite Schritt: Ein Frühwarnsystem aufbauen

In diesem Kapitel

- erfahren Sie, warum es wichtig ist, Ihre Stimmungswechsel im Auge zu behalten,
- geht es darum, Ihre jeweilige Stimmung zu erkennen und zu benennen,
- lernen Sie, wie man einen Stimmungskalender führt.

Nicht jeder nimmt seine Stimmungswechsel wahr, jedenfalls nicht gleich zu Anfang. Es ist meistens einfacher, die Stimmung der anderen zu beurteilen als die eigene. Der Gesichtsausdruck verrät sie, die Körpersprache, der Tonfall und welche Worte gewählt werden, auch wenn jemand lauter wird oder immer leiser spricht und schließlich ganz verstummt. Sogar die Art und Weise, *wie* man etwas macht, lässt Rückschlüsse auf die Stimmung zu. Es ist jedoch schwieriger, solche Veränderungen an sich selbst festzustellen.

Sie können lernen, auf Ihre Ausdrucksweise zu achten. Eine veränderte Sprachmelodie, eine andere Wortwahl, wenn die Sätze nur so heraussprudeln – all das können Signale für eine Stimmungsschwankung sein.

MICHAEL erzählt bei der Arbeit unanständige Witze, wenn er manisch wird. Er ist Vorgesetzter und weiß eigentlich, dass das unangemessen ist, aber sein Verhalten wird ihm erst bewusst, wenn ihm der peinlich berührte Ausdruck in den Gesichtern seiner Mitarbeiter auffällt. ×

SABINE erzählt, ihr Therapeut erkenne alleine an der Art, wie sie durchs Wartezimmer geht, dass sie manisch wird. Ihre federnden Schritte und das ungewöhnlich breite Lächeln in ihrem Gesicht verraten sie. ×

Achten Sie auch auf Ihren Körper und was er Ihnen über Ihre Stimmung verrät. Zum Beispiel deutet es auf eine gedrückte Stimmung hin, wenn Sie sich dabei ertappen, dauernd die Stirn zu runzeln oder dass Sie beim Gehen nur auf den Boden starren. Bei Sorgen das Gesicht zu sehr anzuspannen und die Augenbrauen ständig hochzuziehen, kann Kopfschmerzen verursachen. Achten Sie auch auf Ihre Handlungen. Die Schlummertaste des Weckers öfter zu drücken als sonst oder ihn ganz auszustellen und liegenzubleiben, weil Sie den Tag nicht beginnen mögen, kann Anzeichen einer beginnenden Depression sein.

Wie im dritten Kapitel beschrieben, ist das Wichtigste bei der Kontrolle Ihrer Stimmungswechsel, zu erkennen, wann Sie Gegenmaßnahmen ergreifen sollten. Dafür braucht es einen geschärften Blick auf sich selbst. Dieses Kapitel soll Ihnen helfen, sich jener kleinen Veränderungen in Ihren Gefühlen und Verhaltensweisen bewusster zu werden, die Hinweise auf die Anfänge einer Depression oder Manie sein könnten. Im dritten Kapitel haben Sie etwas über die leichten, mittelschweren und schweren Symptome der Depression und Manie gelesen. In diesem Kapitel konzentrieren wir uns auf die subtileren frühen Anzeichen.

Wenn Sie diese kleinen Vorzeichen einer Stimmungsschwankung bei sich schon kennen und darauf achten, werden Sie den ersten Teil dieses Kapitels wahrscheinlich nur überfliegen und sich mehr für die Stimmungs- und Symptomkalender am Ende des Kapitels interessieren. Die Übungen in diesem Kapitel wurden für diejenigen entwickelt, die die Anfänge einer Depression, Manie oder Hypomanie nicht immer wahrnehmen. Zunächst werden einfachere Konzepte wie das Benennen der jeweils vorherrschenden Stimmung gezeigt, danach geht es um die tägliche Beobachtung möglicher Symptome.

Als Erstes muss man sich selbst kennen

Manche Menschen können sich selbst gut einschätzen. Sie registrieren auch kleinste Veränderungen bei sich und können viele verschiedene Arten von guten und schlechten Stimmungen beschreiben. Nicht jeder hat eine so gute Selbstwahrnehmung. Wie ist das bei Ihnen? Wenn andere Sie fragen, wie es Ihnen geht, sagen Sie dann meistens nur »gut« oder »schlecht«? In diesem Fall ist die nächste Übung wahrscheinlich hilfreich.

Versuchen Sie auf dem Arbeitsblatt 8 ⤓ Ihre Gefühle zu beschreiben, wenn Sie gut oder schlecht gelaunt sind. Wenn eine dieser Stimmungen schon eine Weile her ist, versuchen Sie, sich das letzte Mal vor Augen zu führen, als Ihre Laune in eine der beiden Richtungen gekippt ist.

Falls Ihnen das Ausfüllen dieses Arbeitsblattes schwerfällt, bitten Sie jemanden, Ihnen dabei zu helfen. Lassen Sie sich vom letzten Mal erzählen, als Sie guter Dinge waren. Wie haben andere Sie damals wahrgenommen? Gehen Sie bei der schlechten Laune ebenso vor. Falls Sie niemanden fragen können, üben Sie das Einschätzen der Stimmung bei jemandem, den Sie kennen, oder bei einem Schauspieler im Fernsehen. Wie würden Sie dessen gute oder schlechte Laune beschreiben? Versuchen Sie, herauszufinden, was Ihnen Aufschluss über seine Stimmung geben könnte. So können Sie lernen, diese Hinweise auch bei sich selbst zu erkennen.

Die meisten Menschen sind jeden Tag anders gelaunt, manche sogar jede Stunde, je nach den Umständen. Ihre Stimmung kontrollieren zu können, setzt voraus, diese Wechsel zu erkennen, benennen zu können und den Umgang mit ihnen zu lernen. Nicht alle sind gleich geschickt darin. Mit dem Arbeitsblatt 9 ⤓ können Sie Ihre Selbstwahrnehmung testen.

SABINE bemerkt normalerweise, wenn sich ihre Laune verschlechtert, aber wenn ihre Stimmung steigt, also wenn sie hypomanisch oder manisch wird, kann sie das nicht so gut wahrnehmen. Sie hat das Arbeitsblatt 9 ausgefüllt, als sie hypomanisch war. Sie realisierte zwar, dass ihre Stimmung irgendwo zwischen neutral und gut lag, aber ihre Beschreibung hört sich nicht nach einer Hypomanie an. Sie kann nachvollziehen, was es bedeutet, sich schlecht oder traurig zu fühlen, aber sie glaubt, das Hochgefühl sei ihr normaler Zustand. Wenn ihre Stimmung ausgeglichen ist, also weder übermäßig hoch noch tief, meint sie, depressiv zu sein: Sie kann den Unterschied zwischen einer ausgeglichenen und einer schlechten Stimmung nicht mehr erkennen. ×

Weil sich eine Depression so schlimm anfühlt und eine Hypomanie oder Manie so gut, wissen manche Betroffene nicht mehr so recht, was Ausgeglichenheit eigentlich bedeutet. Sie verwechseln hypomanische mit ausgeglichenen Gefühlen vielleicht deshalb, weil es ihnen in diesem Zustand nicht schlecht geht. Das ist Sabines Problem. Sie übersieht die Warnzeichen einer Manie, weil sie denkt, sie fühle sich einfach »normal«.

Mit dieser Einstellung steht sie nicht alleine da; viele Betroffene begehen diesen Fehler. Sie setzen neutrales Empfinden mit einer Depression gleich. Die Abwesenheit intensiver Gefühle ist ihnen fremd und unangenehm geworden, und sie können nicht nachvollziehen, dass sich Menschen, die nicht an einer Bipolaren Störung leiden, sehr oft neutral fühlen.

SABINES ARBEITSBLATT 9 Wie ist meine momentane Stimmung?

Schritt 1 ▶ Markieren Sie einen Punkt auf der Linie, der am besten auf Ihre momentane Stimmung zutrifft.

——————————————————————— X ———

Schlecht Neutral/weder gut noch schlecht Gut

Schritt 2 ▶ Versuchen Sie, Ihre Stimmung zu beschreiben. Passen vielleicht Begriffe von Arbeitsblatt 8?
Heute kann ich meine Stimmung am besten so beschreiben:

hervorragend, besser als neutral, aber nicht extrem gut

Schritt 3 ▶ Woran können Sie das ablesen? Was sagen Ihre Gedanken, Empfindungen oder Ihr Verhalten über Ihre Stimmung aus?

Ich weiß, dass meine Stimmung *außergewöhnlich gut* ist, weil:

ich mich heute über niemanden ärgere. Ich fühle mich nicht gestresst. Ich fühle mich wirklich gut. Ich kann eine Menge erledigen.

Die Selbstwahrnehmung schärfen

Bei vielen Menschen hängt die Stimmung von ihrem Umfeld ab. Es kann an den Mitmenschen liegen, ob man sich gut oder schlecht fühlt, aber auch an bestimmten Orten.
PAUL ärgert sich jedes Mal, wenn er zur Post gehen muss. Vor den Schaltern bilden sich immer lange Schlangen und es scheint, als hätten die Mitarbeiter der Postfiliale noch nie etwas von dem Wort »Service« gehört. Paul regt sich schon auf, wenn er nur daran denkt, ein Paket abgeben oder abholen zu müssen. Auch wenn der Tag eigentlich gut begonnen hat, ist er genervt, sobald er sich auf den Weg zum Postamt machen muss. Seine Freundin

Angela glaubt nicht, dass es an der Post liegt. Sie hat beobachtet, dass er sich immer ärgert, wenn er irgendwo auch nur kurz anstehen muss – ganz besonders, wenn er sowieso schon nicht so gut drauf ist. Er gibt dann den Leuten dort die Schuld daran, aber Angela weiß, dass er die schlechte Laune schon mitgebracht hat. ✕

SARAH, Michaels Frau, hat ein ähnliches Problem. Sie hasst es geradezu, Michaels Stiefmutter zu besuchen, weil sie denkt, diese könne sie nicht leiden. Schon der Gedanke an einen Besuch bereitet ihr schlechte Laune. Aus Michaels Perspektive hat Sarahs Stimmung eher mit ihren chronischen Rückenschmerzen zu tun. Seine Stiefmutter war in der Vergangenheit nicht immer taktvoll, was dieses Thema angeht. Sie sagte einmal, Sarah bilde sich diese nur ein. Michael wies seine Stiefmutter zurecht und bat sie, das Thema nicht mehr anzusprechen, aber Sarah kann es nicht dabei bewenden lassen. Sie erkennt nicht, dass ihre schlechte Laune bei dem Gedanken an einen Besuch bei seiner Stiefmutter damit zusammenhängt, dass sie selbst die Sache nicht auf sich beruhen lassen kann. ✕

Stimmungen und Erfahrungen sind eng miteinander verknüpft. Wenn Sie schlecht gelaunt sind, kann es zu Auseinandersetzungen mit anderen kommen. Umgekehrt können unangenehme Situationen eine bis dahin gute Stimmung zunichtemachen. Oft kann man danach gar nicht mehr sagen, was zuerst da war.

Es liegt in der menschlichen Natur, unangenehme Ereignisse zu verarbeiten, indem man der Person oder der Sache, die man für die Ursache dieser schlechten Erfahrung hält, die Schuld daran gibt. Wenn die Eigenwahrnehmung aufgrund einer Bipolaren Störung eingeschränkt ist, neigt man dazu, die schlechte Laune dem Verhalten anderer oder unangenehmen Ereignissen zuzuschreiben, anstatt die Gründe dafür bei sich selbst zu suchen. Doch es gibt Methoden, mit denen Sie Ihre Selbstwahrnehmung verbessern können.

Anzeichen für Stimmungsveränderungen

Wenn man sich ausgeglichen fühlt, geht man normalerweise direkt von einer Handlung zur nächsten über, ohne groß über sein Befinden nachzudenken. In einer Depression wird einem dagegen schon beim morgendlichen Erwachen bewusst, wie schlecht man sich fühlt, und man ist ganz sicher, einen weiteren unerfreulichen Tag vor sich zu haben. Dieses Gefühl lässt sich kaum ignorieren. Andere Gefühle sind jedoch subtiler und schwieriger auszumachen.

In einer manischen Phase ist man sich seines Zustands oft nicht bewusst. Wenn man gereizt oder wütend ist, werden andere dafür verantwortlich gemacht. Sorgen werden immer durch Probleme und Ängste durch bedrohliche Situationen verursacht. In solchen Momenten nimmt man die Ursache seiner Stimmung nicht wahr, weil man sie auf etwas zurückführt, was außerhalb und nicht in einem selbst liegt – jemand oder etwas anderes ist daran schuld.

Auf dem Arbeitsblatt 10 sind einige Fragen zu Ihren Gefühlen und Ihrer Stimmung aufgelistet. Nehmen Sie sich Zeit und denken Sie über jede Frage gut nach. Vielleicht sind Sie sich Ihrer Gefühle bewusster, als Sie denken. Sie müssen einfach nur stärker auf jene kleinen Veränderungen achten, die einen Stimmungsumschwung ankündigen. Zu jeder Frage gibt es ein Beispiel, wie andere sie vielleicht beantworten würden. Wenn Sie eine dieser Fragen mit Ja beantwortet haben, brauchen Sie vielleicht ein wenig Hilfe beim Erkennen Ihrer Stimmungsschwankungen. Zunächst gilt es, Ihre Aufmerksamkeit zu schulen, sich Ihrer Gefühle bewusster zu werden und zu lernen, wie sich bestimmte Ereignisse auf Ihre Stimmung auswirken. Der Stimmungskalender auf dem Arbeitsblatt 11 kann Ihnen dabei von Nutzen sein.

Behalten Sie Ihre Stimmung im Blick

Es gibt mehrere Gründe, warum Sie Ihre Stimmung und mögliche Symptome im Auge behalten sollten. Wenn Sie auf Ihre täglichen Stimmungsschwankungen achten, können Sie jene Faktoren leichter benennen, die sich immer wieder auf Ihr Befinden auswirken. Werden Sie z.B. eher depressiv, wenn es regnet oder wenn Sie nichts zu tun haben? Werden Sie hypomanisch oder manisch, wenn es zu laut oder chaotisch um Sie herum ist oder wenn Sie nicht genug geschlafen haben?

Sie werden seltener von einer Manie, Hypomanie oder Depression überrascht, wenn Sie Ihre Stimmung regelmäßig überprüfen und auch die anderen Anzeichen im Auge behalten, die auf den Beginn einer Episode hinweisen. Manche Betroffene bemerken als Erstes Veränderungen in ihrem Schlafrhythmus, andere haben Konzentrationsschwierigkeiten, wieder andere merken, dass sie gereizter sind als sonst.

PAUL verbringt in der Anfangsphase einer Depression seine ganze Zeit im Bett, wenn er nicht gerade arbeitet. ×

MONIKA macht sich viel mehr Sorgen als sonst. ×

SABINE wird sentimental und sogar Werbespots im Fernsehen können sie zu Tränen rühren. ×

STEFAN weiß nicht genau, was passiert, wenn er manisch wird, weil er erst seit kurzer Zeit an einer Bipolaren Störung leidet, aber seine Freunde haben ihm erzählt, er würde dann am liebsten die ganze Nacht durchfeiern. Seine Mutter sagt, er streite dann öfter als sonst mit ihr. ×

MONIKA erkennt die Anfänge einer Manie daran, dass ihr Haus makellos sauber ist. ×

Stimmungskalender

Auf dem Arbeitsblatt 11 finden Sie einen Stimmungskalender. Die Skala in der ersten Spalte reicht von +5 für eine schwere Manie bis zu -5 für eine schwere Depression. Die Einstufung 0 in der Mitte steht für Ausgeglichenheit.

Tragen Sie an jedem Tag den Punkt ein, der Ihre Stimmung am besten trifft. Am Ende der Woche verbinden Sie die Punkte zu einer Kurve, an der Sie ablesen können, wie Ihre Stimmung geschwankt hat. Notieren Sie unten auf dem Blatt Ereignisse, die mit einer Stimmungsänderung zusammenhängen könnten. Vielleicht haben Sie ein paar Tage vergessen, Ihre Medikamente zu nehmen, hatten Schlafstörungen oder standen unter starkem Stress. Diese Anhaltspunkte lassen Sie die Ursachen und Auslöser leichter erkennen.

Symptome beobachten

Welche Veränderungen bemerken Sie als erste, wenn Sie depressiv werden? Und welche, wenn Sie manisch werden? Tragen Sie oben auf dem Arbeitsblatt 12 dasjenige Symptom ein, das Sie als Erstes wahrnehmen. Manche Betroffene bemerken körperliche Symptome früher als einen Stimmungsumschwung, etwa ein anderes Schlafverhalten oder deutlich mehr körperliche Aktivitäten als sonst. Hier ein paar typische Beispiele:

VERÄNDERTE ENERGIE:

+5 bedeutet eine enorme Energie, nicht stillsitzen zu können
o steht für normale Energie
-5 bedeutet keine Energie, sich nicht mehr bewegen zu wollen

VERÄNDERTE KONZENTRATION:

+5 steht für so viele Gedanken, dass man sie gar nicht mehr ausdrücken kann
o steht für normale Konzentrationsfähigkeit
-5 bedeutet extrem verlangsamtes Denken

VERÄNDERTES SELBSTWERTGEFÜHL:

+5 bedeutet: »Ich glaube, ich bin Gott.«
o bedeutet, das Selbstwertgefühl ist im normalen Bereich
-5 steht für: »Ich hasse mich, ich bin wertlos.«

Nach der Auswahl eines Symptoms überlegen Sie sich ein Wort, das beschreibt, wie Ihr Symptom auf der Skala von -5 bis +5 aussehen würde. Wenn Sie z.B. Ihre Energie beobachten möchten, können Sie »müde« neben -2 und »aufgedreht« neben +2 schreiben. Hinterfragen Sie täglich, ob es Veränderungen gibt, und tragen Sie diese in die Tabelle ein.

Zeichnen Sie jeden Tag einen Kreis um das Feld mit der am ehesten zutreffenden Intensität des Symptoms, das Sie beobachten. Am Ende der Woche verbinden Sie diese Kreise, damit die Veränderungen deutlich werden. Unten auf dem Blatt notieren Sie alle Ereignisse, die mit der Veränderung des Symptoms in Verbindung gebracht werden können, wie die Einnahme der Medikamente vergessen zu haben, Schlafstörungen, Stress und Ähnliches. Dies kann dabei helfen, die Ursachen Ihrer Stimmungsschwankungen und die Auslöser der Symptome zu erkennen.

Wie Sie Stimmungs- und Symptomkalender nutzen

Der Stimmungskalender dient vor allem dazu, beginnende Symptome frühzeitig zu erkennen. Achten Sie deshalb auch auf leichte Schwankungen. Wenn Sie es sich zur Gewohnheit machen, Ihre Stimmung jeden Tag einzutragen, erkennen Sie Veränderungen schneller und können besser beurteilen, ob es Reaktionen auf aktuelle Ereignisse sind oder allmähliche Veränderungen, die eine neue Krankheitsepisode ankündigen. Wenn Sie erfahrener in der Beobachtung Ihrer Symptome sind, reicht es, die Kalender nur bei der Vermutung einer neuen Episode zu verwenden. Überprüfen Sie dann jeden Tag Ihre Stimmung und auffällige Symptome, bis Sie sich wieder stabilisiert haben.

Auch die Wirksamkeit einer veränderten Medikation (z.B. ein neues Medikament oder eine andere Dosierung) kann mithilfe des Stimmungskalenders beobachtet werden. Tragen Sie diese Änderungen ebenfalls ein. Auf diese Weise können Sie und Ihr Arzt gut nachvollziehen, wie die neue Medikation anschlägt. Anhand des Stimmungs- und Symptomkalenders lässt sich bei Arztterminen zudem gut rekonstruieren, wie es Ihnen seit dem letzten Besuch ergangen ist, besonders, wenn dieser mehrere Wochen zurückliegt. An Ihren Aufzeichnungen können Sie gemeinsam mit Ihrer Ärztin oder Ihrem Psychiater den Krankheitsverlauf nachverfolgen und gegebenenfalls die notwendigen Schritte einleiten.

Bei einem Arztwechsel sind diese Aufzeichnungen ebenfalls hilfreich, denn damit erhält man einen guten Überblick über das Muster Ihrer Symptome. Nehmen Sie die Blätter zu jedem Arztbesuch mit. Sie dienen auch als Erinnerungsstütze für die Ereignisse seit dem letzten Termin und Sie müssen sich nicht ausschließlich auf Ihr Gedächtnis verlassen.

Noch mal das Wichtigste und wie es weitergeht

Dieses Buch möchte Ihnen unter anderem Methoden aufzeigen, mit denen sich Stimmungsschwankungen auffangen lassen, solange sie noch schwach ausgeprägt und damit relativ einfach in den Griff zu bekommen sind. Manche Menschen spüren auch die kleinsten Veränderungen ihrer Stimmung sehr deutlich und können deshalb die Übungen in diesem Kapitel überspringen, aber die meisten werden Hilfe brauchen, um diese kleinen Anzeichen einer beginnenden Depression oder Manie richtig zu erkennen.

Viele Betroffene neigen dazu, ihre Stimmungsschwankungen eher auf ihr Umfeld als auf ihre Bipolare Störung zu schieben. Nutzen Sie die hier gezeigten Übungen, um die frühen Anzeichen besser zu erkennen. Das nächste Kapitel beschreibt die häufigsten Auslöser von bipolaren Episoden. Mehr darüber zu wissen, ist ein wichtiger Schritt auf dem Weg zu einem guten Umgang mit der Erkrankung.

In diesem Kapitel

- lernen Sie häufige Auslöser von Stimmungsschwankungen kennen,
- erfahren Sie, welche Situationen und Ereignisse die Stimmungsschwankungen bei Ihnen verursachen können,
- wird verdeutlicht, welche Strategien Sie bei beginnenden Krankheitsepisoden jetzt schon unbewusst anwenden,
- wird gezeigt, dass es auch schlechte oder nicht förderliche Strategien gibt.

Auslöser

Die meisten Betroffenen sind sich über die Auslöser ihrer Stimmungsschwankungen nicht sicher, es sei denn, die Gründe liegen klar auf der Hand. Es liegt in der menschlichen Natur, positiv oder negativ auf Ereignisse, Menschen und Situationen zu reagieren, ebenso auf Dinge, die wir sehen und hören, oder auf Geschichten, die andere uns erzählen. Unsere Reaktion kann reflexartig schnell sein oder sich langsam aufbauen, während wir abwägen, überlegen oder grübeln. Meistens verraucht der Ärger, wenn der Grund dafür vorüber ist, z.B. wenn wir uns aufregen, weil wir keinen Parkplatz finden. Sobald wir eine Parklücke entdeckt und den Wagen abgestellt haben, vergeht normalerweise der Unmut. Manchmal sind die Ereignisse oder die Auslöser schwerwiegender und wirken über eine längere Zeit nach. Und so wie aus einem Schneeball eine Lawine werden kann, kann auch ein kleiner Anlass einen heftigen Stimmungsumschwung verursachen, der nur schwer wieder auszugleichen ist.

Nachfolgend werden typische Auslöser beschrieben, die depressive, hypomanische oder manische Episoden verursachen können. Je mehr Sie über Ihre individuellen Auslöser wissen, desto leichter fällt es Ihnen, Symptome aufzufangen, bevor sie sich verschlimmern, und Sie können aktiv verhindern, dass sie sich zu einer Depression oder Manie auswachsen. Außerdem geht es nun darum, wie Sie Ihre Reaktionen auf Auslöser bewusster steuern können. Im Idealfall kontrollieren Sie Ihre Reaktionen und wenden Strategien an, die eine Eskalation verhindern.

Die Kapitel 9 bis 17 helfen Ihnen bei der Stärkung Ihrer bereits vorhandenen Bewältigungsstrategien und zeigen einige neue auf. Wenn Sie wissen, wie Sie mit schwierigen Situationen umgehen können, sind Sie besser auf unvorhergesehene Begebenheiten vorbereitet, in denen Sie Gefahr laufen könnten, Ihre Stabilität zu verlieren.

Jahreszeitlich bedingte Stimmungsschwankungen

In manchen Fällen sind die Stimmungsschwankungen zeitlich so vorhersagbar, dass man fast die Uhr danach stellen könnte. Depressionen treten oft im Herbst oder Winter auf, Manien eher im Frühjahr und Sommer. Es spricht also vieles dafür, dass in diesen Fällen die wechselnden Jahreszeiten die Episoden auslösen. Wenn Sie aus Erfahrung wissen, dass zu einer bestimmten Jahreszeit sehr wahrscheinlich eine bipolare Episode auftritt, können Sie sich darauf vorbereiten und Vorsichtsmaßnahmen ergreifen. Wenn Sie z.B. im Frühjahr regelmäßig manisch werden, sollten Sie in dieser Zeit zusammen mit Ihrer Ärztin oder Ihrem Arzt verstärkt auf Stimmungsveränderungen achten, um bei den ersten Anzeichen rasch reagieren zu können. Sie können auch mit Ihrem Psychiater übereinkommen, als Vorsichtsmaßnahme Ihre stimmungsstabilisierenden Medikamente höher zu dosieren. Nach einem ähnlichen Muster kann man verfahren, wenn in den Wintermonaten eine schwere Depression vermieden werden soll.

MARIA hasst die Weihnachtsfeiertage. Einerseits mag sie es, wenn ihre Familie zu Weihnachten im Haus ihrer Großmutter zusammenkommt. Schon bei dem Gedanken an den Duft des Weihnachtsgebäcks im Ofen läuft ihr das Wasser im Mund zusammen. Andererseits kann ihr die große Familie ganz schön auf die Nerven gehen. Ihre drei älteren Brüder sind alle verheiratet und haben Kinder. Sie mag ihre Nichten und Neffen, aber bei jedem Familientreffen durchlöchern sie Maria mit Fragen, wann sie denn endlich heiraten wird. Sie bringt es nicht übers Herz, zu antworten, dass sie gar nicht heiraten will und auch keine Kinder haben möchte. Marias Mutter macht immer ein Riesentheater darum, die Geschenke zu kaufen und einzupacken, Weihnachtskarten zu verschicken und jedem sein Lieblingsessen zu kochen. Maria hat nicht die Energie, bei all dem mitzuhelfen, und fühlt sich deswegen jedes Jahr aufs Neue schuldig. Da die Weihnachtsfeiertage in den Wintermonaten liegen, lässt sich schwer sagen, ob Maria unter dem Wechsel der Jahreszeiten oder den anstrengenden Vorbereitungen auf das Weihnachtsfest leidet. Vielleicht ist es die Kombination von beidem. Auf jeden Fall kann es Maria bei der Planung des nächsten Jahres helfen, wenn sie die Weihnachtsfeiertage als potenzielle Auslöser erkennt. ×

Stress

SABINE sieht im Stress den hauptsächlichen Auslöser für ihre Stimmungsschwankungen und der Stress bei der Arbeit ist am schlimmsten. Wenn sie zu viel zu tun und zu wenig Zeit dafür hat, fühlt sie sich überfordert und kann nicht schlafen. Je nach Jahreszeit kann Sabine dann depressiv oder manisch werden. Im Frühjahr scheint zu wenig Schlaf sie gereizter und nervöser zu machen, selbst wenn sie ihre Medikamente konsequent einnimmt. Im Winter führt die Überforderung bei ihr zu Selbstkritik über ihren Mangel an Produktivität, ihr fehlendes Organisationstalent, ihre Langsamkeit und Verwirrtheit. Das kann eine Depression auslösen. Leider ist in ihrem Beruf ausgerechnet im Winter und im Frühjahr am meisten los. Im Sommer geht es ruhiger zu und in diesen Monaten zeigen sich auch seltener Symptome bei ihr. Das könnte ein Zufall sein, aber auch den unterschiedlich starken Arbeitsstress widerspiegeln – oder ihre Symptome sind jahreszeitlich bedingt. Es ist schwer zu sagen. Jedenfalls reagiert sie manchmal empfindlicher auf den täglichen Stress und muss sich besonders im Frühjahr und im Winter mehr anstrengen, um die Kontrolle über ihre Symptome zu behalten. ×

Beziehungskonflikte

PAUL nimmt es richtig mit, wenn seine Freundin Angela manchmal verärgert über ihn ist und nicht ans Telefon geht, wenn er sie anruft. Das kommt hin und wieder vor, wenn Paul etwas Dummes oder Unbedachtes getan hat, manchmal auch, weil Angela aus einer Mücke einen Elefanten macht. Egal, von wem der Konflikt ausgeht. Zuerst wird er wütend auf sie, aber nach einer Weile gibt er sich selbst die Schuld und wird depressiv. Er denkt daran, dass Angela die einzige Frau ist, die von seiner Bipolaren Störung weiß und ihn trotzdem so akzeptiert, wie er ist. Sie ist etwas Besonderes für ihn und der

Gedanke, sie zu verlieren, ist ihm unerträglich. Selbst wenn sie keinen Streit haben, denkt er gleich an das Schlimmste, wenn sie nicht sofort zurückruft. Je länger er warten muss, desto größer werden seine Befürchtungen. Dabei weiß er die ganze Zeit über, dass er wahrscheinlich überreagiert. Die Angst, Angela zu verlieren, ist ein starker Auslöser für Pauls Symptome. ✖

SARAH, Michaels Frau, hat selbst keine Bipolare Störung, aber manchmal ist sie wie am Boden zerstört, insbesondere, wenn sie sich über ihren Mann geärgert hat. Er hat eine Bipolar-II-Störung und dazu eine lange Vorgeschichte der Alkoholsucht, was sich aber in den letzten Jahren gebessert hat. Sie haben zusammen eine Menge durchgemacht und sie blieb selbst dann bei ihm, als ihre Freunde ihr rieten, ihn zu verlassen. Daher kann sie wenig Verständnis für sein hypomanisches Verhalten aufbringen und das kleinste Anzeichen dafür kann ihr die Laune verderben. Aus Sarahs Sicht bringen Michaels Hypomanien nur Ärger und gefährden ihre Ehe. Letzte Woche erzählte er einen unanständigen Witz in Gegenwart ihrer Mutter – etwas, was er sonst nur macht, wenn er manisch ist. Sarah rügte ihn auf der Stelle. Als Michael abstritt, hypomanisch zu sein, und beteuerte, er habe ihre Mutter einfach nur zum Lachen bringen wollen, fuhr sie ihn an und brachte all die anderen Male zur Sprache, bei denen seine Krankheit große Probleme zur Folge hatte, die nur schwer wiedergutzumachen waren. Michael ist der Auslöser von Sarahs Stimmungsschwankungen. ✖

Schmerzhafte Verluste

Wenn sich der Todestag eines Menschen jährt, der in Ihrem Leben eine besondere Rolle gespielt hat, kann das deutliche Stimmungsschwankungen auslösen. Wenn so etwas ein Auslöser für Sie ist, mag das auch an der Art und Weise liegen, wie Sie damit umgehen, und nicht nur an dem traurigen Ereignis an sich.

FRANK, Sabines älterer Bruder, hat ebenfalls eine Bipolar-I-Störung. Sein bester Freund starb bei einem Einsatz in Afghanistan. Selbst nach vielen Jahren kann Frank den Gedanken daran nicht ertragen. Um das Datum des Todestages herum zieht er sich zurück, trinkt mehr als sonst und greift auch zu Drogen, um seinen Schmerz zu betäuben. Wenn Sabine ihn anruft, sagt er nur: »Ich möchte nicht darüber sprechen.« Ein paar Mal ließ Sabine ihn mit einer richterlichen Anordnung in eine Klinik einweisen. Wenn seine Depression und der Drogenkonsum eine Paranoia bei ihm auslösen, ist ein Klinikaufenthalt die einzige Möglichkeit, Frank wieder in die Realität zurückzuholen. ×

STEFAN war noch sehr jung, als sich seine Eltern trennten. Er hatte heftige Stimmungsschwankungen, aber sie wussten nicht, wie sie diese einordnen sollten. Sie stritten sich oft wegen seines Verhaltens. Sein Vater meinte, es fehle ihm an Disziplin, und seine Mutter dachte, er müsse behandelt werden. Es vergingen Jahre, bis erkannt wurde, dass er eine Bipolar-I-Störung hat. Die Ehe der Eltern zerbrach letztendlich an diesem Stress. Schließlich wurde Stefan therapiert und seine Mutter heiratete erneut. Sein leiblicher Vater wollte nichts mehr mit ihm zu tun haben, aber zu Stefans Glück nahm sein Stiefvater sich seiner an. Stefan war wütend, dass sein Vater ihn im Stich gelassen hatte, hatte aber auch Schuldgefühle, weil er meinte, seine Eltern hätten sich seinetwegen scheiden lassen. Wie jedes Ehepaar hatten Stefans Mutter und sein Stiefvater ab und zu verbale Auseinandersetzungen, manchmal stritten sie sich auch über Stefans Erziehung. Einmal, als er zu Hause war und ihre Streitereien mitbekam, geriet er in Panik. Dieses Angstgefühl löste einen Stimmungseinbruch bei ihm aus. Er fand die Situation unerträglich, aber er konnte auch nicht erkennen, dass seine Reaktion auf den Streit die Depression nur noch mehr verstärkte. Jedes Mal, wenn es wieder zu solchen Auseinandersetzungen kam, wurde Stefan depressiv. Wenn er dann seine Suizidgedanken äußerte, waren seine Eltern gezwungen, sich wieder mit ihm zu beschäftigen. ×

Veränderter Schlafrhythmus

Schlafmangel ist bei vielen bipolar Betroffenen ein Auslöser für Manien.

PAUL kann nicht genau sagen, ob er manisch wird, wenn er zu wenig schläft, oder ob er wegen der Manie die ganze Nacht aufbleiben will. Er ist sehr kreativ und es kommt öfter vor, dass ihm Ideen für neue Projekte einfallen, wenn er lange aufbleibt und fernsieht. Er ist Softwareentwickler bei einem Start-up-Unternehmen und sobald er eine neue Idee hat, entwickelt er sie so lange weiter, bis er weiß, wie er sie umsetzen kann. Die kreativen Gedanken sprudeln nur so und beschäftigen ihn dermaßen, dass er dann oft vergisst, seine abendlichen Medikamente einzunehmen. Morgens ist er aufgedreht und erschöpft zugleich; sein Körper möchte schlafen, aber sein Gehirn hört nicht auf, zu arbeiten. Was kam nun zuerst – zu wenig Schlaf, die vielen Ideen oder das Vergessen der Medikamente? Schwer zu sagen. Es ist aber wichtig, dass er dieses Muster erkennt und etwas dagegen unternimmt. ×

Änderungen im Terminplan, lange Reisen, eine laute Umgebung und körperliche Beschwerden können den Schlaf beeinträchtigen. Bei Menschen, die eher depressiv als manisch werden, kann das zu Müdigkeit und Lethargie führen, was sich sehr ähnlich wie eine Depression anfühlt. Traurigkeit kann beunruhigen, demotivieren und die Aktivität hemmen, was insgesamt eine immer schlechter werdende Stimmung und Schlafstörungen zur Folge haben kann.

Gefühligkeit

SABINE ist sehr emotional und fängt schnell an, zu weinen, wenn sie an traurige Ereignisse erinnert wird. Sie ist, wie man so sagt, nah am Wasser gebaut – sogar Werbespots können sie zu Tränen rühren. Heute war sie in der Kirche und der Priester gedachte der im Krieg gefallenen Soldaten. Karl kam ihr in den Sinn, der in Afghanistan getötete Freund ihres Bruders Frank. Obwohl sie schon seit Jahren nicht mehr an Karl gedacht hatte, stiegen ihr sofort Tränen in die Augen. Sie erinnerte sich nicht nur daran, wie traurig sie selbst damals war, sondern auch daran, wie die Nachricht von Karls Tod ihren Bruder mitgenommen hatte. Der leere Ausdruck in den Gesichtern von Karls Eltern kam ihr wieder in den Sinn und sie stellte sich den Schmerz vor, den sie an Tagen wie diesem immer noch spüren mussten. Bei Sabine kann so ein emotionales Ereignis den ganzen Tag bestimmen. Ihre Schwermut lässt sie an unglückliche Menschen und an andere traurige Momente in ihrem Leben denken. Als die Orgel den Schlusschoral anstimmte, wurde ihr bewusst, dass sie gar nichts mehr vom Gottesdienst mitbekommen hatte, weil sie mit ihren Gedanken ganz woanders gewesen war. Auf dem Heimweg versuchte sie, sich abzulenken, aber dafür war es schon zu spät. Eigentlich hatte sie heute ihre Freunde treffen wollen, aber nun mochte sie nicht mehr ausgehen. Sie blieb zu Hause, schaute sich traurige Filme an, löffelte literweise Eis und badete in Selbstmitleid. Sie wusste um ihre Anfälligkeit, in diese abgrundtiefe Traurigkeit zu verfallen und »vor Kummer zu zerfließen«. Ihr war zwar klar, dass sie über solche Gefühle hinwegkommen musste, bevor sie ganz davon überwältigt wurde, doch es lag auch ein seltsamer Trost darin. Mit Freunden auszugehen und gesellig zu sein fand sie immer ein bisschen unangenehm. Fernsehen, Eis essen, Einsamkeit und Traurigkeit – das war ihr vertraut. ✖

Erfreuliche Ereignisse

Nicht nur stressbeladene oder traurige Ereignisse können die Stimmung verändern und bipolare Episoden auslösen. Erfreuliche Ereignisse haben unter Umständen denselben Effekt, wenn sie zu Schlafmangel führen, Sie Ihre Medikamente vergessen lassen oder Sie zu dem Gedanken verleiten, es ginge Ihnen ja gut und deswegen bräuchten Sie die Medikamente nicht mehr. Ein gutes Beispiel ist die Geburt eines Kindes. Wenn Sie als werdende Mutter vor der Geburt Ihres Kindes Stimmungsschwankungen hatten, ist danach die Wahrscheinlichkeit noch größer, die Stabilität zu verlieren. Selbst wenn Sie »nur« ein Neugeborenes hüten sollen, das nicht Ihr eigenes Kind ist, oder vielleicht ein Hundewelpe neu in Ihren Haushalt kommt, kann sich das wegen des Schlafmangels auf Ihre Stimmung auswirken.

Probleme nicht angehen

Manche Probleme lösen sich mit der Zeit von selbst. Andere dagegen dauern an oder tauchen immer wieder auf. Das verursacht Stress, ebenso die Gedanken, die nicht aufhören wollen, um das Problem zu kreisen.

MARIA glaubt, ihr Chef diskriminiere sie, weil sie lesbisch ist. Er hat sich nie wirklich offen dazu geäußert, aber er scheint sie eindeutig nicht so wie die anderen Frauen im Büro zu behandeln. Im direkten Gespräch unter vier Augen verhält er sich respektvoll, aber bei Teambesprechungen spricht er manchmal in einer herablassenden, wenn nicht gar feindseligen Art mit ihr und bringt sie vor den anderen in Verlegenheit. Maria weiß, dass man niemanden ohne Beweis der Diskriminierung beschuldigen kann, deshalb hat sie es bisher vermieden, mit ihrem Chef darüber zu reden. Am liebsten würde sie ihren Ärger abschütteln, den Chef einfach ignorieren oder ihm sein Verhalten verzeihen, doch wenn er sie wieder einmal provoziert, kann sie ihren Groll nicht verdrängen. Sie spricht mit Freunden und mit ihrer

Familie darüber und auch mit den Kollegen, die bei diesen Ausbrüchen des Chefs dabei waren. Noch Wochen nach einem solchen Ereignis wacht sie morgens auf und denkt als Erstes daran. Oder sie grübelt darüber nach, wenn sie nachts versucht, einzuschlafen, sogar im Kino ertappt sie sich bei dem Gedanken daran. Und jedes Mal, wenn sie daran denkt, regt sie sich von Neuem darüber auf. Sie spielt den Vorfall wieder und wieder in Gedanken durch und ärgert sich, weil sie sich damals an Ort und Stelle nicht gleich zur Wehr gesetzt hat. Das dauernde Grübeln löst bei Maria Depressionen aus. Sie weiß das und sie weiß auch, dass sie nur sich selbst schadet, wenn sie dieses Problem nicht anpackt. Allerdings ist ihr auch klar, wie schwer es ist, komplexe Probleme anzugehen und sich zu wehren, insbesondere, wenn es einen Grund dafür gibt, sich wegen der Konsequenzen Sorgen zu machen; sie befürchtet, ihren Job zu verlieren oder dass ihr Chef sich noch respektloser verhält, wenn sie sich bei ihm beschwert. Sie mag ihren Job und will ihn nicht aufs Spiel setzen. Das ist ihr Dilemma. ×

Auslöser erkennen

Nach einer Depression oder Manie liegt es auf der Hand, dass man herausfinden möchte, was der Auslöser war. Im Nachhinein ist es oft nicht ganz einfach, nachzuvollziehen, wann die ersten Symptome aufgetreten sind – wenn es nicht gerade etwas ganz Offensichtliches war, wie die Medikamente abzusetzen oder eine Entbindung. Mit Stress verbundene Ereignisse wie der Verlust des Arbeitsplatzes oder das Ende einer Beziehung können auch das Resultat von Stimmungsschwankungen sein und nicht der Auslöser. Die Menschen in Ihrem Umfeld können Ihnen dabei helfen, die Symptome gleich von Beginn an zu erkennen. Im vierten Kapitel haben Sie Strategien zur Beobachtung Ihrer bipolaren Symptome kennengelernt. Sie können diese Methoden auch nutzen, um die Ereignisse zu bemerken, die sie ausgelöst haben.

Bei einer Depression weiß man meistens eher, was sie ausgelöst hat, als bei einer manischen Phase. Deshalb brauchen Sie die Unterstützung von Freundinnen und Kollegen, von Ihrer Familie, Ihrer Ärztin oder Ihrem Therapeuten – von jedem, der in Ihrer Nähe war, als die Symptome einsetzten. Diese Menschen können sich vielleicht sogar besser als Sie daran erinnern, was gerade los war, als die ersten Symptome bei Ihnen auftraten. Notieren Sie auf dem Arbeitsblatt 13 ⤓, was genau geschehen ist und was wahrscheinliche Auslöser für Ihre bipolaren Episoden in der Vergangenheit waren.

Manchmal gibt es keine erkennbaren Ursachen für Stimmungsschwankungen. Sie wachen eines Morgens auf und fühlen sich einfach schlecht. Sie könnten sich nun sagen, das sei ein Omen für unerfreuliche Ereignisse, dass Sie mit dem linken Bein aufgestanden sind, einen schlechten Traum hatten oder auf der falschen Seite des Bettes geschlafen haben. Im Lauf des Tages kommen Sie vielleicht noch darauf, was mit Ihnen los ist und was nicht stimmt, aber manchmal gibt es keine Erklärung. Vielleicht sind Sie einfach nur müde oder hungrig, Sie könnten krank werden, unter Hormonschwankungen leiden, die Nebenwirkungen von Medikamenten spüren, jahreszeitlich bedingte Allergien haben oder mit Ihrer neuen Frisur unzufrieden sein. Es gibt vieles, was Sie aus der Spur bringen kann. Selbst wenn Sie den Auslöser nicht exakt bestimmen können, ist es möglich, zu lernen, wie Sie die Stimmungsschwankungen erkennen können und was Sie tun können, um die Symptome zu reduzieren.

Bewältigungsstrategien

Wenn es einem nicht gut geht, möchte man das ändern und sucht – meist ganz unbewusst – irgendein Mittel, das die Stimmung wieder aufhellt. Das liegt in der menschlichen Natur. Man macht es sich gemütlich, versucht, zur Ruhe zu kommen oder sich aufzumuntern. Oft findet man durch Versuch und Irrtum heraus, was funktioniert und was nicht. Sie kennen wahrscheinlich schon ein paar Rezepte, die Ihnen zumindest für kurze Zeit helfen, aber es gibt auch Strategien, die kontraproduktiv sind. Alkohol ist ein gutes Beispiel. Manche Menschen trinken, um ihre Angst zu betäuben, um besser einschlafen zu können oder weil sie dadurch geselliger werden. Regelmäßiger Alkoholkonsum kann jedoch Schlafstörungen verursachen und Ihre Leistung bei der Arbeit beeinträchtigen. Vielleicht tun oder sagen Sie im Rausch Dinge, die Sie später bereuen und die neue Probleme nach sich ziehen können. Sich mit Essen zu beruhigen ist ein anderes typisches Beispiel. Kohlenhydratreiches, stark zuckerhaltiges und fettiges Essen kann Ihnen zwar kurzzeitig Trost spenden, aber auch zu Übergewicht führen, was sich wiederum negativ auf Ihre Stimmung auswirkt.

Dieses Kapitel hat zwei Ziele: Erkennen Sie die hilfreichen und die weniger förderlichen Bewältigungsstrategien, die Sie jetzt schon anwenden, und lernen Sie, neue Methoden zu entwickeln oder bereits Bewährtes öfter anzuwenden.

Was Sie tun, um sich besser zu fühlen

Den meisten Menschen ist nicht bewusst, dass ihre Reaktionen auf Ereignisse eigentlich Bewältigungsmethoden sind.

MONIKA kennt die Achterbahn der Gefühle gut. Wenn sie depressiv wird, schläft sie oder versucht es zumindest. Wenn sie sich aufregt, lässt sie Dampf ab, indem sie die anderen Familienmitglieder anschreit. Das sind zugegebenermaßen keine idealen Reaktionen, aber sie helfen ihr tatsächlich, mit einer Überforderung zurechtzukommen. Manchmal geht Monika auch ins Gemeindehaus, um von den Freunden dort Unterstützung zu bekommen, oder sie sucht ihren Therapeuten auf. ×

SABINE wendet ebenfalls unbewusste, einfache Bewältigungsstrategien an. Bei Stress stopft sie sich mit Süßigkeiten voll und anstatt sich einem Problem zu stellen, spielt sie stundenlang Solitär auf ihrem Computer. Dieses Vermeidungsverhalten funktioniert auch ganz gut. Leider hat sie im Lauf der Jahre auf diese Weise vierzig Kilogramm zugenommen. Sie hasst sich dafür, aber das reicht nicht aus, um sich neue Strategien anzueignen. Ein Ortswechsel hilft ihr jeweils, wenn schlechte Gefühle aufkommen. Sie steht vom Bett oder vom Sofa auf, duscht, verlässt die Wohnung, geht zum Supermarkt oder in ein Café – das lenkt sie von ihren negativen Gedanken ab. ×

MICHAEL trinkt Alkohol oder spielt im Casino, wenn er sich auf dem Höhepunkt oder am Tiefpunkt einer bipolaren Episode befindet. ×

SEBASTIAN fühlt sich nach einem Ladenbummel besser. ×

STEFAN hat erst kürzlich von der Diagnose erfahren und er weiß noch nicht viel über diese Erkrankung. Wenn er sich schlecht fühlt, gibt er instinktiv anderen die Schuld an seinen Problemen. Er hat das Gefühl, dass Joggen ihm hilft, Stress abzubauen. Danach kann er die Dinge ruhiger angehen, seine rasenden Gedanken verlangsamen sich und er kann besser schlafen. ×

PAUL hasst Kontrollverluste, deshalb versucht er, bei der Medikamenteneinnahme konsequent zu sein, aber das funktioniert nicht immer. Stress, die Arbeit und der Wechsel der Jahreszeiten verursachen bei ihm immer noch gelegentliche Stimmungsschwankungen. Obwohl er es eigentlich mag, unter Menschen zu sein, zieht er sich zurück, wenn es ihm schlecht geht. Manchmal ist das eine gute Strategie, weil er damit vermeidet, gereizt zu reagieren, wenn seine Familie und seine Freundin ihm zu viele Fragen stellen oder sie versuchen, ihn »wieder auf den Damm zu bringen«. Wenn er ihnen zu lange ausweicht und ihre Hilfe bei seiner Krise nicht annimmt, wird es allerdings problematisch. ✕

All diese Bewältigungsstrategien funktionieren, wenn auch nur vorübergehend. Man fühlt sich besser, auch wenn das Problem nicht endgültig aus dem Weg geräumt ist. Denken Sie über das nach, womit Sie sich zu beruhigen versuchen. Erstellen Sie auf dem Arbeitsblatt 14 eine Liste der Aktivitäten, bei oder nach denen es Ihnen besser geht. Es ist einfacher, wenn Sie sich auf Situationen beschränken, die noch nicht so lange zurückliegen. Wenn Sie sich an keine solche Situation erinnern können, beobachten Sie sich eine Zeit lang, vielleicht für eine Woche. Achten Sie darauf, was Sie tun, wenn Sie sich nicht wohlfühlen. Dann nehmen Sie sich das Arbeitsblatt wieder vor und machen Notizen über Ihre Bewältigungsmethoden.

Nutzen Sie Ihre Ressourcen

Bei Bewältigungsstrategien ist es immer einfacher, etwas Positives hinzuzufügen, als etwas Negatives wegzulassen. So ist es beispielsweise leichter, den Vorsatz zu verwirklichen, öfter Obst und Gemüse zu essen, als sich dazu zu bringen, nicht mehr dauernd Kekse zu knabbern. Es ist auch einfacher, schon bestehende Strategien anzuwenden, als neue zu lernen – so wie es auch einfacher ist, einen Bekannten anzurufen, als neue Freundschaften zu schließen.

Jeder verfügt über Ressourcen, selbst wenn man sich ihrer nicht bewusst ist. Persönliche Fähigkeiten wie Intelligenz, andere zum Lachen bringen zu können, Kochkünste oder menschliches Einfühlungsvermögen sind Beispiele für solche Ressourcen. Sie helfen Ihnen, durch den Tag zu kommen, Widrigkeiten des Lebens zu überwinden und auch beim Umgang mit Symptomen. Zu den Dingen, auf die man zurückgreifen kann und aus denen man Kraft schöpft, gehören auch persönliche Grundsätze und Überzeugungen, etwa das Vertrauen in die Menschlichkeit, eine starke Arbeitsmoral oder optimistisch in die Zukunft zu blicken. Auch die Prioritäten, die Sie sich setzen, gehören dazu. Als Beispiele seien hier nur die Verantwortung für die Familie oder das Streben nach Erfolg genannt. Die Menschen in Ihrem Leben können ebenfalls solche Ressourcen sein.

PAUL genießt es, mit seiner Freundin Angela zusammen zu sein; in ihrer Gegenwart hadert er nicht mit sich selbst. Auch seine Eltern, Brüder, Neffen und Nichten sind ihm eine große Unterstützung und er besucht sie, wenn er sich niedergeschlagen fühlt. ✕

MARIA hat sehr nette Arbeitskollegen, die sie zum Lachen bringen. ✕

MONIKA bringen die Freunde in der Kirchengemeinde auf andere Gedanken. Sie können sie davon abhalten, ihre Probleme immer wieder von Neuem durchzukauen. ✕

Aktivität ist eine weitere Ressource.

PAUL mag Sport; Fußball oder Hockey im Fernsehen anzusehen oder ins Stadion zu gehen, hebt seine Laune, es sei denn, »seine« Mannschaft verliert gegen die Erzrivalen. ✕

FRANK, Sabines Bruder, spielt Klavier, um abzuschalten. ✕

STEFAN joggt, wenn er aufgewühlt ist. ✕

MONIKA entspannt sich, wenn sie ihre Wohnung putzt. ✕

Sich professionelle Hilfe zu holen, gehört natürlich auch dazu.

PAUL fühlt sich bei seinem Psychiater gut aufgehoben. ✕

MONIKA vertraut ihrem Therapeuten. ✕

In beiden Fällen stärkt die Behandlung die Fähigkeit, bipolare Symptome zu erkennen, sobald sie auftauchen, und zu verhindern, dass sie stärker werden und eine depressive oder manische Episode daraus entsteht.

Erstellen Sie auf dem Arbeitsblatt 15 ⤓ eine Liste der Dinge und Tätigkeiten, die Ihnen helfen, gut durch den Tag zu kommen, sorgenvolle Zeiten zu überstehen oder Phasen zu bewältigen, in denen die Symptome der Bipolaren Störung auftreten.

Sich vorübergehend aus schwierigen Situationen zurückziehen

MONIKA hat es sich zur Angewohnheit gemacht, ihren Arbeitsplatz zu verlassen, bevor sie vor Wut platzt. Bei ihr ist Wut ein Symptom der Hypomanie oder Manie. Aus dem Büro zu stürmen, ist das Einzige, was ihr in solchen

Momenten hilft. Ein paar Mal hat sie zu lange damit gewartet und es kam zu einer heftigen Auseinandersetzung mit einem Kollegen oder dem Chef, was dann zur Folge hatte, dass sie die Kündigung einreichte oder ihr gekündigt wurde. Sich aus einem Streit, einer Meinungsverschiedenheit oder einer Reizüberflutung zurückzuziehen und wegzugehen, ist keine schlechte Idee. Man muss nur wissen, wann der richtige Moment dafür ist. ×

Sich für eine Weile aus einer angespannten Situation herauszunehmen verschafft Ihnen ein wenig Luft, um wieder zu sich zu kommen, Dampf abzulassen, sich abzuregen und in Ruhe darüber nachzudenken, was gerade vor sich geht. Wenn Sie auf diese Weise Ihren Ärger abkühlen lassen, sind Sie eher dazu fähig, die Situation neutral zu betrachten und dann die richtige Entscheidung zu treffen. Wenn Sie zu lange damit warten und doch explodieren, bevor Sie sich eine Verschnaufpause gönnen und das Schlachtfeld verlassen, führt das nur zu neuen Problemen.

MICHAEL ist nun seit ein paar Jahren trocken. Früher wurde Sarah jedes Mal wütend, wenn er zu viel Alkohol trank. Es nützte nichts, wenn sie ihn bat, aufzuhören, also gab sie es auf, ihn darum zu bitten. Wenn sie es gar nicht mehr aushielt, brachte sie die Kinder zu ihrer Mutter und machte einen Einkaufsbummel. Sie hatten nicht viel Geld, deshalb kaufte sie nie etwas Teures, meistens sogar überhaupt nichts. Sich eine Auszeit von Michael zu gönnen, tat ihr jedoch unendlich gut. Nach dem Bummel durch die Läden schaute sie bei einer Freundin vorbei oder holte die Kinder ab und ging mit ihnen ins Kino. Sie unternahm alles Mögliche, nur um nicht nach Hause zurückzumüssen und ihn trinken zu sehen. Natürlich war das alles keine Lösung für das Alkoholproblem ihres Mannes, aber es half ihr, damit umzugehen, und hielt sie davon ab, ihm Dinge an den Kopf zu werfen, die sie später bereut hätte. ×

Vorübergehend das Feld zu räumen ist sinnvoll, wenn Sie zu vielen Reizen ausgesetzt sind oder Streit in der Luft liegt. Es ist auch vernünftig, Abstand von Menschen zu nehmen, die Sie unter Druck setzen – solange Sie dies tun, *bevor* Sie explodieren. Ein hoher Lärmpegel zu Hause oder im Restaurant, die vielen Menschen in einer belebten Einkaufspassage – so etwas kann überfordern, wenn Sie Konzentrationsschwierigkeiten haben oder wenn sich eine Gedankenspirale in Ihrem Kopf dreht. In solchen Fällen hilft es, den Ort zu wechseln.

MICHAEL hat früher getrunken, um die Welt besser zu ertragen. Das führte zu Eheproblemen; er war ein schlechtes Vorbild für seine Kinder und am nächsten Tag konnte er sich fast nicht aufraffen, arbeiten zu gehen. Sich zu betrinken war eine seiner unbewussten Bewältigungsstrategien. Damit konnte er Sorgen und Probleme ausblenden und es hatte den zusätzlichen Vorteil, dass seine Frau und seine Kinder das Haus verließen, weil sie ihm aus dem Weg gehen wollten. Eigentlich wollte er nur seine Ruhe haben und eine Auszeit von der Realität nehmen. Er brauchte mehrere Jahre und viele Therapiesitzungen, bis er begriff, dass er durch sein Verhalten seine Familie aufs Spiel setzte. Wenn er jetzt seine Ruhe braucht, bespricht er das mit seiner Frau und sie finden eine Möglichkeit, wie er sich ein wenig Zeit für sich selbst nehmen kann. ×

Ein dauerhafter Tapetenwechsel ist angezeigt, wenn Ihr gegenwärtiges Umfeld Sie zu sehr belastet, weil Sie z.B. einer extrem anstrengenden Arbeit nachgehen, wenn Sie an einem Ort leben, wo Sie ständig mit Alkohol oder Drogen konfrontiert werden oder wo die psychiatrische oder psychotherapeutische Versorgung kaum oder gar nicht vorhanden ist.

Gesunde Gewohnheiten stärken

Die meisten Menschen wenden eine Mischung aus gesunden und ungesunden Strategien an, wenn es um die Lösung von Problemen geht. Ungesunde Methoden sind im Allgemeinen schnell und einfach. Sie wirken sofort, wenn auch nur kurzfristig. Weil es wie eine schnelle Problemlösung erscheint, entscheiden sich die meisten eher für eine solche Methode. Sie funktioniert aber nicht besser – es scheint zunächst nur so. Eine gesunde Bewältigungsstrategie erzielt dagegen in der Regel länger andauernde Wirkungen. Wenn Sie Ihre Gewohnheiten ändern wollen, müssen Sie davon überzeugt sein, dass sich die Mühe auch lohnt.

Nehmen Sie sich das Arbeitsblatt 14 noch einmal vor, auf dem Sie Ihre Bewältigungsmethoden festgehalten haben. Setzen Sie sich mit einer negativen Angewohnheit auseinander, von der Sie denken, dass sich eine Veränderung lohnen würde. Oder Sie wählen eine positive Methode aus, von der Sie denken, dass sie zur Anwendung kommen sollte. Auf dem Arbeitsblatt 16 wägen Sie die Vor- und Nachteile dieser Veränderung ab.

MARIAS ARBEITSBLATT 16 Warum sollte ich meine Bewältigungsmethoden ändern?

Ich möchte folgende Bewältigungsstrategie häufiger anwenden:

Ich möchte mich wehren, wenn mich andere beleidigt haben, und der Konfrontation nicht ausweichen.

Was sind die Vorteile einer solchen Veränderung? Auf welche Art und Weise kann sie mir helfen? Welche Schwierigkeiten sind möglicherweise mit dieser Veränderung verbunden?

Es ist besser, klar und deutlich seine Meinung dazu zu sagen. Wenn ich nichts sage, ändert sich nichts und die Person verhält sich weiterhin grob zu mir. Ich muss lernen, mich zu verteidigen. Ich kann nicht erwarten, dass andere meine Gedanken lesen können. Es ist nicht einfach, weil ich nicht weiß, wie der andere darauf reagiert.

Erstellen Sie einen Plan zum besseren Umgang mit der Erkrankung

Die ersten Kapitel dieses Buches dienten dem besseren Verständnis Ihrer Stimmungsschwankungen sowie dazu, die Auslöser zu erkennen und wie Sie am besten darauf reagieren. In den folgenden Kapiteln bekommen Sie weitere Tipps zum besseren Umgang mit der Erkrankung.

Wenn Sie schon seit längerer Zeit immer wieder mit Stimmungsschwankungen zu tun haben, haben Sie wahrscheinlich schon verschiedene Bewältigungsstrategien gefunden – manche davon funktionieren gut, andere sind vielleicht nicht so hilfreich. In diesem Kapitel ging es darum, nach welchem Muster Sie Ihre Strategien anwenden. Nun können Sie bewusstere Entscheidungen treffen, zu welchen Strategien Sie greifen, und unterscheiden, welche langfristig effektiv sind und welche nur eine vorübergehende Erleichterung verschaffen. Verwenden Sie das Arbeitsblatt 17 ⤓, um sich Ziele zur Stärkung Ihrer Bewältigungsfähigkeiten zu setzen. Üben Sie diese Methoden in ausgeglichenen Zeiten, sodass Sie sie automatisch anwenden, wenn eine erneute depressive oder manische Phase auftritt. Im weiteren Verlauf des Buches bekommen Sie mehr Tipps, mit deren Hilfe Sie Ihre Symptome effektiver bewältigen können.

Noch mal das Wichtigste und wie es weitergeht

Dieses Kapitel beschrieb häufige Auslöser von Stimmungsschwankungen. Zusammen mit den Übungen aus dem vierten Kapitel können Sie mit diesen neuen Kenntnissen Ihr persönliches Frühwarnsystem aufbauen. Damit sollte es möglich sein, die Symptome einzubremsen, bevor diese nicht mehr zu kontrollieren sind. Sie haben auch etwas über einfache Bewältigungsstrategien erfahren. Mit diesen Strategien lässt sich etwas Kontrolle zurückgewinnen, wenn Sie das Gefühl haben, dass die Symptome stärker werden.

Im nächsten Kapitel lernen Sie, Verhaltensmuster zu erkennen, die Ihre Lage eher verschlimmern als verbessern. In den weiteren Kapiteln werden Methoden vorgestellt, mit denen Sie dies vermeiden können.

Der dritte Schritt: Nicht zur Verschlimmerung beitragen

In diesem Kapitel

- lernen Sie, welche Gedanken oder Verhaltensweisen Ihre Stimmung negativ beeinflussen,
- erkennen und vermeiden Sie innere Dialoge, die sich ungünstig auf den Krankheitsverlauf auswirken,
- lernen Sie eine neue Methode, mit verzweifelten und suizidalen Gedanken umzugehen.

Manches, was Sie tun, führt dazu, dass Sie sich besser fühlen, aber es gibt auch vieles, was die negativen Symptome noch verstärken kann. Wenn Sie sowieso schon niedergeschlagen und bedrückt sind, ist es keine besonders gute Idee, sich einen Film mit tragischer Handlung anzusehen, melancholische Lieder zu hören oder über schmerzhafte Verluste in Ihrem Leben nachzugrübeln. Vielleicht werden Sie wegen Ihrer Traurigkeit gerade von solchen Dingen angezogen, doch es ist sehr wahrscheinlich, dass es Ihnen danach noch schlechter geht.

Ähnlich verhält es sich, wenn Sie sich bereits überreizt fühlen und dann in eine überfüllte, lärmige Kneipe gehen, sich die wie immer schlechten Nachrichten im Fernsehen anschauen oder Ihre Zeit mit Leuten verbringen, die eine durch und durch negative Lebenseinstellung haben. Vielleicht sagen Sie sich: »Ich habe doch sowieso schon schlechte Laune, was macht das dann noch aus?« Aber wenn Sie möchten, dass es Ihnen besser geht, sollten Sie so etwas lieber vermeiden.

In diesem Kapitel lernen Sie einige typische Gedanken und Handlungen kennen, die zur Verstärkung der Symptome einer Bipolaren Störung beitragen können. Manches ist Ihnen eventuell schon bewusst, anderes haben Sie vielleicht noch nie mit Stimmungsschwankungen in Verbindung gebracht. Zu einer manischen Phase gehört z.B. oft die unbändige Lust, sich die Nächte um die Ohren zu schlagen und eine aufregende Geschichte nach der anderen zu erleben. Doch dieser Lust nachzugeben, bedeutet meistens, dass man sich immer weiter in die Manie hineinsteigert und es immer schwieriger wird, sich zu kontrollieren. Schlafmangel heizt die Manie an und selbst wenn Sie tagsüber versuchen, ein Nickerchen zu machen, gleicht das die fehlenden Stunden nächtlichen Schlafs nicht aus. Aus Studien weiß man, dass sich ein gestörter Schlaf-Wach-Rhythmus ungünstig auf die Stimmungsstabilität auswirkt.

Wenn Sie in der Lage sind, die frühen Anzeichen eines Stimmungsumschwungs zu erkennen (siehe Kapitel 3 und 4), sollten Sie auch darauf achten, die Symptome nicht noch zu verstärken. Notieren Sie beim Lesen dieses Kapitels die Angewohnheiten, die Sie ändern möchten und die Sie in Zukunft besser vermeiden. Auch das ist Teil des Plans, wie Sie künftig Ihre Stimmungsschwankungen kontrollieren können.

Sich etwas einreden

Es liegt in der menschlichen Natur, sich etwas einzureden. Wenn wir gut drauf sind, sind wir sicher, dass unsere Lieblingsmannschaft das nächste Spiel gewinnt und dass überhaupt alles gut wird. Wenn es uns schlecht geht, reden wir uns ein, dass wir auf jeden Fall scheitern werden oder dass wir nichts tun können, um eine schwierige Situation zu retten. Wir sind Meister darin, uns selbst von etwas zu überzeugen, auch wenn es keinen wirklichen Beweis dafür gibt. Wir verlassen uns auf unser Bauchgefühl, weil wir damit schon ab und zu richtiglagen.

Leider kann dieses Bauchgefühl bei bipolaren Stimmungsschwankungen gegen uns arbeiten. Im nächsten Abschnitt werden zwei Beispiele dafür genannt, was man sich einreden kann, wenn es um die Erkrankung geht. Erkennen Sie, welchen Einfluss die autosuggestiven Gedanken auf Ihre Symptome haben. Bauen Sie bei kontraproduktiven Gedanken eher auf die Vernunft, als sich von Ihren Gefühlen leiten zu lassen.

»Ich bin nicht psychisch krank«

Eine Diagnose wie die einer Bipolaren Störung zu bekommen, ist alles andere als erfreulich und es ist verständlich, dass es zunächst schwerfällt, sie zu akzeptieren. Selbst wenn man ahnt, dass sie zutrifft, ist die Vorstellung schwer zu ertragen, höchstwahrscheinlich für den Rest seines Lebens mit einer psychischen Erkrankung zurechtkommen zu müssen. Es ist also nur natürlich, wenn man den Gedanken daran beiseiteschieben möchte, selbst wenn man schon jahrelang mit den Symptomen der Erkrankung gekämpft und darunter gelitten hat. Dieses Leugnen und Abstreiten macht die Dinge aber nicht besser.

Leugnen ist eine natürliche Reaktion auf eine Information, die man weder vom Verstand noch von den Gefühlen her akzeptieren kann. Sie beschützt uns vor dem Unbehagen, das sich bei der Konfrontation mit solch unbequemen und schmerzlichen Tatsachen einstellt, die so gar nicht in das Bild passen, das wir bis dahin von uns selbst hatten. Sie leugnen etwas ab, wenn Sie nächtelang wachliegen und grübeln und trotzdem am nächsten Tag sagen: »Es geht mir gut. Nein, wirklich, es ist alles in Ordnung« – obwohl Sie sich dabei völlig erschöpft fühlen. Wenn Sie bis aufs Äußerste gereizt und getrieben sind und die Gedanken rasen, ist es Verleugnung, wenn Sie sich selbst sagen: »Es liegt nicht an mir. Mir gehen nur die anderen fürchterlich auf die Nerven.« Wenn Sie wegen einer Depression Medikamente nehmen sollten, aber sich wider besseren Wissens dagegen auflehnen und sich einreden, es ginge Ihnen schon viel besser, die Depression verschwinde ja sowieso von selbst, dann ist das nichts anderes als die Verleugnung von Tatsachen.

Das Leugnen geschieht meistens unbewusst und gerade deswegen ist es so schwer, damit aufzuhören. Um zu erkennen, dass Sie etwas abstreiten, was eigentlich offensichtlich ist, hören Sie sich selbst zu, wenn Sie über Ihre Stimmung reden. Wenn es Ihnen miserabel geht und Sie trotzdem sagen, es sei alles in Ordnung, dann verleugnen Sie, dass Sie ein Problem haben. Wenn Sie es abstreiten, um Ihre Familie nicht damit zu belasten, ist das gleichzeitig auch ein Versuch, sich selbst einzureden, es ginge Ihnen gut. Es ist besser, zuzugeben, dass Sie eine Bipolare Störung haben und dass Sie die entsprechenden Symptome spüren. Achten Sie auf das, was Ihre Ärztin oder Ihr Therapeut als Behandlungsmethode empfiehlt, und lernen Sie, mit der Erkrankung umzugehen. Denken Sie, das Leugnen und Abstreiten trifft auf Sie zu? Dann sind die Übungen im zwölften Kapitel zu empfehlen. Diese können dabei helfen, die Diagnose und die Erkrankung zu akzeptieren.

Aufgrund der Energielosigkeit, des Mangels an Motivation, der geistigen Trägheit und der Verzweiflung einer Depression können Sie auch zu dem Schluss kommen, Sie wären ohne Medikamente und Arztbesuche besser dran und am besten würden Sie den endlos erscheinenden Kampf gegen die Erkrankung ganz aufgeben. Zugegeben: Das ständige Bemühen um den richtigen Umgang damit kann geistig und emotional so anstrengend sein, dass Sie hin und wieder völlig erschöpft sind. Manche legen dann eine Pause ein. Für ein paar Tage mögen sie sich befreit fühlen, aber letztendlich wirkt sich das leider nicht gut aus.

Es ist verständlich, aufgeben zu wollen, weil man des ständigen Kampfes müde ist. Man kann genug haben vom Job, der Schule, dem Kampf gegen die Schulden, genug von der Suche nach dem richtigen Partner oder der täglichen Anstrengung, sich um die Kinder zu kümmern. Wenn Sie so eine Belastung verspüren und zusätzlich noch mit einer Bipolaren Störung fertig werden müssen, haben Sie jedes Recht, erschöpft zu sein! Das Leben kann manchmal sehr hart sein. In solchen Zeiten brauchen Sie unbedingt positive Aspekte in Ihrem Leben, damit Sie all das Schwierige ausgleichen können. Wenn Sie sich auf etwas Schönes freuen können, wenn es Menschen gibt, die Ihnen eine Freude machen und damit ein Lächeln auf Ihr Gesicht zaubern, wenn es etwas gibt, weswegen Sie nach einem langen Arbeitstag so schnell wie möglich nach Hause kommen möchten, dann hilft das sehr dabei, dranzubleiben und sich weiter anzustrengen. Wenn es zu wenig Positives in Ihrem Leben gibt, ist es an der Zeit, das zu ändern. Ein paar Beispiele für solche positiven Aspekte finden Sie in Kapitel 15, aber Sie wissen selbst am besten, was Ihnen guttut und Sie motivieren kann, weiterhin daran zu arbeiten, dass Sie sich wohlfühlen und das Leben lebenswert bleibt.

Wenn Sie drauf und dran sind aufzugeben, weil die Medikamente nicht so wirken, wie Sie sich das erhofft haben oder weil die Psychotherapie noch keine Wirkung zeigt, sollten Sie eine grundlegende Veränderung ins Auge fassen. Reden Sie jedoch unbedingt zuerst mit Ihrer Ärztin oder Ihrem Arzt darüber, wenn Sie etwas an der Medikation ändern oder die Therapie abbrechen möchten. Denken Sie daran, dass das abrupte Absetzen der Medikamente fast immer einen Rückfall zur Folge hat. Wenn Sie mit Ihrem Arzt etwas Neues ausgearbeitet haben, aber immer noch unzufrieden sind, ist es vielleicht an der Zeit, eine Zweitmeinung einzuholen.

Zeit für Veränderungen

Jeder braucht ab und zu eine Veränderung in seinem Leben. Wir alle haben hin und wieder Lust, eine neue Frisur auszuprobieren, die Möbel umzustellen, die Wände in einer anderen Farbe zu streichen oder gleich ganz woanders hinzuziehen, ein neues Hobby anzufangen oder eine andere Arbeitsstelle zu suchen. Es gibt vieles, was unser Leben wieder interessanter und aufregender machen könnte, und meistens spricht nichts gegen eine Veränderung. Schwierig kann es allerdings werden, wenn man zu viel auf einmal verändern möchte oder wenn die Veränderungen nicht gut genug durchdacht sind. Das kann zu größeren Problemen führen. Eine Hypomanie oder Manie äußert sich unter anderem in einer Flut von neuen Ideen, die man am liebsten alle gleich verwirklichen würde. Das Handeln kommt dabei vor dem Denken, nicht umgekehrt wie sonst. In so einer Hochstimmung scheint es ganz normal und sinnvoll zu sein, wenn man von jetzt auf gleich den Job kündigt, sich in eine Liebesaffäre stürzt oder etwas Teures kauft, doch solchen Impulsen nachzugeben hat oft schlimme und weitreichende Folgen.

Sich emotionalen Abstand verschaffen

Eine Möglichkeit, mit dieser Lust auf Veränderung umzugehen, ist diese: Setzen Sie eine neue Idee nicht sofort in die Tat um, sondern nehmen Sie sich ein wenig Zeit, in der Sie alles noch einmal überdenken und die Vor- und Nachteile gegeneinander abwägen, bevor Sie eine Entscheidung treffen und sie ausführen. Das Arbeitsblatt 18 ⤓ enthält Fragen, die Sie in Betracht ziehen sollten, bevor Sie eine grundlegende Veränderung in Ihrem Leben angehen.

Die 24-Stunden-Regel

Die 24-Stunden-Regel ist eine Vereinbarung, die Sie mit sich selbst oder mit nahestehenden Menschen treffen. Diese Regel ist ganz einfach: Sie warten 24 Stunden, bevor Sie eine endgültige Entscheidung treffen oder einen Entschluss in die Tat umsetzen, wenn es sich um etwas für Sie Ungewöhnliches handelt oder etwas, woran andere Anstoß nehmen könnten oder was auf irgendeine andere Art riskant ist. Was heute eine gute Idee ist, wird auch morgen noch sinnvoll sein, deshalb sollte der Aufschub um einen Tag nicht schaden. In dieser Zeit können Sie andere Methoden aus diesem Buch anwenden und sich klarer über Ihr Vorhaben werden, sodass Sie eine Entscheidung im Nachhinein nicht bereuen müssen. Wenn Ihnen 24 Stunden nicht ausreichen, machen Sie eine 48-Stunden-Regel daraus.

STEFAN nutzt die 24-Stunden-Regel, wenn er aus heiterem Himmel verreisen möchte. ×

SABINE wendet die Regel an, wenn sie plötzlich nichts lieber tun würde, als einen ausgedehnten Einkaufsbummel zu unternehmen. ×

MONIKA wartet 24 Stunden ab, bevor sie ihrem Mann eine Standpauke hält. Sie denkt sich: »Wenn es einen Ehestreit wert ist, wird es am nächsten Tag noch genauso wichtig sein.« Wenn sie sich einen Tag Zeit gibt, damit ihr erster Ärger verfliegen kann, ist sie viel eher in der Lage, die Aussprache behutsam anzugehen und ihrem Ehemann nicht gleich den Kopf zu waschen. ×

Kleine Veränderung vornehmen

Wenn Sie nicht sicher sind, ob Ihr Wunsch nach Veränderung einer Manie oder Hypomanie entspringt, gibt es noch eine andere Methode, mit der Sie unbedachte Ausgaben und anderes vermeiden können, was Sie im Nachhinein bereuen würden. Fragen Sie sich, ob es nicht auch eine Nummer kleiner geht und Ihre Lust auf Veränderung damit nicht auch schon befriedigt wäre.

Würde es z.B. nicht ausreichen, das Auto, das in Ihrer Garage steht, zu waschen und den Lack zu pflegen, anstatt ein neues zu kaufen? Gibt es etwas, was Sie an Ihrer jetzigen Wohnung verändern können, um sie wohnlicher zu gestalten, oder müssen Sie doch unbedingt in eine andere umziehen? Können Sie die Möbel so umstellen, dass Sie mehr Platz in Ihrer Wohnung haben, oder muss es wirklich eine größere sein? Wenn Sie Ihre Haarfarbe ändern wollen, nehmen Sie zuerst eine Tönung, die sich wieder auswaschen lässt, falls Sie es sich doch wieder anders überlegen. Sie möchten unbedingt und auf der Stelle einen neuen Haarschnitt, möglichst extrem? Probieren Sie zunächst lieber nur, Ihre jetzige Frisur anders zu stylen, oder bitten Sie eine

Freundin oder Ihren Friseur darum. Wenn Sie einen neuen Look brauchen, versuchen Sie erst, Ihre vorhandenen Kleidungsstücke neu zu kombinieren, bevor Sie auf einen Streifzug durch die Boutiquen gehen. Wenn Sie die Lust auf neue Accessoires überfällt, gehen Sie zu einem Discounter oder in einen Second-Hand-Laden, bevor Sie sich in Ausgaben stürzen, über die Sie sich später vielleicht ärgern. Und wenn Sie Ihr Leben noch drastischer verändern wollen, wie z.B. einen neuen Freund oder eine neue Freundin, einen neuen Liebhaber oder gar Ehepartner zu suchen, lesen Sie bitte Kapitel 16 über effektive Entscheidungsfindungen, bevor Sie sich in eine Affäre stürzen.

Was Stimmungsschwankungen verstärken kann

Eine Reihe von Faktoren kann Ihre Stimmungsschwankungen unnötig in die Länge ziehen. In diesem Abschnitt lernen Sie einige solcher Einflüsse kennen, um Gegenmaßnahmen entwerfen und einleiten zu können.

Die Medikamente absetzen

Die Medikamente abzusetzen kann sich sehr negativ auswirken. Es schadet auch, wenn man die Einnahme nur ab und zu auslässt, denn dann sinkt die Konzentration des Wirkstoffs im Körper, was dazu führt, dass die Wirkung nachlässt oder ausbleibt. Man mag das vorübergehende Absetzen der Medikamente als eine Art von persönlichem Protest ansehen, aber Sie schaden sich damit nur selbst.

Wenn Sie von der Notwendigkeit der Medikation nicht überzeugt sind oder etwas an der Dosierung ändern möchten, sprechen Sie mit Ihrer Ärztin oder Ihrem Arzt darüber. Bedenken Sie auch, dass eine Manie oder Depression Ihre Einstellung bezüglich der Medikamente beeinflussen kann und Sie deshalb an der Notwendigkeit zweifeln. Denken Sie in Ruhe darüber nach, bevor Sie grundlegende Veränderungen vornehmen.

Das Hoch verlängern

Das Lustgefühl eines gerade noch kontrollierbaren Höhenflugs verführt dazu, dieses Hochgefühl verlängern zu wollen. Man spekuliert darauf, dass es bei einer Hypomanie bleibt und sich diese nicht zu einer voll ausgeprägten Manie entwickelt. Leider klappt das in den seltensten Fällen. Eine Hypomanie verwandelt sich schnell in eine Manie, wenn man eine Bipolar-I-Störung hat. Auch wenn die meisten sagen würden, das Risiko lohne sich auf lange Sicht nicht, ist der Wunsch, dieses Hochgefühl auszukosten, die häufigste Ursache für eine negative Entwicklung des Krankheitsverlaufs.

Die meisten Betroffenen sind in der Hypomanie noch in der Lage, logisch zu denken, und können den spontanen, manchmal irrationalen Wünschen und Verlockungen widerstehen. Auch wenn es schwierig ist, der Versuchung nicht nachzugeben und das Hochgefühl zu verlängern, haben sie den Gedanken an die Konsequenzen manischen Handelns im Hinterkopf. Um zu vermeiden, dass Sie in einer Hochphase eine negative Entwicklung durch Ihr eigenes Handeln und Denken begünstigen, sollten Sie für das nächste Mal vorsorgen. Es kann ein einfacher Plan sein, etwa sich aufzuschreiben, was hypomanische und manische Phasen bei Ihnen bewirken und welche Konsequenzen es haben kann, wenn Sie sich nicht zügeln.

STEFAN hatte in der Vergangenheit einige schwere Manien, also wollte er diese Methode einmal ausprobieren. Er schrieb seine Erinnerung auf einen Zettel, den er in Augenhöhe an seinen Schlafzimmerspiegel klebte. ✕

Lassen Sie sich von Stefans Notiz inspirieren und entwerfen Sie nach seinem Beispiel einen eigenen Plan. Das Arbeitsblatt 19 ⤓ hilft Ihnen dabei. Bringen Sie diese Notiz gut sichtbar an einer oft aufgesuchten Stelle an, z.B. am Bade- oder Schlafzimmerspiegel, am Desktop Ihres Computers, an Ihrem Smartphone oder am Kühlschrank. Sie können diese Notiz auch einer Person Ihres Vertrauens geben, damit sie Sie im Fall der Fälle an Ihre Vorsätze erinnern kann. Wichtig ist, dass Sie diese Erinnerungshilfe immer griffbereit und in Sichtweite haben. Methoden wie diese funktionieren nur, wenn sie im Notfall greifbar sind und die Ideen wirklich von Ihnen stammen. Versuchen Sie es!

STEFANS ARBEITSBLATT 19 Was ich tun sollte, wenn ich mich »zu gut« fühle

An diesem Punkt warst du doch schon mal. Lass dich da nicht weiter reinziehen. Das Hochgefühl auszuleben hat eine Kehrseite: die Scham und die Depression. Es belügt dich, verführt dich und lässt dich glauben, dass es ungefährlich ist.

ABER DAS IST ES NICHT!

Das Hochgefühl bringt dich ins Krankenhaus und am Ende schämst du dich für das, was du getan hast. Mach's nicht. Denk daran: Du kannst dich auch gut fühlen und Spaß haben, ohne dass du dafür eine Manie riskieren musst. Das hast du alles schon erlebt. Das brauchst du nicht noch mal.

Schlafmangel

Nicht mehr schlafen zu können, ist ein häufiges Symptom bei einer Manie oder Hypomanie und führt außerdem dazu, dass man immer noch weiter abhebt. Studien haben gezeigt, dass Schlafmangel bei affektiven Störungen Manien auslösen kann. Schlafmangel kann durch Fernreisen hervorgerufen werden, aber auch, wenn man Überstunden schiebt, Schichtarbeit leistet oder im Bett Probleme wälzt, wenn man durch nächtliche Geräusche gestört wird oder Freizeitvergnügen nachgeht, wenn es eigentlich Schlafenszeit wäre. Wenn man aus solchen Gründen zu wenig Schlaf bekommt, kann daraus leicht Schlaflosigkeit entstehen, also dass man überhaupt nicht mehr schlafen kann. Die meisten Untersuchungen zum Schlafrhythmus kommen zu dem Ergebnis, dass es am besten ist, jeden Tag um dieselbe Zeit schlafen zu gehen und aufzustehen. Um zu verhindern, dass sich Ihre Symptome aufgrund von Schlafmangel weiter verstärken, genügt es, ein paar einfache Regeln einzuhalten:

- Machen Sie die Nächte nicht durch,

- planen Sie Ihre Reisen so, dass Sie einen guten Nachtschlaf bekommen,
- beschäftigen Sie sich mit aktuellen Problemen mit zeitlichem Abstand, bevor Sie ins Bett gehen, keinesfalls *im* Bett.

Wut

Wenn Sie schon Erfahrungen mit Depressionen gemacht haben, ist es nachvollziehbar, dass Sie wütend werden, wenn diese Symptome wiederauftauchen. Aber das führt nur dazu, dass Sie sich noch schlechter fühlen. Die Wut über die beginnende Depression verstärkt Ihr Leid zusätzlich und es wird noch schwerer, sie zu überwinden. Ihr Ärger ist durchaus verständlich, weil Sie überhaupt keine Lust auf so eine depressive Zeit haben. Sie haben jedes Recht, wütend, frustriert oder enttäuscht zu sein! Am besten ist es, wenn Sie Ihren Zorn zunächst zulassen, dann aber versuchen, sich davon freizumachen und daran zu arbeiten, so gut wie möglich durch dieses Tal zu kommen. An der Wut festzuhalten, macht es nur noch schlimmer.

Einen Plan zum Selbstschutz erarbeiten

Um Verhaltensweisen zu vermeiden, die eine Verschlechterung Ihres Zustands bewirken, braucht es einen Plan. Sie müssen genau wissen, was die Symptome verstärkt, und sich vornehmen, diese Dinge bei der nächsten Krankheitsphase zu vermeiden. Sie brauchen auch eine Erinnerung, *was* Sie vermeiden sollten und *wie* Sie es vermeiden können. Verwenden Sie das Arbeitsblatt 20 ⤓ zur Erarbeitung Ihres Selbstschutzplans.

Am besten beginnen Sie mit den Dingen, bei denen Sie sicher sind, dass sie sich ungünstig auf eine Depression oder Manie auswirken. Schreiben Sie auch auf, was Sie das nächste Mal unternehmen möchten, wenn die Symptome zunehmen. Falls Ihnen einige der in diesem Kapitel genannten Beispiele aus eigener Erfahrung bekannt vorkommen, setzen Sie diese mit auf die Liste. Wenn Sie nicht sicher sind, welche Faktoren zu einer Verstärkung Ihrer Stimmungsschwankungen beitragen, fragen Sie in Ihrer Familie, bei Freunden oder Ihrem Therapeuten nach. Wer Sie gut kennt, kann Ihnen wahrscheinlich schildern, wie es das letzte Mal war, als sich Ihre Symptome immer weiter steigerten.

SABINES letzte manische Phase liegt lange zurück, aber manchmal hat sie leichte Anflüge einer Hypomanie. Auf dem Arbeitsblatt 20 hat sie eingetragen, was sie für den Fall plant, dass ihre manischen Symptome stärker werden. Auch für depressive Zeiten baut sie vor. ×

SABINES ARBEITSBLATT 20 Mein Plan zum Selbstschutz

Was meine Depression verstärken könnte	Was ich dagegen tun kann
Über die Vergangenheit zu grübeln	*Etwas Leckeres kochen, um mich abzulenken*
Mir vorzuhalten, was ich alles falsch gemacht und wo ich versagt habe	*An meine Kinder denken*
Traurige Filme anzusehen	*Aufstehen, den Fernseher abschalten und etwas in einem anderen Zimmer machen*
Die »Ratschläge« meiner Mutter	*Sie auf den Anrufbeantworter sprechen lassen und erst zurückrufen, wenn es mir wieder besser geht*
Wein zu trinken	*Keinen Wein kaufen, wenn es mir nicht gut geht*

Was meine Manie verstärken könnte	Was ich dagegen tun kann
Ladenbummel in Einkaufszentren, insbesondere bei Ausverkäufen	*Einkaufszentren meiden, wenn ich manisch bin; meine Einkäufe auf das Wesentliche beschränken*
Spät abends im Internet zu surfen	*Meine E-Mails vormittags checken oder direkt nach dem Abendessen online gehen*
Familientreffen – zu viele Menschen und zu viel Trubel	*Früh das Fest verlassen oder gar nicht erst hingehen*
Die ganze Nacht aufzubleiben und fernzusehen	*Im Bett ein Buch lesen, statt fernzusehen*

Suizidgedanken

Es kann Zeiten geben, in denen der Gedanke an den Tod oder sich das Leben zu nehmen plausibel erscheint, vielleicht sogar tröstlich. Eine schwere Depression kann das Denken so sehr verdüstern, dass man zu der Überzeugung kommt, der Tod sei der einzig verbliebene Ausweg. Das sind gefährliche Gedanken, die zu Selbstverletzungen oder einem Suizidversuch führen können. Wenn Sie diesen Gedanken oft und lange Raum geben, steigt das Risiko beträchtlich, diesem Impuls nachzugeben.

Suizidale Impulse sind immer ernst zu nehmen, sie können sich von passiven Erwägungen zunehmend konkretisieren und sehr drängend werden. Bei weniger starken Suizidgedanken spielt man eher mit der Idee und es bleibt bei der vagen Vorstellung, wie es wäre, zu sterben oder einfach wegzulaufen und für immer zu verschwinden. Bei einer mittleren Ausprägung wäre man damit einverstanden, wenn einen der Tod ereilen würde, aber man macht keine Anstalten, um dem nachzuhelfen. Oder man wünscht sich, einfach friedlich einzuschlafen und nicht mehr aufzuwachen.

Der Gedanke an den Tod oder die Selbsttötung entsteht meist aus dem Gefühl der Hoffnungslosigkeit heraus: Man sieht keine Möglichkeit, irgendetwas an der trostlosen Situation zu ändern. Es scheint keinen Grund mehr zu geben, um weiterzumachen, deshalb kommt einem der Tod wie eine annehmbare Lösung vor. Aber das ist nicht Ihre einzige Option!

Vorsicht!

Wenn Sie bei sich Selbsttötungsgedanken feststellen, ist besondere Vorsicht angesagt. Suizidale Gedanken können eine gefährliche Eigendynamik annehmen:

- Suizidales Denken kann sehr *verführerisch* sein. Es flüstert Ihnen ein, der Tod sei besser, als zu leben.
- Suizidales Denken täuscht einen *falschen Trost* vor. Es lässt Sie glauben, der Tod sei eine praktische Lösung für all Ihre Probleme.
- Suizidales Denken *betrügt* Sie und redet Ihnen ein, Ihr Tod würde niemandem etwas ausmachen. Es lässt Sie glauben, den anderen ginge es ohne Sie besser, und es lässt nicht zu, dass Sie sich die Trauer, den Schmerz und die Schuldgefühle Ihrer Freunde und Familie vor Augen führen.

- Suizidales Denken ist nicht nur für Sie selbst gefährlich. Sich das Leben zu nehmen ist ein *gefährliches Beispiel* für andere. Kinder, deren Eltern sich das Leben genommen haben, tragen ein viel höheres Risiko, es ihnen gleich zu tun. Ihr Suizid kann die Menschen, die Sie lieben, zu einem ähnlichen Schicksal verleiten.

Was bei Suizidgedanken zu tun ist

Warten Sie nicht zu lange, bis Sie um Hilfe bitten. Wenn Sie sich bei dem Gedanken an den Tod als willkommenen Ausweg ertappen, reden Sie darüber. Erzählen Sie es jemandem aus der Familie, rufen Sie Ihre Ärztin oder Ihren Therapeuten an oder sprechen Sie mit einem Priester. Vertrauen Sie nicht darauf, dass Sie selbst stark genug sind, um die suizidalen Gedanken zu überwinden.

Lassen Sie sich helfen, wenn einer der folgenden Punkte zutrifft:

- Sie denken an Suizid und stellen sich vor, wie Sie es ausführen würden.
- Sie denken immer wieder an den Tod im Allgemeinen.
- Sie beneiden Verstorbene oder Sterbende.
- Sie verteilen Ihren Besitz.
- Sie verabschieden sich innerlich von Freunden, der Familie, von Ihrem Haustier.
- Sie bereiten die Ihnen Nahestehenden auf ein Leben ohne Sie vor.
- Es fallen Ihnen immer wieder Dinge in Ihrer Umgebung auf, die sich für einen Suizid eignen könnten.
- Sie beginnen, Medikamente zu horten, damit es für eine Überdosis reicht.
- Sie interpretieren Warnhinweise als Anleitung zum Suizid (z.B. »Achtung! Hochspannung!«).

Dieses Buch möchte Ihnen zeigen, wie Sie die Symptome der Bipolaren Störung vermeiden oder wenigstens abschwächen können, bevor sie nicht mehr beherrschbar sind. Im Fall der suizidalen Gedanken bedeutet das, einzuschreiten, bevor es die beste Lösung zu sein scheint, sich das Leben zu nehmen. Wenn Sie die hier gezeigten Übungen zur Beobachtung Ihrer Stimmungsschwankungen anwenden, konsequent Ihre Medikamente einnehmen und sich die bis jetzt aufgezeigten Methoden zur Kontrolle der Symptome aneignen, können Sie verhindern, dass die manischen und depressiven Episoden unkontrollierbar werden.

Wenn Sie Ihr Leben zum Besseren wenden wollen, dann müssen Sie auch lange genug am Leben bleiben, damit Sie etwas Neues lernen können! Versuchen Sie es mit dem Arbeitsblatt 21 ⤓. Dieses soll Ihnen dabei helfen, die Gedanken an Tod und Sterben zu vertreiben. Schreiben Sie alle Punkte auf, die Ihr Leben lebenswert machen. Erstellen Sie einen Plan für die Zeiten, in denen Sie nicht mehr sicher sind, ob sich das Leben lohnt. Eine Liste von Gründen, zu leben, an die Sie sich erinnern sollten, wenn schlechte Zeiten kommen, kann dabei nützlich sein.

PAUL durchlitt einige schwere Depressionen und versuchte einmal, sich mit einer Überdosis Tabletten das Leben zu nehmen. Er erinnert sich, dass er den Wunsch, zu sterben, überwinden konnte, indem er an alles dachte, weswegen es sich lohnt, zu leben. ×

Pauls Arbeitsblatt soll Ihnen als Anregung für Ihre eigene Liste dienen.

PAULS ARBEITSBLATT 21 Was für das Leben spricht

Warum ich nicht vorzeitig aus dem Leben scheiden sollte:

- *Ich habe noch Pläne für die Zukunft.*
- *Ich gebe nicht so leicht auf.*

Menschen, für die ich lebe:

- *Meine Mutter, meine Großmutter, meine Freundin, mein bester Freund, meine Nichten, mein Bruder*

Was ich vermissen würde:

- *Hockeyspiele, die Bundesliga, Salamipizza, Sex*

Erfahrungen, die ich noch machen will:

- *Ich möchte ein neues Auto kaufen.*

- *Ich möchte den Grand Canyon sehen.*
- *Ich möchte einen Tauchkurs machen.*

Was mir viel bedeutet:

- *Meine Familie und meine Freunde*

Weshalb es Grund zur Hoffnung gibt

Wenn die Depression so tief ist, dass sich suizidale Gedanken aufdrängen, denkt man, es bliebe gar kein anderer Ausweg. Wahrscheinlich haben Sie dann vorübergehend auch jeden Glauben daran verloren, sich selbst aus diesem Abgrund befreien zu können. Wenn andere Ihnen Mut machen wollen und sagen, Sie hätten die Kraft dafür und würden das schon schaffen, glauben Sie es nicht, weil es nicht in Ihr momentan tiefschwarzes Weltbild passt. Selbst wenn es noch so viele Gründe für einen optimistischen Blick in die Zukunft geben mag: In einer schweren Depression können Sie den Tunnelblick, der alles mit dem grauen Schleier der Hoffnungslosigkeit überdeckt, nicht einfach abstellen, und aus diesem Grund können Sie all das Hoffnungsvolle und Vielversprechende in diesem Moment nicht sehen. Deshalb ist es das Beste, eine Liste mit Gründen für Hoffnung zu erstellen, wenn Sie optimistischer sind und mehr Selbstvertrauen haben. In depressiven Zeiten können Sie sich diese Liste durchlesen und sich selbst daran erinnern, dass Sie durchaus fähig sind, positiv zu denken, und tief in Ihrem Inneren wissen: Es gibt Gründe dafür, die Hoffnung nicht zu verlieren.

Erstellen Sie auf dem Arbeitsblatt 22 ⤓ eine solche Liste, auf der Sie eintragen, was Ihnen Anlass zur Hoffnung gibt. Nehmen Sie sich die Liste von Zeit zu Zeit vor und aktualisieren Sie sie. Es werden immer wieder Dinge dazukommen, die Anlass zur Hoffnung geben. Bewahren Sie die Liste an einem Ort auf, an dem sie leicht zu finden ist, wenn Sie wieder einmal am Sinn des Lebens zweifeln.

Psychiaterinnen und Psychiater nehmen auch Ihre schwächsten suizidalen Gedanken ernst. Das sollten Sie ebenfalls so halten. Die Ärzte wissen, dass auch eine vage Andeutung, etwa am Sinn des Lebens zu zweifeln oder einschlafen und nie wieder aufwachen zu wollen, zu konkreten Suizidabsichten führen kann. Vielleicht kommt es Ihnen so vor, als würden Ärztinnen, Angehörige und Freunde überreagieren, wenn Sie etwas sagen, was darauf schließen lässt, dass Sie sich mit dem Tod beschäftigen. Sie reagieren deshalb so, weil sie nicht wissen, wie nah Sie dran sind, Ihre Gedanken in die Tat umzusetzen. Sie selbst empfinden diese Gedanken vielleicht tröstlich, doch Ihre Mitmenschen bekommen Angst um Sie und fühlen sich verantwortlich für Ihr Wohlergehen. Sie möchten Sie nicht verlieren – auch wenn es Ihnen in diesem Moment gleichgültig wäre, die anderen zu verlieren.

MONIKAS ARBEITSBLATT 22 Was mir Anlass zur Hoffnung gibt

- *Ich habe viele Menschen um mich herum, die mich lieben und mir in schweren Zeiten helfen.*
- *Ich war früher schon einmal so depressiv und habe die Hoffnung verloren, aber sie kam wieder zurück.*
- *Ich bin stark. Wenn ich eine Geburt überstehen kann, dann kann ich auch das überstehen.*
- *Ich denke immer so, wenn ich depressiv bin. Es geht vorüber.*
- *Ich habe einen guten Arzt und eine gute Therapeutin, die mir helfen können.*
- *Meine Kinder sind ein wichtiger Grund, die Hoffnung nicht aufzugeben.*
- *Ich habe gerade mit der Einnahme eines neuen Medikaments begonnen und mein Arzt denkt, es wird mir aus diesem Loch heraushelfen.*
- *Ich weiß, dass es noch mehr Möglichkeiten gibt, wie ich mir selbst helfen kann.*

Die Beeinträchtigungen durch die Erkrankung verleiten dazu, unbewusste Strategien anzuwenden, damit man sich wieder besser fühlt. Gerade weil das instinktiv geschieht, übersieht man, dass sich dadurch die Dinge oft nicht zum Besseren wenden, sondern das Gegenteil der Fall ist. In diesem Kapitel wurden Situationen, Handlungen und Reaktionen beschrieben, die sich ungünstig auf die bipolaren Symptome auswirken und sie verstärken können. Sie wurden angeleitet, auf diese negativen Effekte zu achten, damit Sie in Zukunft solche kontraproduktiven Methoden nicht mehr anwenden oder damit aufhören, sobald sie Ihnen bewusst werden.

Auch das nächste Kapitel befasst sich mit diesem Thema. Darin wird gezeigt, wie und weshalb eingefahrene Denkmuster Ihre Symptome verstärken können. Sie erfahren, mit welchen Taktiken Sie verhindern, dass Ihre Gedanken Ihre Gefühle anheizen, und wie Sie unbewusste und schädliche Strategien durch solche ersetzen, die Ihnen wirklich helfen.

In diesem Kapitel

- erfahren Sie, welchen Einfluss Ihre Gefühle auf Ihre Gedanken haben,
- entdecken Sie den Zusammenhang zwischen Ihrer Stimmung und Ihrem Verhalten,
- lernen Sie, wie Sie Überreaktionen vermeiden können.

Vielen bipolar Betroffenen kommt es so vor, als hätten ihre Gefühle die Herrschaft über ihr Leben. Sie fühlen sich den Stimmungsschwankungen ausgeliefert und hilflos, weil sie diese nicht kontrollieren können. In diesem Kapitel lernen Sie, wie diese Schwankungen Ihr Denken und Handeln beeinflussen und wie Sie damit umgehen können.

Gedanken und Gefühle

Wenn Sie dieses Buch bis hierher aufmerksam gelesen haben, wissen Sie bereits, dass es bei den Bewältigungsstrategien in erster Linie um die Verbindung zwischen Gefühlen, Gedanken und Verhalten geht. In den folgenden Abschnitten wird ausführlicher beschrieben, wie Gedanken und Gefühle zusammenhängen. Sie könnten dabei entdecken, dass Sie Ihre Gefühle wesentlich besser kontrollieren können, als Sie bisher gedacht haben. Das Wissen, wie Ihre Gedanken, Gefühle und Ihr Verhalten sich gegenseitig beeinflussen, verschafft Ihnen mehr Freiheiten bei der Wahl Ihrer Strategien zur Bewältigung der Erkrankung.

Ihre Stimmung hat einen großen Einfluss auf Ihre Lebenseinstellung

Schlechte Laune erzeugt einen negativen Blick auf das Leben. Man ist unzufrieden mit sich, die Zukunft erscheint alles andere als rosig und die Welt als einziges Jammertal. Hoffnung auf Besserung ist nicht in Sicht. Auch in guten Zeiten können solche Gedanken auftauchen, aber an einem schlechten Tag fokussiert man sich nur auf das Negative. Das liegt daran, dass unsere Stimmung einen großen Einfluss darauf hat, wie wir uns selbst, die Zukunft, unsere Mitmenschen und die Welt sehen.

In Ihren hypomanischen oder manischen Phasen oder auch einfach nur, wenn Sie gut gelaunt waren, haben Sie sicher die Erfahrung gemacht, dass Sie sich dann selbst in einem sehr positiven Licht sehen. Sie haben mehr Selbstvertrauen, alles scheint Ihnen möglich zu sein und die Leute finden Sie offenbar attraktiver und interessanter. Als Betroffene oder Betroffener wissen Sie aus erster Hand, wie schnell die Stimmung von Euphorie in Gereiztheit umschlagen kann und sich positive Gedanken in düstere verwandeln können. Vielleicht sind Sie dann immer noch sehr von sich überzeugt, aber die anderen gehen Ihnen mehr und mehr auf die Nerven und sie kommen Ihnen dumm und einengend vor. Wenn Ihre Gefühlswelt wieder ausgeglichen ist, erinnern Sie sich möglicherweise gar nicht mehr an diese drastischen Wechsel Ihrer Haltung oder Sie sind der Meinung, Ihr Verhalten und Denken seien in jener Situation absolut angemessen gewesen.

Ihre Stimmung kann auch Ihr Verhalten stark beeinflussen

Ihre Stimmungsschwankungen wirken sich auf Ihr Verhalten aus. Eine gereizte Stimmung führt beispielsweise leicht zu bissigen Bemerkungen gegenüber Ihren Kindern oder Arbeitskollegen, weil sie Ihnen schneller als sonst auf die Nerven gehen. Ängstlichkeit und Pessimismus verhindern, dass Sie positive Nachrichten und mögliche Lösungen für Probleme wahrnehmen, denn Sie sind sowieso von einem schlechten Ausgang überzeugt. Euphorie und Furchtlosigkeit lassen Sie unnötige Risiken eingehen, weil Sie überzeugt sind, es könne ja nichts schiefgehen. Diese Beispiele zeigen, wie sehr Ihre Stimmung Einfluss darauf nimmt, wie Sie sich in bestimmten Situationen verhalten.

Andere typische Beispiele sind: sich sozial zu isolieren, zu handeln, ohne nachzudenken, falsche Entscheidungen zu treffen, maßlos einzukaufen, auch wenn man das Geld dafür nicht hat, und sich selbst mit Alkohol oder Drogen zu »therapieren«.

Stimmungsschwankungen können zu Überreaktionen führen

Manische und depressive Episoden sind mit starken Emotionen verbunden, z.B. mit Traurigkeit, Gereiztheit, Erregung, Ängstlichkeit und Wut. Manchmal treten diese Gefühlszustände auch zwischen den Krankheitsepisoden auf.

Diese Gefühls- oder Stimmungsschwankungen machen Sie anfälliger dafür, auf belastende Situationen zu heftig zu reagieren.

MONIKA ist in einer Depression nicht so belastbar wie sonst. Letzte Woche sagte ihr Sohn, er müsse für ein Schulprojekt am nächsten Tag noch Materialien einkaufen. Monika hatte an diesem Tag schon genug um die Ohren und ärgerte sich über diese Mitteilung in letzter Minute. Als sich auch noch herausstellte, dass er schon seit zwei Wochen von dem Projekt wusste, geriet sie außer sich. Obwohl er erst in der Mittelstufe ist, warf sie ihm vor, wie unverantwortlich und rücksichtslos er sich verhalte und dass er überhaupt nicht darauf achte, wie viel sie zu tun habe. Er entschuldigte sich und ging in sein Zimmer. Danach, als sie sich wieder beruhigt hatte, machte sie sich Vorwürfe, weil sie ihn so angefahren hatte. Sie schob ihre anderen Aufgaben beiseite, fuhr mit ihm zum Laden und half ihm bei seinem Projekt. Wenn Monika nicht depressiv ist, mag sie es zwar auch nicht, wenn ihre Pläne durchkreuzt werden, aber normalerweise reagiert sie nicht dermaßen heftig, dass sie ihre Kinder wegen Kleinigkeiten maßregelt. ×

Haben Sie so etwas Ähnliches auch schon erlebt? Nehmen Sie Monikas Arbeitsblatt 23a als Beispiel und überlegen Sie, worüber Sie sich in der letzten Zeit geärgert haben, was Ihnen dabei durch den Kopf ging und wie Sie mit der Situation umgegangen sind.

MONIKAS ARBEITSBLATT 23a Ereignisse, Gedanken und Handlungen bei Überforderung

Ereignis	Meine spontanen Gedanken	Wie ich damit umgegangen bin
Mein Sohn hat mir in letzter Minute erzählt, dass er in der Schule ein Projekt abgeben muss und noch Materialien dafür braucht.	*Er ist verantwortungslos. Er ist rücksichtslos. Er ist undankbar und sieht nicht, dass ich so schwer arbeite und so viel anderes erledigen muss.*	*Ich habe meinen Sohn angeschrien. Er war danach ganz verstört. Später machte ich mir Vorwürfe, fuhr mit ihm zum Laden und half ihm bei seinem Projekt.*

Stimmungsschwankungen führen zu Überreaktionen und diese Reaktionen werden davon bestimmt, wie man eine Situation einschätzt und bewertet. Monika war schon vor dem Eklat schlecht gelaunt, aber der eigentliche Grund für ihre heftige Reaktion war das Gefühl, dass ihr Sohn ihre Zeit und all das, was sie für die Familie tut, nicht wertschätzt. Als er sie darum bat, mit ihm Materialien einzukaufen, hielt sie diese Bitte auf den letzten Drücker für einen Ausdruck seiner Geringschätzung. Monika dachte also, es ginge um sie und nicht darum, dass ein Junge sein Schulprojekt verschlampt hat.

An Monikas Beispiel ist leicht zu erkennen, wie solche kleinen Vorfälle eine hoch emotionale Reaktion auslösen können. Sie haben vielleicht selbst schon die Erfahrung gemacht, dass durch das veränderte Empfinden in einer Manie oder Depression urplötzlich Ihre Gedanken und Gefühle hochkochen, auch wenn der Anlass eigentlich nichtig war. Hier ein weiteres Beispiel von Monika:

MONIKA machen depressive Phasen schwer zu schaffen, sie ist bedrückt und glaubt nicht daran, dass es ihr jemals wieder besser gehen wird. Je mehr sie über ihre Probleme grübelt, desto hoffnungsloser wird sie. Sie sagt sich z.B.: »Ich fasse es nicht, dass mein Leben ein einziges Chaos ist. Ich werde meine Schulden nie mehr los. Ich schaffe es nicht, den Haushalt zu führen, die Kinder zu versorgen und zur Arbeit zu gehen. Ich könnte auch gleich aufgeben.« Wenn sie schon morgens mit diesen Gedanken aufwacht, möchte sie am liebsten gar nicht aufstehen und sich auch nicht mit ihrer Familie auseinandersetzen oder die längst überfälligen Rechnungen bezahlen. Monikas Depression lässt sie negativ und hoffnungslos denken. Beides, ihre schlechte Stimmung wie auch die düsteren Gedanken, machen jede Motivation zunichte, aufzustehen und den Tag zu beginnen. Sie bleibt im Bett, überlässt es ihrem Mann, sich um die Kinder zu kümmern, und die Rechnungen auf ihrem Schreibtisch bleiben einen weiteren Tag liegen. ✕

An Monikas Beispiel sehen Sie, wie Ihre Gedanken und Ihre Handlungsweise von Ihrer Stimmung abhängen, wenn Sie depressiv sind. Doch das gilt auch für die Zeiten, in denen es Ihnen »zu gut« geht. Bei seinen letzten beiden Manien fühlte sich Stefan anfangs eine Zeit lang großartig, doch dann kippte seine Stimmung in Gereiztheit und Verärgerung um. Hier ein Beispiel für so eine Situation:

STEFAN war ziemlich unruhig, als er zum Abendessen bei seinen Eltern aufkreuzte. Seiner Mutter fiel auf, dass er die ganze Zeit nervös auf und ab ging, und sie fragte ihn, ob er seine Medikamente genommen habe. Stefan war sofort auf 180. »Meine Medikamente gehen dich einen Dreck an! Ich hasse das Zeug. Immer nervst du mich damit! Wieso musst du mir deswegen dauernd auf den Wecker gehen? Kannst du nicht mal einen Abend lang nicht davon reden? Ich bin weg.« Stefan knallte die Haustür hinter sich zu, setzte sich ins Auto und gab Gas. Er fuhr zu einem Freund und trank dort ein paar Bier, bis er sich wieder so weit beruhigt hatte, dass er nach Hause fahren konnte. ×

Haben Sie etwas in dieser Art auch schon erlebt? Notieren Sie auf dem Arbeitsblatt 23b ⤓ ein Beispiel für eine Situation, in der Ihre Gereiztheit zu einer Überreaktion führte.

STEFANS ARBEITSBLATT 23b Ereignisse, Gedanken und Handlungen bei Reizbarkeit

Ereignis	Meine spontanen Gedanken	Wie ich damit umgegangen bin
Meine Mutter hatte mich gefragt, ob ich meine Medikamente genommen habe.	*Sie geht mir ständig auf die Nerven damit. Sie weiß, wie sehr ich die Medikamente hasse, und trotzdem redet sie dauernd davon.*	*Ich habe meine Mutter angebrüllt und bin gegangen, ohne zu essen. Ich fuhr in meinem Wagen davon. Dann trank ich Bier, bis ich mich beruhigt hatte.*

Auch eine Manie kann spontane Gedanken verursachen, die die Gefühle in Aufruhr versetzen, z.B. wenn man plötzlich einen tollen Einfall hat, der einem sehr vielversprechend erscheint. Kreative Ideen können richtiggehend elektrisierend wirken, und man möchte sie am liebsten sofort umsetzen, auch wenn es im Moment nicht passt.

PAUL ist ein schöpferischer Mensch. Am Anfang einer hypomanischen oder manischen Episode kommt ihm jeweils eine ganze Flut kreativer Ideen. Eines Abends saß er noch spät vor dem Fernseher, weil er nicht einschlafen konnte. Ein Werbespot machte Reklame für ein Computerprogramm, das Kindern mit Leseschwäche helfen sollte. Paul stellte sich vor, wie es wäre, ein Kind mit Schulproblemen wegen des schlechten Lesens zu sein, und hatte plötzlich eine Idee für eine Software, die noch viel besser wäre als das eben im Fernsehen gezeigte Programm. Sofort ging er an seinen Rechner und entwarf ein Konzept. Um drei Uhr morgens wurde er langsam müde und es kam ihm in den Sinn, dass er um acht schon wieder im Büro sein musste. Er kannte sich selbst gut genug, um zu wissen, dass er in den vergangenen drei Stunden einen manischen Energieschub hatte. Er wusste auch, die ganze Nacht aufzubleiben und an seiner Idee weiterzuarbeiten, würde die Manie nur anheizen. Sein Blick fiel auf die Tablettenschachtel auf dem Nachttisch und es fiel ihm ein, dass er vergessen hatte, seine Medikamente einzunehmen. Jetzt konnte er sie nicht mehr nehmen, denn dann würde er garantiert den Wecker überhören. Also schaltete er den Computer aus und versuchte, auch so noch zu etwas Schlaf zu kommen. Nachdem er sich einige Zeit im Bett gewälzt hatte, gelang es ihm auch; wenigstens für ein paar Stunden, bevor der Wecker klingelte.

Pauls neue Idee mag hervorragend und es wert gewesen sein, Zeit hineinzustecken. Das Projekt war nicht das Problem, sondern das Timing. Der Versuch, seinen Geistesblitz umzusetzen, ließ ihn seine Medikamente vergessen und hielt ihn viel länger wach als gut für ihn war. Als Folge davon war er am nächsten Tag erschöpft bei der Arbeit; trotzdem überschlugen sich seine Gedanken – ein weiteres Zeichen für den Beginn einer Manie.

Erinnern Sie sich an eine Situation, in der es Ihnen ähnlich ging wie Paul? Dann schreiben Sie darüber auf dem Arbeitsblatt 23c. Versuchen Sie, sich vor Augen zu führen, wie es war, als Sie eine neue Idee unbedingt sofort verwirklichen wollten, anstatt einen passenderen Zeitpunkt abzuwarten. Die Manie lässt einen denken, ein Projekt sei viel dringender, als man es sonst beurteilen würde, und wenn man die geniale Idee nicht umgehend in die Tat umsetze, wäre sie für immer verloren. Wird man dann spontan aktiv, können daraus allerdings Probleme erwachsen, weil man zu wenig Schlaf bekommt und eventuell nicht mehr an die Einnahme seiner Medikamente denkt.

PAULS ARBEITSBLATT 23c Ereignisse, Gedanken und Handlungen bei einer Hypomanie

Ereignis	Meine spontanen Gedanken	Wie ich damit umgegangen bin
Ich habe einen Werbespot im Fernsehen gesehen, der mich auf eine Idee für ein Lernprojekt brachte.	*Meine Idee ist toll. Sie ist viel besser als das, was im Fernsehen gezeigt wurde. Lieber arbeite ich jetzt gleich daran, bevor ich sie vergesse. Damit verdiene ich bestimmt eine Menge Geld.*	*Ich habe sofort mit dem Konzept angefangen und bis drei Uhr am Computer gearbeitet. Ich habe meine Medikamente vergessen und nur wenige Stunden geschlafen, dann musste ich zur Arbeit.*

Die drei Beispiele in diesem Abschnitt verdeutlichen, wie Gefühle extreme Reaktionen auf innere und äußere Ereignisse auslösen können. Ihre Reaktion hängt davon ab, wie Sie eine Situation beurteilen, das heißt, wie Sie sich die Situation zurechtlegen. Wie hier gezeigt wurde, können die manisch oder depressiv gefärbten Gedanken durch Emotionen verzerrt werden. Sie fallen dann übertrieben positiv oder negativ aus, je nach Stimmung. Das größere Problem ist, dass Ihre gefühlsbetonten Reaktionen und wie Sie eine Situation einschätzen einen direkten Einfluss darauf haben, wie gut Sie damit umgehen. Ohne objektive Betrachtungsweise fällt das schwer.

Fehleinschätzungen

Die Übungen in diesem Kapitel sollen Ihnen helfen, zu erkennen, wann Ihre Stimmung Ihre Wahrnehmung verzerrt und zu übertriebenen Reaktionen führt. Wenn Sie in der Lage sind, übermäßig gefühlsbetonte Gedanken auszumachen, ist es möglich, diese zu steuern und sich nicht von ihnen steuern zu lassen. Eine mögliche Methode ist, sich solcher Denkweisen bewusst zu werden und dann die Situation logisch und rational zu betrachten, bevor Sie sich für eine angemessene Reaktion entscheiden.

Dafür sollten Sie natürlich wissen, worauf Sie achten müssen. Es gibt ein paar typisch manische oder depressive Denkmuster. Im Folgenden sind einige der verbreitetsten Fehleinschätzungen aufgeführt, denen man in der Manie oder Depression erliegen kann. Wenn Sie sich bei einem dieser Fehler ertappen, können Sie ihn noch korrigieren, bevor er Sie zu einer unangemessenen Reaktion verleitet.

Einer der häufigsten Fehleinschätzungen ist es, voreilige Schlüsse zu ziehen, bevor genügend Informationen vorliegen, um eine Situation richtig einschätzen zu können. Falsche Annahmen oder reine Vermutungen über Menschen oder Vorkommnisse führen oft zu voreiligen und falschen Schlussfolgerungen. In einer Depression sind solche Vermutungen meistens negativ geprägt und lösen leicht Verärgerung aus. In der Euphorie einer Manie dagegen sieht man alles eher viel zu positiv. Wenn Sie sowieso schon ärgerlich und gereizt sind, stachelt eine falsche Vermutung Ihren Ärger wahrscheinlich noch mehr an. Welche Schlüsse gezogen werden, hängt sehr von der Stimmung ab. Ist man ängstlich, neigt man eher zu Befürchtungen und negativen Voraussagen. Ist man eifersüchtig, ist man davon überzeugt, betrogen zu werden, auch wenn gar keine konkreten Verdachtsmomente dafür vorliegen. Und wenn man wütend ist, glaubt man, die anderen wollten einem übel mitspielen.

Das Problem bei voreiligen Schlüssen ist: Sie stimmen meistens nicht. Wenn man sein Handeln danach ausrichtet, können Fehler entstehen. Die Art und Weise, wie wir falsche Schlüsse ziehen, kann ganz unterschiedlich sein. Wir glauben z.B., die Gedanken anderer erraten oder die Zukunft vorhersagen zu können, wir malen uns Katastrophenszenarien aus oder beziehen alles auf uns.

Nachfolgend sind diese vier Beispiele detaillierter beschrieben. Manches mag Ihnen bekannt vorkommen. Versuchen Sie sich, während Sie die Beschreibungen lesen, an Gelegenheiten zu erinnern, als Sie ähnlich auf belastende Situationen reagierten und erst später herausfanden, dass Sie falsch lagen. Sie sollten darauf hinarbeiten, sich solcher Irrtümer bewusster zu werden, damit Sie Überreaktionen vermeiden können. Wenn Sie regelmäßig die nachfolgend beschriebenen Methoden anwenden, werden Sie mit der Zeit seltener voreilige Schlüsse ziehen – und wenn es doch einmal geschehen sollte, diese Gedanken korrigieren oder verwerfen können.

Manchmal glauben wir, zu wissen, was andere denken, ohne sie direkt darauf anzusprechen. Diese Denkweise entbehrt jeder Logik, ist aber ziemlich verbreitet. Solche Annahmen werden meistens von Gefühlen und nicht von Tatsachen bestimmt. Sie begegnen z.B. jemandem und ziehen voreilige Schlüsse aus dem Äußeren oder aufgrund des Verhaltens. Vielleicht werden Sie an einen guten Bekannten erinnert, der sich ähnlich kleidet oder benimmt, und deshalb schließen Sie daraus, die Person, der Sie jetzt gegenüberstehen, denke und fühle ebenso. Oder Sie meinen, wenn Sie jemanden schon lange kennen, auch seine oder ihre Gedanken lesen zu können.

Manchmal liegen Sie sogar richtig und das verleitet Sie dazu, sich auf Ihre »Intuition« zu verlassen. Doch dieses Gedankenraten ist ein Denkfehler, der zu Problemen führen kann, wenn Sie Ihr Handeln danach ausrichten und sich später herausstellt, dass Sie falsch lagen. Hier sind ein paar typische Beispiele. Kommt Ihnen das eine oder andere vielleicht bekannt vor?

Der manische Manuel ▶ »Ich bin sicher, dass sie sich für mich interessiert. Bestimmt hat sie dieses Kleid nur angezogen, damit ich auf sie aufmerksam werde.«

Die nervöse Nadja ▶ »Ich brauche gar nicht zu fragen. Ich weiß auch so, dass er sauer auf mich ist.«

Die depressive Doris ▶ »Die anderen denken sicher, es sei mein Fehler, dass es nicht geklappt hat.«

Die hypomanische Hildegard ▶ »Die sind doch alle nur neidisch, weil ich der Liebling des Lehrers bin.«

Notieren Sie auf dem Arbeitsblatt 24 eigene Beispiele für Mutmaßungen, was andere denken. Denken Sie an Situationen, in denen Sie die Gedanken und Gefühle anderer falsch eingeschätzt haben. Das mag ein wenig schwerfallen, wenn Sie davon überzeugt sind, dass Sie nicht zu voreiligen Schlüssen neigen. Wenn Ihnen kein Beispiel einfällt, beobachten Sie in der nächsten Zeit, ob sich solche Gedanken über andere bei Ihnen einschleichen, wenn Sie einen Bekannten treffen. Wenn Sie ihn oder sie das nächste Mal sehen, versuchen Sie, sich Ihrer Vermutungen bewusst zu werden, was er oder sie gerade denkt. Bedenken Sie, dass auch die besten Psychotherapeuten keine Gedanken lesen können. Sie sammeln erst viele Informationen über einen Patienten, bevor sie irgendwelche Schlüsse über ihn ziehen.

Wenn Sie voreilige Schlüsse ziehen, basieren diese auf Annahmen oder schlichtem Raten über Situationen, Probleme oder Personen. Sie sind zwar davon überzeugt, dass Ihre Mutmaßungen stimmen, aber wenn Ihr Denken von Ihren Gefühlen bestimmt wird, kann das zu Fehleinschätzungen führen. Eines der größten Probleme im Zusammenhang mit solchen Mutmaßungen ist, dass sie zu Streit führen können, etwa wenn Sie Ihre Vermutungen artikulieren und das beim anderen als Vorwurf ankommt. Hier ein paar Beispiele für Sätze, die einen Streit entfachen können:

- »Ich weiß, was du denkst.«
- »Du weißt, dass ich recht habe.«
- »Ich kenne dich besser als du dich selbst.«
- »Ich sehe doch, dass du dich ärgerst.«
- »Du glaubst wohl, du bist klüger als alle anderen.«
- »Du hältst dich anscheinend für perfekt.«

Wer auch immer Ihr Gesprächspartner ist: Solche Mutmaßungen können Missstimmung, wenn nicht Streit zur Folge haben. Das können Sie vermeiden, indem Sie Fragen stellen, anstatt Ihre Vermutungen zu äußern. Wahrscheinlich machen Sie das auch, wenn Sie nicht gerade verärgert sind. Wenn die Gefühle hochkochen oder wenn Sie auf eine Situation heftig reagieren, ist es von Vorteil, zu versuchen, die Sache logisch zu durchdenken, bevor Sie zu einer Schlussfolgerung gelangen.

Denken Sie an einen Vorfall, als jemand versuchte, Ihre Gedanken zu lesen und Ihnen auf den Kopf zusagte, wie Sie sich fühlen, anstatt einfach zu fragen, wie es Ihnen geht. Höchstwahrscheinlich haben Sie sich darüber geärgert. Noch schlimmer ist es, aufgrund falscher Schlüsse zu handeln, ohne ein Wort zu sagen. Ohne offene Diskussion ist es äußerst schwierig, Differenzen aus der Welt zu schaffen.

Anstatt Gedanken erraten zu wollen, versuchen Sie es mit Fragen:

- »Was denkst du?«
- »Stimmst du mir zu?«
- »Ich kenne dich ziemlich gut. Habe ich recht mit der Annahme, dass du dich ... fühlst?«
- »Bist du sauer?«
- »Manchmal habe ich den Eindruck, du hältst dich für schlauer als mich, und das stört mich.«

- »Vielleicht merkst du es nicht, aber wenn du mich kritisierst, kommt es bei mir an, als hieltest du dich für perfekt und mich für chaotisch. Denkst du das wirklich?«

Alles auf sich beziehen

Eine Depression kann Sie empfindlicher für Kritik werden lassen, besonders dann, wenn Sie sowieso nicht allzu gut von sich denken. Diese Verletzlichkeit führt möglicherweise dazu, dass Sie Bemerkungen von anderen als Kritik wahrnehmen, selbst wenn sie gar nicht so gemeint sind. Solche falschen Schlüsse können gezogen werden, wenn man alles persönlich nimmt, auch wenn es gar keine Schuldzuweisungen gegeben hat. Alles auf sich zu beziehen kann auch bedeuten, sich ständig als Mittelpunkt der Ereignisse und alle Augen auf sich gerichtet zu fühlen. Das ist zwar nicht so schlimm wie Verfolgungswahn, kann aber ähnlich anstrengend und belastend sein. Hier ein paar typische Beispiele. Ergänzen Sie diese mit Beispielen aus eigener Erfahrung auf dem Arbeitsblatt 25.

Die empfindliche Emma ▶ »Mein Mann hat so merkwürdig geschnaubt, bevor er vorhin bei Tisch nach dem Salzstreuer fragte. Ich kenne ihn. Es bedeutet, dass er nicht zufrieden mit dem ist, was ich koche. Ich kriege es einfach nie richtig hin.«

Die mutlose Martha ▶ »Ich bin schuld, dass mein Sohn solche Probleme in der Schule hat. Wenn ich nur eine bessere Mutter wäre.«

Der hypomanische Herbert ▶ »Hast du gesehen, wie mich alle angestarrt haben, als wir hereinkamen? Sie haben für einen Moment aufgehört, sich zu unterhalten, nur um zu beobachten, was ich als Nächstes mache.«

Wenn Sie um Ihre Neigung wissen, in einer Depression oder Hypomanie alles persönlich zu nehmen, denken Sie daran, bevor Sie spontan und zu heftig auf etwas reagieren.

MONIKA kennt das Gefühl, bei der Arbeit ignoriert zu werden, sehr gut. Wenn sie dieses Gefühl hat, sagt sie sich: »Ich habe das Gefühl, als hätte meine Kollegin mich absichtlich übersehen, aber ich weiß, dass ich da besonders empfindlich bin. Vielleicht hat sie mich wirklich nicht gesehen oder war gerade mit den Gedanken woanders.« ✖

Indem Sie sich Ihrer Empfindlichkeit bewusst werden, können Sie auch andere Erklärungen für ärgerliche Ereignisse zulassen als solche, die sich nur auf Sie beziehen. Wenn Sie alle Möglichkeiten in Betracht ziehen, können Sie leichter den Schluss ziehen, der am wahrscheinlichsten zutrifft. Wenn Sie immer noch nicht sicher sind, ob Sie etwas persönlich nehmen sollen oder nicht, fragen Sie andere, was sie davon halten, oder direkt die Person, über die Sie sich ärgern. Wägen Sie auch ab, ob die Angelegenheit die Diskussion überhaupt wert ist.

Auf dem Arbeitsblatt 26 ⤓ finden Sie eine Liste von Fragen, die Sie sich stellen können, wenn Sie sich dabei ertappen, etwas zu persönlich zu nehmen. Diese können dabei helfen, das Eingebildete von der Wahrheit zu unterscheiden.

STEFAN regte sich extrem über die Frage seiner Mutter nach den Medikamenten auf. Seine Freundin half ihm schließlich, sich die Fragen auf dem Arbeitsblatt zu stellen. ×

STEFANS ARBEITSBLATT 26 Wie man vermeidet, alles auf sich zu beziehen

Geht es hier wirklich um mich?

Ja. Es geht um mich und ob ich meine Medikamente nehme.

Könnte es dafür eine andere Erklärung geben?

Möglicherweise habe ich einen überdrehten Eindruck gemacht. Vielleicht hat meine Mutter sich nur Sorgen um mich gemacht.

Kann es sein, dass es gar nichts mit mir zu tun hat?

Nein, es ging um mich und meine Medikamente, nicht um Probleme eines anderen.

Liegt das Problem bei jemand anderem?

Meine Mutter kann sich nicht aus meinem Leben raushalten. Sie behandelt mich immer noch wie ein Kleinkind. Sie traut mir nicht zu, dass ich mich um mich selbst kümmern kann.

Das war schon immer so.

Ist es wichtig genug, um sich darüber Gedanken zu machen?

Wahrscheinlich nicht.

Ist es wichtig genug, um deswegen eine Diskussion anzufangen?

Vielleicht. Ich habe ihr gesagt, dass sie mich wegen der Medikamente in Ruhe lassen soll, aber sie hört mir nicht zu. Ich kann das nicht alleine mit ihr besprechen. Vielleicht bekomme ich meinen Vater dazu, mit ihr zu reden.

Bin ich nur überempfindlich, weil es mir gerade nicht so gut geht?

Möglich. Ich habe sie angeschrien und bin davongerannt. Früher war ich nicht so. Ich kam normalerweise besser mit ihr zurecht.

Prophezeiungen

Wenn die Stimmung im Keller ist, neigt man zu negativen Vorhersagen, die wegen der depressiven Hoffnungslosigkeit realistisch erscheinen. Deshalb kommt einem die Idee, etwas Schlimmes könnte passieren, auch dann plausibel vor, wenn es eine reine Vermutung ist. Im Extremfall entwirft man Katastrophenszenarien und erwartet prinzipiell das Schlimmstmögliche. Sorgen und Ängste verstärken diese Schwarzmalerei und wenn man solche Gedanken zulässt, wächst wiederum die Angst weiter an. In diesem Zustand gerät man leicht in Panik und sieht keine Chance mehr, das drohende Unglück abzuwenden.

Nicht jeder sieht bei Befürchtungen gleich eine Katastrophe auf sich zukommen, aber wenn man dazu neigt, kann das vorkommen. Hier sind ein paar Beispiele für Schwarzmalerei. Ergänzen Sie diese mit eigenen Beispielen auf dem Arbeitsblatt 27 ⤓.

Hans Hasenherz ▶ »Es wird nicht klappen. Mir gelingt nie etwas.«

Panik-Paula ▶ »Ich werde mich bei der Prüfung nur lächerlich machen. Bestimmt vergesse ich, was ich sagen wollte, und stehe nur da und schaue dumm aus der Wäsche.«

Katastrophen-Karl ▶ »Ich habe einen furchtbaren Fehler bei der Arbeit gemacht. Ich werde den Job verlieren und meine Miete nicht mehr bezahlen können. Ich werde auf der Straße landen. Niemand gibt einem Penner einen anständigen Job. Das war's dann für mich.«

Bei gehobener oder euphorischer Stimmung fallen die Vorhersagen hingegen unrealistisch positiv aus. Sowohl in der Hypomanie als auch in der Manie ist die Selbsteinschätzung meistens übertrieben. Man sieht viele Chancen und günstige Gelegenheiten, aber keine Risiken. Das kann dazu führen, dass man denkt, auch mit wenig Schlaf könne man noch gut arbeiten, dass der neue Geistesblitz massenhaft Geld einbringen wird oder dass man jemanden heiraten möchte, den man erst seit wenigen Wochen kennt. Meistens führen euphorisch gefärbte Vorhersagen zu schlechten Entscheidungen. Die negativen Auswirkungen erkennt man oft nicht, bis die euphorische Phase vorbei ist und man nicht mehr alles durch die rosarote Brille der Manie sieht.

Überlegen Sie, welche negativen Konsequenzen diese positiven Vorhersagen haben könnten:

Die hypomanische Heidrun ▶ »Wenn sie meine Idee erst einmal gehört hat, wie wir die Arbeit im Büro effizienter gestalten können, gibt sie mir eine Gehaltserhöhung. Vielleicht werde ich sogar befördert. Man sollte mir die Verantwortung übertragen. Was macht es schon, dass ich die Stelle eben erst angetreten habe?«

Der von sich eingenommene Volker ▶ »Ich bin mir sicher, für diese Arbeit bekomme ich eine Eins, auch wenn ich vorher in kein einziges Buch schaue.«

Der euphorische Eugen ▶ »Auf diese Frau habe ich mein ganzes Leben lang gewartet. Es ist mir egal, was meine Mutter dazu sagt. Zwei Wochen mit meiner Traumfrau reichen doch aus, um sicher zu sein! Wir heiraten jetzt.«

Bedenken Sie, dass Ihre Vorahnungen Sie in die Irre führen können – trotz oder sogar wegen der heftigen Gefühle, die sie bei Ihnen auslösen. Das hilft dabei, solchen Selbsttäuschungen nicht zu erliegen. Viele denken, ihre spontane Einschätzung einer Situation spiegele ihren Instinkt wider. Sie klammern sich an die ersten Gedanken, die ihnen in den Sinn kommen. Aber nur weil einem etwas als Erstes eingefallen ist, heißt das noch lange nicht, dass man damit richtigliegt. Lassen Sie sich von Vorahnungen nicht täuschen! Die ersten Reaktionen auf ein belastendes Ereignis sind meistens emotional aufgeladen und solche Gefühle können die Wahrnehmung verzerren. Am besten begegnen Sie solchen Vorahnungen, indem Sie Alternativen in Betracht ziehen, anstatt Ihrer ersten Eingebung zu folgen.

SABINE und ihr Chef haben seit Jahren ein schwieriges Verhältnis. Sie gibt zwar zu, dass sie ihm gegenüber überempfindlich ist, aber in der Vergangenheit hatte er immer wieder ihren Arbeitseifer ausgenützt und auch versucht, sie bei der Lohnauszahlung oder beim Urlaubsgeld auszutricksen. Bei Auseinandersetzungen mit ihm fühlt sie sich immer ein wenig in der Defensive und dieses Gefühl lässt sie manchmal voreilige Schlüsse ziehen, wenn er ihr etwas mitteilt. Neulich rief er sie z.B. in sein Büro und sagte, im letzten Monat seien die Verkäufe rückläufig gewesen und es müssten deshalb ein paar Änderungen vorgenommen werden. Ihr erster Gedanke war: »Die versprochene Gehaltserhöhung können wir also in den Wind schreiben und die Überstunden werden auch nicht bezahlt. Diese Firma kümmert sich überhaupt nicht um ihre Angestellten. Ihr geht es nur um den Gewinn. Ich sollte mir besser eine andere Stelle suchen.« Bevor sie etwas sagen konnte, führte ihr Chef weiter aus, man werde sich nun mehr auf die Herstellung der gewinnträchtigeren Produkte verlagern, deshalb müsse Sabine ein paar der letzten Bestellungen anpassen. Obwohl sie hörte, was er sagte, wartete Sabine immer noch auf das dicke Ende der Geschichte. Dass sie einen voreiligen Schluss gezogen haben könnte, kam ihr nicht in den Sinn. Sie war sich sicher, dass die Hiobsbotschaft noch kommen würde. So verließ sie sein Büro, immer noch in Alarmbereitschaft. Die ganzen nächsten Wochen, in denen die Produktion umgestellt wurde, blieb sie angespannt und rechnete jeden Moment mit der Mitteilung der schlechten Nachrichten. Wie sich letztlich herausstellte, lag sie falsch mit ihren Vorahnungen und hatte ohne jeden Grund wochenlang unter Stress gestanden. ✖

Wenn Sie sich bei einem voreiligen Schluss angesichts einer belastenden Situation ertappen, versuchen Sie, andere Varianten eines möglichen Ausgangs dieser Angelegenheit durchzudenken und sich nicht am erstbesten Gedanken festzuklammern.

Sabine hätte z.B. auch in Betracht ziehen können, dass ihr Chef die Wahrheit sagte oder dass sie in ihrer Annahme der möglichen Konsequenzen nur zum

Teil richtiglag. Wenn Sie in einer schwierigen Situation nicht wissen, was als Nächstes geschehen wird, versuchen Sie zuerst, weitere Informationen zu bekommen. Sabine hätte sich viele Sorgen ersparen können, wenn sie ihren Chef direkt nach der Gehaltserhöhung und den Überstunden gefragt hätte. Wenn er dann mit den von ihr befürchteten unangenehmen Wahrheiten herausgerückt wäre, hätte sie die Zeit nutzen und sich bessere Alternativen überlegen können, anstatt wochenlang beunruhigt und angespannt zu sein.

Katastrophenszenarien

MONIKA rechnet bei Problemen immer mit dem Schlimmsten, wenn sie unter Stress steht. Dieses Jahr war sie an der Reihe, die Familie ihres Mannes an Weihnachten zu sich nach Hause einzuladen. In den vergangenen Jahren hatten sie und ihr Mann das vermeiden können, denn ihr Haus war dafür zu klein gewesen. Jetzt, da sie in einem neuen und größeren Haus wohnten, gingen alle davon aus, dass die ganze Familie einschließlich Onkel und Tanten, Cousins und Cousinen bei ihnen Weihnachten feiern würden. Monikas Verhältnis zur Familie ihres Mannes ist nicht besonders gut. Ihre Schwiegermutter war immer sehr heikel wegen des Essens und schnell beleidigt, wenn Monika und ihr Mann nicht das richtige Geschenk für sie gekauft hatten. Außerdem war sie für ihre Vorurteile bekannt und dazu noch eine Klatschtante. Deshalb wurde Monikas Erkrankung immer geheim gehalten. Sie hatte Angst, ihre Schwiegermutter könnte bei dem Weihnachtsbesuch die Wahrheit über Monikas Bipolare Störung herausfinden, und sie malte sich aus, wie sie vor der versammelten Familie zur Rede gestellt würde. Monika redete sich ein, es bleibe ihr nichts anderes übrig, als eine so perfekte Weihnachtsfeier auf die Beine zu stellen, dass alles wie am Schnürchen lief und keine Zweifel an ihrer Gesundheit aufkommen konnten. ✕

Um Katastrophendenken einzudämmen, müssen Sie versuchen, die Situation nüchtern zu betrachten und sich auf alles einzustellen, was geschehen könnte. Eine nüchterne Betrachtung beinhaltet, nichts aufzublasen und keine voreiligen Schlüsse zu ziehen. Wenn Sie wissen, wie sich etwas am wahrscheinlichsten entwickeln wird, können Sie sich darauf einstellen. Wenn Sie wissen, wie Sie die Entwicklung beeinflussen können, wird es nicht so schlimm kommen, wie Sie befürchten. Und wenn Sie absolut sicher sind, dass etwas schlecht ausgeht, haben Sie die Möglichkeit, vorauszuplanen, wie Sie am besten mit den negativen Folgen umgehen. Eine Methode zum Umgang mit Katastrophenszenarien finden Sie auf dem Arbeitsblatt 28 ⤓. Gehen Sie die angegebene Abfolge von Schritten durch.

STEFANS ARBEITSBLATT 28 Wenn man immer mit dem Schlimmsten rechnet

Wenn Sie in einer problematischen Situation mit dem schlimmstmöglichen Ausgang rechnen, schreiben Sie auf, was alles schiefgehen könnte. Es hilft, sich die Situation bildhaft vorzustellen.

Meine Schwiegermutter findet bei ihrem Besuch heraus, dass ich eine Bipolare Störung habe – entweder weil sie meine Medikamente entdeckt oder weil ich so angespannt bin, dass ich aufdrehe. Mein Mann könnte sich auch verraten. Meine Schwiegermutter wird sich aufregen und mich vor den anderen darauf ansprechen. Ich werde wahrscheinlich in Tränen ausbrechen und völlig überfordert sein. Ich werde mich gedemütigt fühlen und die anderen werden sich so unwohl fühlen, dass sie früh abreisen.

Fragen Sie sich, wie wahrscheinlich es ist, dass die vorausgesagte Katastrophe eintritt. Sind Sie zu hundert Prozent sicher? Ist es eine 50:50-Chance? Wählen Sie eine Zahl, die nicht auf Ihren Befürchtungen basiert, sondern auf den Ihnen bekannten Fakten.

Es ist zu 30 Prozent sicher, dass meine Befürchtungen wahr werden.

Kann es auch anders ausgehen? Wenn ja, was sind mögliche Alternativen? Erstellen Sie eine Liste mit Stichwörtern oder kurzen Sätzen.

- *Meine Schwiegermutter wird so mit dem Fest beschäftigt sein, dass sie nichts merkt.*
- *Wenn sie doch etwas merkt, wird sie nichts sagen.*
- *Das Fest verläuft gut. Ich werde nicht nervös oder überdreht sein.*
- *Ich werde zwar aufgedreht sein, aber sie wird denken, dass ich eben so bin.*

- *Sie vermutet vielleicht, dass ich eine Bipolare Störung habe, aber wird nichts sagen.*
- *Mein Mann wird sie ablenken, bevor sie etwas zu den anderen Verwandten sagt.*

Streichen Sie die Punkte von der Liste, die am wenigsten wahrscheinlich sind. Darunter könnte auch Ihre ursprüngliche Befürchtung sein.

- *~~Meine Schwiegermutter wird so mit dem Fest beschäftigt sein, dass sie nichts merkt.~~*
- *Wenn sie doch etwas merkt, wird sie nichts sagen.*
- *Das Fest verläuft gut. Ich werde nicht nervös oder überdreht sein.*
- *~~Ich werde zwar aufgedreht sein, aber sie wird denken, dass ich eben so bin.~~*
- *~~Sie vermutet vielleicht, dass ich eine Bipolare Störung habe, aber wird nichts sagen.~~*
- *Mein Mann wird sie ablenken, bevor sie etwas zu den anderen Verwandten sagt.*

Fassen Sie zusammen, was sich aus den verbleibenden Einträgen ergibt. Wahrscheinlich wird es so ablaufen:

Ich werde nervös, aber nicht überdreht sein. Wenn sie denkt, dass etwas nicht stimmt, wird sie meinen Mann danach fragen und er wird sich darum kümmern.

Können Sie etwas dazu beitragen, dass sich die Situation besser entwickelt als befürchtet? Wenn ja, was? Können andere Sie dabei unterstützen?

Wenn ich alles vorbereite, bevor die anderen kommen, habe ich bessere Karten.

Ich plane eine kleine Verschnaufpause ein, bevor die anderen kommen, statt bis zur letzten Minute durchs Haus zu hetzen.

Ich kann ein Beruhigungsmittel nehmen, wenn ich das Gefühl habe, dass meine Angst überhandnimmt.

Ich kann meinen Mann bitten, sich einzumischen, bevor seine Mutter mich bloßstellt.

Wenn Sie doch recht haben und die Situation in einer Katastrophe endet, wie gehen Sie damit um? Wie bereiten Sie sich auf den schlimmsten Fall vor?

Wenn mich meine Schwiegermutter vor den anderen zur Rede stellen möchte, wird mein Mann sie daran hindern. Wenn er sie nicht daran hindern kann, werde ich versuchen, ruhig zu bleiben und nur kurz darauf eingehen, um sie zu beruhigen. Ich werde ihr anbieten, nach der Feier mit ihr über meine Probleme zu sprechen. Ich bin sicher, sie wird einwilligen. Vorher bespreche ich mit meinem Mann, was ich ihr sagen soll und was nicht. Ich werde nach Weihnachten einen Termin mit meiner Therapeutin vereinbaren, falls es Probleme bei der Feier geben sollte.

Noch mal das Wichtigste und wie es weitergeht

In diesem Kapitel wurden Beispiele für spontane Gedanken gegeben, die Ihre Stimmung stark beeinflussen können. Sich dieser Gedanken bewusst zu werden, verschafft Ihnen die Möglichkeit, nachzudenken, bevor Sie reagieren. Anstatt das Gefühl zu haben, keine Kontrolle über Ihre Gedanken und Handlungen zu haben, ist es besser, zu lernen, wie Sie aus einer Situation das Tempo herausnehmen können, in Ruhe alles noch einmal zu überdenken und dann logische anstatt gefühlsbestimmte Schlüsse zu ziehen. Entscheidend ist, zu lernen, wie Sie Ihre Gedanken und Gefühle besser im Griff haben, denn dann können Sie Ihr Handeln auch besser steuern. Umgekehrt gilt das genauso.

Im nächsten Kapitel geht es genau darum, also wie Sie durch andere Verhaltensweisen Ihre Stimmung und Ihre Lebenseinstellung verbessern können. Nicht alle Übungen in diesem Buch funktionieren zu jedem Zeitpunkt. Wenn Sie jedoch verschiedene Methoden zur Auswahl haben, wie Sie Ihre Stimmung, Ihre Gedanken und Ihr Handeln verändern können, sind Sie für zukünftige Ereignisse besser gerüstet.

In diesem Kapitel

- lernen Sie, zu erkennen, warum Sie Dinge aufschieben,
- erfahren Sie, wie Sie sich besser motivieren können,
- wird gezeigt, wie Sie die Erledigung unangenehmer Aufgaben nicht länger vor sich herschieben.

Wir alle schieben hin und wieder etwas vor uns her, vermeiden oder verzögern es zumindest manchmal, Unangenehmes zu erledigen. Es kann gute Gründe dafür geben, z.B. bei schlechtem Wetter nicht aus dem Haus zu gehen oder eine Überweisung eine Weile hinauszuzögern, weil das Konto im Moment nicht gedeckt ist. Im vierten Kapitel haben Sie gelernt, dass man sich seiner Gefühle nicht immer bewusst ist. Es ist also nicht ungewöhnlich, wenn man unbewusst Erledigungen hinauszögert oder vermeidet. Vielleicht vergessen Sie z.B. immer wieder, einen Termin beim Zahnarzt oder Ihrer Gynäkologin zu vereinbaren. Wahrscheinlich vermeiden Sie es nicht absichtlich, sondern weil es Ihnen insgeheim unangenehm ist. Wenn Sie jemand fragen würde, ob Sie das bewusst hinausschieben, wäre Ihre Antwort vielleicht, Sie hätten im Moment einfach nur anderes im Kopf.

Erledigungen hinauszuzögern oder ganz zu vermeiden kann bei einer bipolaren Disposition Probleme verursachen, besonders, wenn es sich um etwas handelt, was wichtig wäre oder Ihnen guttun würde. In diesem Kapitel werden Gründe beschrieben, die oft bei einer Vermeidungshaltung und beim Hinauszögern genannt werden – und was man dagegen tun kann.

Trägheit

- »Ich bin zu schlapp.«
- »Es ist den Aufwand nicht wert.«
- »Ich weiß nicht, wo ich anfangen soll.«
- »Ich schaffe es nicht.«

Hat einer dieser Gedanken Sie in einer Depression schon einmal davon abgehalten, etwas zu erledigen? Diese Art, zu denken, tritt sehr häufig auf, wenn man depressiv ist. Eine Depression ist meistens mit einem Gefühl der Energielosigkeit verbunden. Man ermüdet schnell und verliert auch das Interesse an den alltäglichen Aufgaben. Das führt dazu, dass man sie immer weiter hinausschiebt oder gar nicht anpackt. Leider fühlt man sich noch schlechter, wenn man wenig erledigt, und das wiederum verstärkt die Depression. Abbildung 2 verdeutlicht den Teufelskreis der Trägheit.

ABBILDUNG 2 Teufelskreis der Trägheit

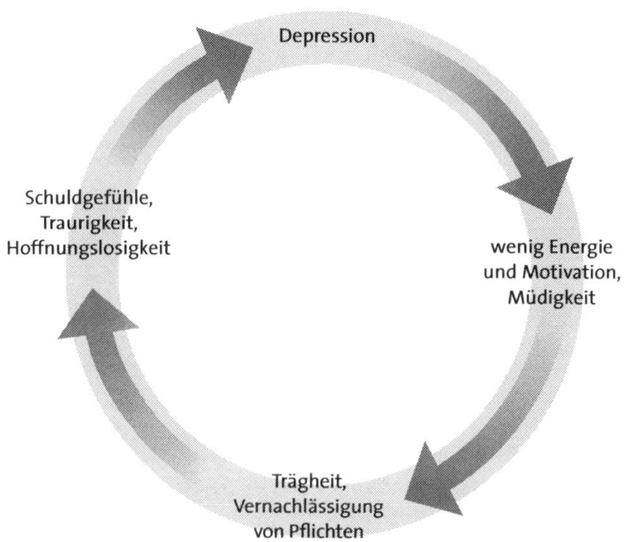

Um das Aufschieben zu überwinden, müssen Sie den Teufelskreis durchbrechen. Das ist nicht so einfach, wenn Ihr Denken sich schon eine Weile in dieser depressiven Gedankenspirale dreht. Wahrscheinlich werden Sie erst aktiv, wenn es einen wirklich triftigen Grund dafür gibt. Überlegen Sie in Ruhe, welche Gründe Sie motivieren könnten, aktiv zu werden. Notieren Sie diese auf dem Arbeitsblatt 29 ⤓.

MONIKA wird aktiv, weil sie sich um die Kinder kümmern muss, weil sie nicht gerne Trübsal bläst und weil sie sich besser fühlt, wenn sie etwas erledigt, anstatt nur auf dem Sofa zu liegen. ×

PAUL möchte seine Passivität überwinden, weil sich die vielen anstehenden Dinge zu einem umso größeren Berg auftürmen, je länger er sie ignoriert. Außerdem hasst er es, anders als die anderen zu sein. ✖

SABINE erlebt kaum noch Tiefs, seit sie gelernt hat, mit ihren Symptomen umzugehen. Früher hatte sie sich in den trägen Zeiten sehr unwohl gefühlt. Auch wenn es von außen so ausgesehen haben mag, als ob sie sich ausruhen würde, waren ihre Schuldgefühle und Selbstvorwürfe alles andere als erholsam. ✖

Wie man in Schwung kommt

Um das Aufschieben und Vermeiden zu überwinden, sollten Sie klein anfangen und sich ganz allmählich steigern. Die denkbar schlechteste Methode wäre, alles auf einmal erledigen zu wollen. Damit würden Sie sich überfordern und das Risiko, zu scheitern, wäre sehr groß. In einer (Hypo-)Manie denkt man, man könne und müsse alles mit einem Schlag ändern. Lassen Sie sich nicht dazu verleiten.

Jede Aktivität beginnt mit einem kleinen Schritt. Wenn Sie etwas nicht erledigen möchten, weil es Stress bei Ihnen auslöst, besteht der erste Schritt darin, herauszufinden, was genau dieses Unbehagen verursacht. Möglicherweise beruht es auf falschen Annahmen, wie sie im vorhergehenden Kapitel beschrieben wurden. Schieben Sie etwas auf, weil Sie ein schlechtes Resultat befürchten, gehen Sie zurück zu den Übungen im siebten Kapitel, die sich mit voreiligen Schlüssen befassen. Sobald Sie diese ersten Hürden überwunden haben, sind Sie bereit für die nächsten Übungen.

Ist die Angst vor einem ungewissen Ausgang nicht Ihr Problem, benötigen Sie vielleicht nur ein wenig Hilfe beim ersten Schritt. Um eine Aufgabe anzupacken, muss man sich zunächst ein bestimmtes Ziel setzen. Wenn Sie über genügend Energie verfügten und die Sache den Aufwand wert wäre, was würden Sie am liebsten erledigen? Im Grunde ist es gleichgültig, was Sie sich als Erstes vornehmen: Wichtig ist lediglich, den ersten kleinen Schritt zu tun, um den Teufelskreis der Trägheit zu durchbrechen.

WIE MAN EINEN ANFANG FINDET

- Fangen Sie klein an.
- Nehmen Sie sich nur eine Sache auf einmal vor.
- Legen Sie einen Zeitpunkt fest, zu dem Sie anfangen möchten.
- Finden Sie kleine Tricks, mit denen Sie sich selbst an die Aufgabe erinnern.
- Gehen Sie die Liste Ihrer Gründe durch, wieso Sie aktiv werden sollten (Arbeitsblatt 29).
- Hören Sie auf, sich einzureden, Sie würden sowieso nichts zustande bringen. Gehen Sie die Sache an, auch wenn Ihnen nicht danach ist.

MARIA findet sich zu dick. Sie hat ziemlich zugenommen, seit sie stimmungsstabilisierende Medikamente nimmt, und sie weiß, dass es Fälle von Diabetes und Bluthochdruck in ihrer Familie gibt – für beide Erkrankungen ist Übergewicht ein Risikofaktor. Bis jetzt hat sie immer einen Bogen um Diäten gemacht, denn schon bei der Vorstellung, worauf sie verzichten müsste, wurde sie hungrig. Sie bezweifelt, dass sie eine Diät durchhalten würde, aber sie weiß auch, dass sie sich dem Thema stellen muss und es nicht verdrängen darf. Maria orientierte sich an den oben genannten Tipps und entschied sich, erst einmal klein anzufangen. Sie entschloss sich, jeden Morgen eine Runde zu laufen, bevor sie zur Arbeit ging. Am nächsten Montag wollte sie damit beginnen. Um sich selbst an ihr Vorhaben zu erinnern, legte sie ihre Laufschuhe, ein T-Shirt und eine Jogginghose im Badezimmer so hin, dass sie ihr am Morgen als Erstes ins Auge fallen mussten. Auf eine Karteikarte schrieb sie den Grund für ihren Plan: ihre überflüssigen Pfunde. Die negative Einstellung gegenüber ihrem Vorhaben äußerte sich in dem Gedanken: »Ich will nicht.« Um dieses Denken zu ändern, notierte sie auf einem Zettel: »Ich ziehe das durch, auch wenn sich alles in mir dagegen sträubt.« ×

Der Wochenplan

Eine tägliche Routine kann etwas Beruhigendes haben. Sie wissen, was auf Sie zukommt, Sie erledigen tägliche Aufgaben und das verleiht Ihnen ein gutes Gefühl. Deshalb wird es oft als hilfreich empfunden, einem geregelten Tagesablauf nachzugehen, wenn man wieder in das Verhaltensmuster des Aufschiebens und Vermeidens gerutscht ist. Ohne ein regelmäßiges Tagesprogramm, wie z.B. zur Schule oder zur Arbeit zu gehen, tendiert man eher dazu, Dinge aufzuschieben. Bedenken Sie auch, dass Sie durch die Inaktivität einiges verpassen könnten, was Ihnen Freude macht und Sie aufmuntert. Etwas Erfreuliches zu erleben, hebt die Stimmung. Danach fühlen Sie sich, als seien Ihre Batterien wieder aufgeladen, und Sie können mit neuem Elan andere Dinge angehen. Das Gleiche gilt für Erfolgserlebnisse. Wenn Sie etwas erledigt haben, was schon seit einiger Zeit anlag, stärkt das Ihr Selbstvertrauen und steigert Ihr Selbstwertgefühl.

Das Arbeitsblatt 30 besteht aus zwei Teilen, damit Sie genügend Platz für Ihren Wochenplan haben. Der erste Teil (Arbeitsblatt 30a) ist für Montag bis Donnerstag und der zweite Teil (Arbeitsblatt 30b) für Freitag bis Sonntag gedacht. Es bleibt Ihnen überlassen, ob Sie gleich die ganze Woche planen oder lieber Tag für Tag vorgehen möchten. Am besten hat sich bewährt, am Vorabend in Ruhe den nächsten Tag zu planen. Wenn Sie wissen, was Sie morgen vorhaben, verschwenden Sie keine Zeit mit der Überlegung, was Sie als Nächstes angehen sollen, und Sie verhindern auch, dass Ihre Lustlosigkeit Sie davon abhält, überhaupt aktiv zu werden.

TIPPS ZUM AUSFÜLLEN IHRES WOCHENPLANS

- Tragen Sie ein, wann Sie aufstehen und schlafen gehen wollen.
- Tragen Sie regelmäßige Aktivitäten wie Arbeit oder Verabredungen ein.
- Planen Sie jeden Tag wenigstens eine angenehme Aktivität ein.
- Reservieren Sie genügend Zeit, um wenigstens eine Aufgabe vollständig erledigen zu können.
- Planen Sie realistisch. Nehmen Sie sich nicht zu viel vor.

Soziale Kontakte

- »Ich möchte nicht, dass andere mich so sehen.«
- »Ich will nicht hören, was die Leute sagen.«
- »Ich kann gerade nicht mit anderen umgehen.«
- »Niemand soll mir sagen, was ich tun und lassen soll.«

Vermeiden Sie den Kontakt mit anderen Menschen? Kommt Ihnen einer dieser Sätze bekannt vor? Wenn Sie depressiv werden, haben Sie wahrscheinlich keine Lust, unter Menschen zu sein. Sie sind Ihnen gleichgültig, werden Ihnen lästig oder Sie möchten einfach nicht, dass man bemerkt, was mit Ihnen los ist. Vielleicht sind Sie unsicher, wie Sie sich verhalten sollen oder wie Sie auf andere wirken. Wenn man depressiv ist, erscheint es einem ganz normal, sich zurückzuziehen, aber das ist so ziemlich das Schlechteste, was man in dieser Situation tun kann. Sozialer Rückzug führt zu Einsamkeit. Die Einsamkeit verstärkt die Depression. Wegen der Depression möchte man sich noch weiter zurückziehen. Daraus kann schnell ein Teufelskreis entstehen, wie ihn Abbildung 3 veranschaulicht. Wenn Sie alleine sind, haben Sie viel zu viel Zeit, um sich mit sich selbst und Ihrer Befindlichkeit zu beschäftigen. Niemand ist da, der Sie mit einem Gespräch von Ihrer negativen Gedankenspirale ablenkt, und Sie verpassen Gelegenheiten, die Sie aufmuntern und zum Lachen bringen könnten. Auch wenn Familie und Freunde nicht immer das Richtige sagen: Sie brauchen sie zur Unterstützung oder wenigstens zur Ablenkung.

ABBILDUNG 3 Teufelskreis des sozialen Rückzugs

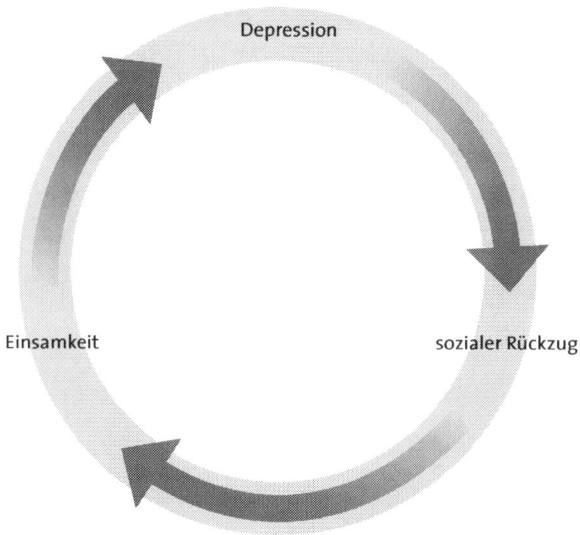

Es ist also vernünftig, genau das Gegenteil von dem zu tun, wonach Ihnen im Moment am meisten ist: Gehen Sie auf andere zu, anstatt sich zurückzuziehen. Sei es ein Freund, jemand aus der Familie oder ein Mitglied Ihrer Selbsthilfegruppe, eine Arbeitskollegin, Ihr Arzt oder Therapeut, eine Nachbarin – lassen Sie Ihr Umfeld wissen, dass es Ihnen nicht gut geht. Sie müssen ja nicht jammern, aber verkriechen Sie sich auch nicht. Lassen Sie zu, dass man sich um Sie kümmert und Hilfe anbietet. Auch wenn andere Ihre Probleme nicht in Luft auflösen können, so können sie Ihnen beistehen und Ihnen Kraft geben.

Das ist leichter gesagt als getan. Den sozialen Rückzug überwinden Sie am besten, indem Sie sich zunächst geistig darauf vorbereiten. Verwenden Sie dafür das Arbeitsblatt 31 ⤓. Schreiben Sie auf, wieso Ihnen der Umgang mit anderen Menschen guttun würde. Erinnern Sie sich an Zeiten, als Sie sich in der Gesellschaft anderer wohlfühlten. Überlegen Sie, was genau Ihnen daran gefallen hat und wie sich dadurch Ihre Stimmung verbesserte. Wenn Ihre Mitmenschen Ihnen auf andere Weise beim Umgang mit den Stimmungsschwankungen geholfen haben, notieren Sie dies ebenfalls.

PAULS ARBEITSBLATT 31 Was für soziale Kontakte spricht

Kontakt mit anderen tut mir gut, weil

- *ich wenigstens eine Zeit lang meine Probleme vergesse*
- *sie mich zum Lachen bringen können*
- *sich eine Weile nicht alle meine Gedanken um mich drehen*
- *ich im Nachhinein immer froh bin, dass ich es gemacht habe*

MONIKAS ARBEITSBLATT 31 Was für soziale Kontakte spricht

Kontakt mit anderen tut mir gut, weil

- *sie mich daran erinnern, dass ich Hilfe bekomme, wenn ich sie brauche*
- *meine negative Grundhaltung einem Faktencheck unterzogen wird*

- *meine Familie mir zu verstehen gibt, dass ich nicht so wertlos bin, wie ich denke*
- *ich mit meinem Kummer nicht alleine bin*

Unsicherheit

- »Ich weiß nicht, was ich machen soll.«
- »Ich habe keine Ahnung, wo ich anfangen soll.«
- »Vielleicht entscheide ich mich für das Falsche.«
- »Ob es den Aufwand überhaupt wert ist?«

MONIKA hat bei ihrer Arbeit als Krankenschwester alles im Griff. Sie geht nach einem festen Plan vor und erwartet das auch von ihren Kollegen. In ihren guten Phasen ist sie eine Perfektionistin, doch in depressiven Zeiten löst sich dieser absolute Anspruch an sich selbst in nichts auf. Wenn sie es nicht schafft, hundert Prozent zu liefern, macht sie lieber gar nichts. Zu Hause schiebt sie alles vor sich her, vermeidet bis auf die engsten Verwandten die Begegnung mit anderen Menschen und lässt die unerledigten Aufgaben zu einem Berg anwachsen. Sie weiß, dass sich die Probleme nicht von selbst lösen, dass Rechnungen nicht wie durch Zauberhand bezahlt werden und die unerledigten Aufgaben sich nicht einfach in Luft auflösen, doch sie fühlt sich zu schwach, um die Dinge anzugehen. Sie kommt völlig aus dem Konzept. Wenn Monika wegen einer Depression ihre Stelle verliert, überfordert sie die Suche nach einem neuen Arbeitsplatz. Sie weiß nicht, ob sie nicht lieber damit warten sollte, bis es ihr wieder besser geht, oder ob sie sich doch sofort darum kümmern müsste. Sie fragt sich, ob sie überhaupt weiter als Krankenschwester arbeiten oder sich eher eine leichtere Aufgabe suchen soll. Die Angst vor einer falschen Entscheidung lässt sie ans Aufgeben denken und sie überlegt, einen Antrag auf Berufsunfähigkeit zu stellen. Die Unsicherheit lähmt sie. ×

Eine Depression verwandelt alltägliche Tätigkeiten und Entscheidungen in Herkulesaufgaben. Unter diesen Umständen schieben die meisten Betroffenen ihre Aufgaben auf oder machen überhaupt nichts mehr. Erledigungen vor sich herzuschieben, wird im fünften Kapitel als kurzfristige Bewältigungsstrategie beschrieben. Für kurze Zeit mag das den Stress ein wenig lindern, aber auf lange Sicht gesehen macht es alles nur komplizierter. Es ist nicht einfach, aus dieser aufschiebenden Haltung herauszukommen, wenn die Depression die Konzentrationsfähigkeit, die Tatkraft, die Entscheidungsfähigkeit und das Selbstwertgefühl einschränkt. Bis zum Ende der Depression muss man also Methoden anwenden, die auch dann funktionieren, wenn man sich überfordert fühlt. Das Arbeitsblatt 32 ⤓ hilft dabei.

A- und B-Liste

Wenn der Alltag Sie so überfordert, dass es einfacher erscheint, nichts zu tun, als die notwendigen Dinge in Angriff zu nehmen, benötigen Sie eine Methode, mit der sich die anstehenden Aufgaben weniger belastend anfühlen. Mithilfe des Arbeitsblattes 32 ⤓ können Sie Ihre lange To-do-Liste so kürzen, dass es realistischer wird, sie abzuarbeiten. Legen Sie für jeden Tag zwei kurze Listen an: Auf der ersten steht alles, was Sie unbedingt erledigen müssen. Die A-Liste sollte nur wenige Punkte umfassen: Alles, was keinen Aufschub duldet, z.B. Rechnungen zu bezahlen, Essen einzukaufen oder wichtige Verabredungen. Hier können Sie auch eintragen, dass Sie sich Zeit nehmen möchten, um nachzudenken, zu planen oder sich die Lösung eines Problems zu überlegen.

In der B-Liste tragen Sie ein, was Sie gerne tun würden, wenn Sie genug Zeit und Energie dafür übrighätten. Diese Dinge müssen nicht unbedingt sofort angepackt werden, aber Sie würden sie wirklich gerne in Angriff nehmen. Das kann z.B. die Erledigung einer Besorgung sein, lange bevor sie dringend wird, oder ein Rezept erneuern zu lassen, bevor Sie die letzte Tablette aus der Schachtel eingenommen haben. Auf der B-Liste können auch Freizeitbeschäftigungen stehen, etwa Freunde zu besuchen, einem Hobby nachzugehen oder ein Buch zu lesen. Allerdings sollte auch die B-Liste jeden Tag nur wenige Punkte umfassen, besonders, wenn die Erledigung Ihrer A-Liste viel Zeit in Anspruch nimmt.

Sie sollten Ihre A-Liste abgearbeitet haben, bevor sie an die B-Liste gehen. Dadurch erledigen Sie die wichtigsten Dinge zuerst, lösen die dringendsten Probleme und verschaffen sich so ein Erfolgserlebnis. Alle Punkte, die Sie heute nicht abhaken können, übertragen Sie auf die Liste für den nächsten Tag.

Manche Menschen müssen darauf achten, dass sie nicht zu viele Aufgaben auf die beiden Listen setzen.

MONIKA hat schon immer gerne Listen geschrieben, doch diese werden meistens ein paar Seiten lang. Wenn sie nicht gerade depressiv ist, kann sie eine Menge erledigen. Es ist nicht einfach für sie, ihre Ansprüche an sich selbst vorübergehend herunterzuschrauben und nur einige wenige Punkte in die A- und B-Liste einzutragen. Sie muss sich selbst überzeugen, dass es in Ordnung ist, eine Zeit lang weniger zu tun als sonst, bis es ihr wieder besser geht. Das bedeutet, ihre »Alles-oder-Nichts«-Haltung zumindest für eine Weile aufzugeben und durch eine »Immer-ein-Schritt-nach-dem-anderen«-Haltung zu ersetzen. Die Übungen in den Kapiteln 7, 10 und 11 helfen ihr, die Selbstkritik zu überwinden, die ihr hier im Wege steht. ×

MONIKAS ARBEITSBLATT 32 **A- und B-Liste**

Meine A-Liste

Was ich heute erledigen muss

1. *Das Mittagessen für die Kinder vorkochen, bevor ich ins Bett gehe*
2. *Duschen und frische Kleidung anziehen*
3. *Den Geschirrspüler einräumen*

Meine B-Liste

Was ich gerne machen möchte, wenn die A-Liste abgearbeitet ist

1. *Eine Maschine Wäsche waschen (Unterwäsche)*
2. *Einen Termin für die Reparatur der Windschutzscheibe vereinbaren*
3. *Im Internet nach Stellenangeboten für Krankenschwestern suchen*

- »Das wird sicher anstrengend.«
- »Ich weiß nicht, wie ich mit der Situation umgehen soll.«
- »Ich glaube nicht, dass ich das Richtige tun werde.«
- »Hinterher wird es mir noch schlechter gehen.«

Im siebten Kapitel haben Sie erfahren, wie leicht Angst zu einer Vermeidungshaltung führt. Sie haben gelernt, wie Sie mit voreiligen Schlüssen umgehen können. Wenn Sie etwas aus Angst, es könne am Ende schiefgehen, vermeiden oder vor sich herschieben, gehen Sie zum vorhergehenden Kapitel zurück. Identifizieren Sie die momentane Fehleinschätzung und befassen Sie sich mit Ihren Ängsten, bevor Sie eine Handlung planen.

Gefühle können das Denken so stark beeinflussen, dass jegliches Handeln zu einer Katastrophe zu führen scheint. Sie können mit den Methoden im siebten Kapitel Ihre angstbesetzten Gedanken überprüfen; auch in den Kapiteln 10 und 11 finden Sie Strategien, die hier hilfreich sein könnten. Wenn Sie sich bereit fühlen, versuchen Sie es mit der A- und B-Liste auf dem Arbeitsblatt 32.

Spaß haben

- »Ich würde lieber am Computer spielen, als zu arbeiten.«
- »Jetzt fühle ich mich endlich gut, nun will ich auch Spaß haben.«
- »Es steht mir zu, mich zu entspannen und auch mal nichts zu tun.«
- »Ich möchte dieses tolle Gefühl nicht verlieren.«

SEBASTIAN ist auch dann auf Vergnügen aus, wenn er nicht hypomanisch ist. Er feiert gerne und würde lieber spielen, anstatt zur Arbeit zu gehen. In seinem Beruf strengt er sich sehr an und wird gut bezahlt, deshalb meint er, es verdient zu haben, in seiner Freizeit ab und zu über die Stränge zu schlagen. Für seine Frau Daniela spricht prinzipiell nichts dagegen, doch sie ist ebenfalls voll berufstätig und findet, sie seien beide verantwortlich für all die kleinen Dinge, die täglich anfallen: den Haushalt zu erledigen, den Garten und das Auto in Schuss zu halten und so weiter. Wenn sie ihn daran erinnert, dass er seinen Teil dazu beitragen solle, wirft er ihr vor, sie klinge wie seine Mutter. Obwohl er fast vierzig ist, fühlt sich Sebastian in seinem tiefsten Innern noch immer wie ein Kind und lebt nach der Devise, es sei besser, um Entschuldigung als um Erlaubnis zu bitten – besonders, wenn es um seine Frau geht. Das heißt, er drückt sich vor diesen »Erwachsenenaufgaben«, um deren Erledigung Daniela ihn bittet. Wenn er den ganzen Tag mit seinen Freunden angeln war, bittet er sie hinterher um Entschuldigung. In der Hypomanie wird aus der Verabredung zum Angeln schnell ein ganzes Wochenende, an dem er mit den Kumpels um die Häuser zieht, wobei oft auch reichlich Alkohol fließt. Früher hatte Sebastians Verhalten keine Konsequenzen. Als er noch bei seinen Eltern lebte, wusste er, seine Mutter würde irgendwann seine überall verstreuten Sachen aufräumen, weil sie Unordnung nicht ertragen konnte. Sie wurde dann zwar wütend, aber er bat sie um Verzeihung und versprach, es beim nächsten Mal besser zu machen. Daraus entwickelte sich sein Verhaltensmuster. Nun, da er verheiratet ist, wird dieses Muster zum Problem für seine Frau. Daniela hasst Streit, weil bei ihr zu Hause die ganze Zeit gestritten wurde. Sie möchte nicht so sein wie ihre Eltern, deshalb geht sie Konflikten aus dem Weg und versucht, Sebastians Verhalten zu entschuldigen. Sie hat ihm verziehen, dass er ihren Hochzeitstag und ihren Geburtstag vergessen hat; ja sogar, dass ihm gekündigt wurde, als er wegen Trunkenheit am Steuer im Gefängnis landete. Danielas Vermeidung von Auseinandersetzungen ist ein ebenso großes Problem wie Sebastians Vernachlässigung seiner Pflichten. ×

Den goldenen Mittelweg finden

Beide, Sebastian und Daniela, möchten etwas Negatives vermeiden. Das liegt nicht etwa daran, dass sie depressiv oder ängstlich wären. Sie versuchen nicht, einander auszuweichen, und sie sind sich auch nicht im Unklaren darüber, was eigentlich zu tun wäre. Es ist nur so, dass keiner von beiden sich einer unangenehmen Situation stellen möchte. Er will an den Wochenenden nicht im Haushalt helfen und sie möchte nicht darüber streiten. Leider wird dieses Vermeidungsverhalten langsam, aber sicher zu einer Belastung ihrer Ehe.

Vergnügungshungrige erfahren eine sofortige Befriedigung, wenn sie sich mit etwas Angenehmen beschäftigen – ein äußerst gutes Gefühl. Wenn Sie Erfahrung mit Depressionen haben, dann wissen Sie, wie erleichternd dieses Gefühl sein kann. Es ist also gut nachzuvollziehen, wieso Sebastian jeden nicht depressiven Moment auskosten möchte. Andererseits ist es auch verständlich, wieso Daniela nicht mit ihm streiten will. Ein Streit ist immer mit einem schlechten Gefühl verbunden. Sebastian und Daniela haben sich wegen ihrer Alles-oder-Nichts-Haltung festgefahren. Er geht davon aus, dass alle Pflichten unerfreulich und zu vermeiden sind. Sie ist überzeugt, eine Diskussion über die häuslichen Pflichten führe auf jeden Fall zu einer hässlichen Auseinandersetzung, so wie sie es von ihren Eltern kennt. Bei solchen beiderseitigen Vermeidungsstrategien findet man am besten einen Mittelweg, also einen Kompromiss zwischen Alles oder Nichts.

Weil es nicht unser eigenes Problem ist, fällt es uns leicht, zu sagen, was die beiden tun sollten. Es sind vernünftige Menschen und sie bedeuten einander viel. Beide möchten ein angenehmes Leben haben und eine gute Ehe führen. Sie müssen einen Kompromiss finden, mit dem beide gut leben können. Weil Daniela mit der Situation unzufrieden ist, liegt es an ihr, das Thema auf den Tisch zu bringen, doch weil sie sich vor einer Auseinandersetzung scheut, spricht sie lieber gar nicht über das, was sie stört – das ist ihre Alles-oder-Nichts-Haltung.

Ein Grund, wieso man sich mit so einer Haltung festfährt, ist: Man meint, alleine für die Lösung der Probleme verantwortlich zu sein – noch so eine Alles-oder-Nichts-Idee. Und man übersieht, dass man sich Hilfe von außen holen könnte. Um zu einem Kompromiss mit Sebastian zu kommen, braucht Daniela einen Rat, wie sie das Thema ansprechen kann, ohne dass das Gespräch in eine Grundsatzdiskussion ausartet und in einem Streit endet. Sie könnte in ihrer Familie oder bei Freunden Beistand finden, aber diese sind nicht immer neutral. Sebastian geht wegen seiner Medikamente zu einer Psychiaterin. Sie könnte ebenfalls eine Hilfe sein.

Ärztinnen und Ärzte können gute unparteiische Schlichter sein. Wenn Daniela also über Sebastians Verhalten sprechen möchte, in einer geschützten Umgebung und mit jemandem, der ihnen hilft, in der Spur zu bleiben, so kann sie ihn fragen, ob sie ihn bei seinem nächsten Termin bei der Psychiaterin begleiten darf:

Daniela ▶ Sebastian, ich würde dich gerne zu deinem nächsten Termin bei der Psychiaterin begleiten.

Sebastian ▶ Klar. Aber wieso?

Daniela ▶ Wir müssen über die Sache mit den Hausarbeiten reden, aber ich möchte nicht streiten.

Sebastian ▶ Oh nein, nicht das schon wieder!

Daniela ▶ Ich glaube einfach, wir brauchen Hilfe, wenn wir das lösen wollen. Ich will keinen Streit; ich möchte nur eine Lösung finden. Wir alleine haben das bis jetzt nicht hinbekommen. Lass uns also jemanden fragen, ob er uns hilft, bevor es noch unsere Ehe kaputt macht. Ich liebe dich und ich möchte nicht, dass wir so enden wie meine Eltern.

Sebastian ▶ Na gut.

Im zehnten Kapitel wird noch eine andere Vorgehensweise gezeigt, wie man mit einer Alles-oder-Nichts-Haltung umgehen kann, nämlich indem man die Logik erkennt, die dahintersteckt. Wenn Sie öfter mit diesem Problem zu tun haben, gehen Sie direkt zu diesem Kapitel.

Noch mal das Wichtigste und wie es weitergeht

Aufgaben vor sich herzuschieben oder ganz zu vermeiden, ist eine häufige Bewältigungsstrategie. Dieses Verhalten erleichtert zwar kurzfristig den Umgang mit unangenehmen Situationen, mit Unsicherheit, Angst und mit der depressiven Trägheit, aber auf lange Sicht werden Ihre Probleme dadurch nicht gelöst. Dieses Kapitel konzentrierte sich darauf, die Gründe für das Aufschieben aufzudecken, und zeigte Möglichkeiten auf, wie dieser Kreislauf durchbrochen werden kann.

Im nächsten Kapitel lernen Sie, mit einem anderen Problem umzugehen, das Sie lähmen kann: wenn Sie sich zu überfordert fühlen, um zu handeln.

Der vierte Schritt: Die Symptome reduzieren

In diesem Kapitel

- lernen Sie, mit dem Gefühl der Überforderung umzugehen,
- entdecken Sie, wie Sie für eine günstigere Umgebung sorgen können, indem Sie äußere Reize vermindern,
- wird gezeigt, wie Sie zu einem besseren Schlaf kommen.

Sich überfordert fühlen

Wie viel Stress Sie aushalten können, hängt von Ihrer Tagesform ab. Wenn Sie gut geschlafen haben, energiegeladen und konzentrationsfähig sind, ist es einfacher, mit den vielen täglichen Aufgaben und Verantwortlichkeiten umzugehen. Wenn Sie dagegen müde und angespannt sind und sich um zu viele Dinge gleichzeitig kümmern müssen, fällt es viel schwerer. Ist man weniger belastbar und sieht sich mit einem Berg von Aufgaben konfrontiert, ist es verständlich und normal, überfordert zu sein. Dies kann sich anfühlen wie eine Mischung aus Erschöpfung und Traurigkeit. Manchmal gesellen sich Reizbarkeit und Unruhe hinzu und man kann nicht mehr klar denken. Auch wenn Sie genau wissen, was zu tun wäre, schaffen Sie es einfach nicht. Alleine bei dem Gedanken an die vielen kleinen Schritte, die nötig sind, bis ein Ziel erreicht ist, fühlen Sie sich erschöpft und entmutigt.

Bei Überforderung werden Pflichten und Aufgaben oft vor sich hergeschoben oder gar nicht erledigt – so wie in den Beispielen im achten Kapitel beschrieben. Das führt dazu, dass man immer weiter ins Hintertreffen gerät. Das Wissen um den stetig wachsenden Aufgabenberg ist nicht förderlich für die Stimmung und das schlechte Gewissen kommt noch dazu. Die Erledigung von Aufgaben hinauszuzögern oder ganz sein zu lassen, verringert kurzzeitig das Gefühl der Überforderung; deshalb machen wir das ja. Es läuft ungefähr so ab:

1. Wenn Sie sich überfordert fühlen und sich sagen: »Ich schaffe das nicht«, fühlen Sie sich extrem angespannt. Lassen Sie dagegen etwas liegen, was

Sie eigentlich erledigen müssten, und sagen sich, »Das mache ich später«, fühlen Sie sich kurzfristig entspannter.

2. Wenn Sie so vorgehen, verbinden Sie mit der Zeit schwierige Aufgaben mit einem unangenehmen Gefühl und das Liegenlassen mit einem besseren. Wegen dieser Konditionierung werden Sie sehr wahrscheinlich beim nächsten Mal, wenn eine schwierige Aufgabe ansteht, wieder so handeln und sie liegen lassen, anstatt sie anzupacken. Auf diese Weise trainieren Sie sich eine schlechte Gewohnheit an.
3. Wenn Sie das wieder und wieder so machen, leidet Ihr Selbstvertrauen und die Fähigkeit, Ihre Aufgaben zu bewältigen.
4. Mit einem geringen Selbstvertrauen fällt es schwerer, mit belastenden Situationen umzugehen.
5. In der Zwischenzeit häufen sich die Probleme und Aufgaben immer weiter an, werden schwieriger zu handhaben und die Überforderung wächst.
6. Alles zusammen führt dazu, dass Sie sich immer schlechter fühlen.

Am besten lösen Sie dieses Dilemma, indem Sie große Aufgaben in kleine Schritte unterteilen und dann in Angriff nehmen!

Wie man große Aufgaben aufteilt und angeht

Wenn man sich überfordert fühlt und trotzdem vorankommen möchte, versucht man am besten, die anstehenden Aufgaben oder Probleme von einer anderen Warte aus zu betrachten. Ob es um den monatelang aufgeschobenen Hausputz geht, die liegengebliebene Steuererklärung oder um die Suche nach einer neuen Stelle: Jede große Aufgabe, die wie ein unüberwindlicher Berg erscheint, lässt sich in kleine Teile zerlegen, die besser zu bewältigen sind, als wenn man versucht, alles auf einmal zu erledigen. Entscheidend ist, *wie* man die Sache betrachtet.

Wenn Sie z.B. eine unaufgeräumte und nicht geputzte Wohnung als Katastrophengebiet ansehen und denken, dass Sie Wochen brauchen werden, um sie in Ordnung zu bringen, verlässt Sie wahrscheinlich der Mut und Sie lassen es lieber bleiben. Wenn es darum geht, eine neue Stelle zu finden, und Sie daran denken, wie viele kleine Schritte dafür nötig sind – wie sich geistig auf eine neue Arbeit einzustellen, Stellenangebote zu sichten und beim Bewerbungsgespräch jemanden davon zu überzeugen, dass Sie die

Idealbesetzung für diesen Job sind –, kann alleine die Größe dieses Aufgabenkomplexes Ihnen jeden Wind aus den Segeln nehmen. In der Depression fällt es Ihnen schwer, sich zu motivieren, und Sie wissen gar nicht, womit Sie beginnen sollen. Wenn Sie Konzentrationsschwierigkeiten haben, können Sie sich wahrscheinlich nicht lange genug mit einer Sache befassen, um sie in Angriff zu nehmen. Und wenn Ihre Energie auf dem Nullpunkt ist, sind Sie zu müde, um die Arbeit auszuführen. All dies zusammen führt zu einem Gefühl der völligen Überforderung.

Niedergeschlagenheit oder Depression + eine große Aufgabe = Überforderung

Wenn Sie eine größere Aufgabe meistern müssen, versuchen Sie es mit der Methode, die im nächsten Abschnitt gezeigt wird. Damit können Sie eine große Aufgabe in kleine Schritte unterteilen, die einfacher zu bewältigen sind als alles auf einmal. Die Devise heißt: Schrittchen für Schrittchen.

Wie man ein Problem in kleine Schritte unterteilt

Der erste Schritt ▶ Reden Sie sich nicht ein, dass alles auf einmal erledigt werden muss. Vielleicht würden Sie am liebsten alles an einem Tag abhaken, aber das ist nicht vernünftig. Notieren Sie auf dem Arbeitsblatt 33 ⤓ ein paar Sätze, die Ihnen dabei helfen, sich realistische Ziele zu setzen.

MONIKA neigt ein wenig zum Perfektionismus und hat den Anspruch an sich selbst, immer alles im Griff zu haben. Sie versuchte einmal, immer nur einen kleinen Teil der Arbeit zu erledigen, doch das funktionierte nicht. Eine innere Stimme sagte ihr dauernd, sie müsse *eigentlich* fähig sein, alles auf einmal abzuarbeiten. Schließlich wird sie mit ihrem Haushalt an einem Tag fertig, wenn sie nicht depressiv ist. ×

Wenn Sie ähnlich gestrickt sind wie Monika, sollten Sie daran arbeiten, nicht so streng mit sich selbst zu sein. Es ist besser, nur ein wenig zu erledigen als gar nichts. Ein bisschen ist besser als nichts – versuchen Sie, sich an dieses Motto zu halten, wenn Ihr Perfektionismus Sie dazu verleitet, sich unrealistische Ziele zu setzen.

Der zweite Schritt ▶ Schreiben Sie die wichtigsten Punkte auf, die zur Lösung Ihres Problems oder zur Erledigung einer Aufgabe notwendig sind. Vielleicht mögen Sie solche Listen nicht, aber man fühlt sich weniger überfordert, wenn man die Dinge zu Papier bringt. Man schreibt sie sich gewissermaßen von der Seele. Versuchen Sie es mit dem Arbeitsblatt 34 und schauen Sie, ob es Ihnen hilft.

PAUL fand eine solche Liste hilfreich, als er für sein Studium einen längeren Text verfassen musste. Als er das Projekt in mehrere kleine Schritte aufgeteilt hatte, schien es ihm einfacher, es zu realisieren.

MONIKA dagegen fühlte sich sofort überfordert, als sie eine Liste verfasste, auf der sie notierte, was sie alles tun muss, um den Haushalt zu erledigen. Sie legte das Papier beiseite und fing einfach an, zu putzen. Für sie war es besser, gleich zu Schritt 3 zu gehen.

Der dritte Schritt ▶ Den richtigen Anfang finden. Auch wenn es offensichtlich ist, wie man die Erledigung einer Aufgabe angehen sollte, ist es besser, irgendetwas in Angriff zu nehmen, als nichts zu tun – selbst wenn es nicht der eigentlichen Reihenfolge entspricht. Wenn Sie den Drang verspüren, mehr als einen Punkt zu erledigen, versuchen Sie, dem nicht nachzugeben. Wenn Sie sich zu viel auf einmal vornehmen, sind Sie bald wieder bei der Überforderung angelangt. Entscheiden Sie sich für Ihren ersten Schritt und notieren Sie ihn auf dem Arbeitsblatt 35. Es schwarz auf weiß zu sehen, hilft Ihnen, sich an Ihren Plan zu halten.

SABINE kommt manchmal in Verzug bei der Bezahlung ihrer Rechnungen. Sie hasst diese Aufgabe, weil sie dadurch jedes Mal daran erinnert wird, wie wenig Geld sie hat. Weil sie sich angewöhnt hat, möglichst einen Bogen um das Bezahlen ihrer Rechnungen zu machen, hat sie auch kein System dafür entwickelt. Die Rechnungen liegen überall herum, sie weiß nicht, wo sie die Überweisungsformulare hingetan hat und wann die Rechnungen fällig sind. Sie hat schon einmal versucht, ein System aufzubauen, aber das war ihr zu umständlich und dauerte ihr zu lange. Obwohl so ein System ein guter Anfang wäre, wollte sie nicht damit beginnen und wählte stattdessen als ihre ersten Schritte: die Überweisungsformulare zu suchen und die Rechnungen zusammenzutragen. Immer, wenn sie eine Rechnung fand, füllte sie das Überweisungsformular dafür aus und steckte es in einen Umschlag für die Bank. Es war ihr bewusst, dass das nicht unbedingt effizient war, aber zumindest wurde das Problem so nach und nach aus der Welt geschafft.

Der erste Schritt ▶ Legen Sie ein Datum und eine Uhrzeit für den Anfang fest. Treffen Sie eine Verabredung mit sich selbst für den ersten Schritt. Wählen Sie einen realistischen Termin, an dem keine Unterbrechungen zu erwarten sind und es unwahrscheinlich ist, dass andere Verpflichtungen dazwischenkommen. Planen Sie den ersten Schritt so, dass Sie aller Voraussicht nach zu dem gewählten Zeitpunkt auch über die nötige Zeit und Energie verfügen.

Der zweite Schritt ▶ Fangen Sie an, auch wenn Sie in diesem Moment nicht in der Stimmung dazu sind, sich nur schwer aufraffen können und es ein Dutzend anderer Dinge gibt, die Sie gerade lieber tun würden. Sagen Sie sich, dass ein kleiner Fortschritt besser ist als gar keiner.

Viele beklagen sich über ihre mangelnde Motivation und ihr Desinteresse, wenn es darum geht, unliebsame Aufgaben anzupacken; besonders dann, wenn nur der Gedanke daran sie zu überfordern droht. Sie schieben die Dinge auf die lange Bank, in der Hoffnung, die Motivation werde schon irgendwann von selbst kommen, doch das bewahrheitet sich selten. Es gibt keinen Trick, mit dem man Motivation herbeizaubern kann. Wenn es darauf ankommt, liegt das ganze Geheimnis in der Erkenntnis, dass es in Ihrem ureigenen Interesse liegt, die Dinge anzugehen. Sie unternehmen den ersten Schritt, weil Sie davon überzeugt sind, das Richtige zu tun – obwohl sich alles in Ihnen sträubt und Ihnen tausend Ausreden einfallen. Lassen Sie für diesen einen Moment die lähmenden schlechten Gefühle außer Acht, und fangen Sie einfach an. Wenn Sie erst einmal begonnen haben, kommt auch die Motivation zurück.

Der dritte Schritt ▶ Streichen Sie jeden Punkt von Ihrer Liste, den Sie erledigt haben. Sie dürfen sich danach selbst auf die Schulter klopfen oder sich dafür belohnen, dass Sie einen Fortschritt gemacht haben. Denken Sie nicht, das Erledigte sei nichts wert, weil noch so viel anderes vor Ihnen liegt. Sie müssen lernen, das Erreichte zu schätzen. Wenn Ihre Hauptmotivation das Gefühl der Erleichterung ist, das sich nach getaner Arbeit einstellt, ist das Abhaken einer Aufgabe wahrscheinlich Belohnung genug. Wenn Ihnen eine Arbeit jedoch sehr schwer fällt und der Spaßfaktor dabei gegen Null geht, müssen Sie eine andere Möglichkeit finden, wie Sie eine positive Bestärkung daraus ziehen können. Das ist insofern wichtig, als es dadurch leichter fällt, mit der nächsten Teilaufgabe weiterzumachen.

Überlegen Sie sich eine kleine Belohnung für den Abschluss eines Zwischenschritts. Es muss nichts Großes oder Teures sein. Gestatten Sie sich eine kleine Pause, essen Sie ein Eis oder sehen Sie eine Folge Ihrer Lieblingsserie. Planen Sie Ihre Belohnung im Voraus. Das Arbeitsblatt 36 hilft Ihnen dabei.

SABINE belohnte sich für die Bezahlung ihrer Rechnungen mit einem Nickerchen. ×

MONIKAS Belohnung für ihre Fortschritte ist, dass ihre dauernde Selbstkritik wegen des Aufschiebens für eine Weile aufhört. ×

STEFAN belohnt sich für das Fertigstellen seiner Arbeit mit einem Kinobesuch. ×

Der vierte Schritt ▶ Bestimmen Sie die nächste Teilaufgabe und legen Sie wieder einen Termin dafür fest. Wiederholen Sie die Schritte eins bis vier, bis die ganze Aufgabe erledigt ist. Wenn Sie mit allem fertig sind, haben Sie ein Lob und eine Belohnung verdient – oder erzählen Sie jemanden davon, der ermessen kann, was Sie geleistet haben!

Die eigenen Erfolge nicht kleinreden

SABINE denkt, eine Depression sei keine Entschuldigung, ihren Pflichten nicht nachzukommen. Sie kann sich nicht verzeihen, sich bisweilen kraftlos zu fühlen und Konzentrationsschwierigkeiten zu haben. Wenn sie sich überfordert fühlt und festfährt, unterteilt sie größere Aufgaben zwar in kleinere Teile, doch wenn sie einen Punkt auf ihrer Liste abhaken kann, ist sie nicht stolz auf das Erreichte, sondern unzufrieden, weil sie nicht früher damit fertig wurde und weil sie es besser hätte machen können. ×

Sich schlecht zu fühlen, wenn man etwas erreicht hat, ist nicht gerade förderlich für die Motivation. Wenn Sie jemanden auf eine Prüfung vorbereiten würden, eine Schülerin oder einen Studenten z.B., würden Sie die Person nicht tadeln, weil sie nicht schneller war oder genauer gearbeitet hat. Sie würde die Lust verlieren, weiterzuarbeiten. Das Gleiche gilt für Sie selbst.

Das gute Gefühl nach einer erfolgreich abgeschlossenen Aufgabe zu unterdrücken, schadet Ihnen. Wenn Sie mit Stimmungsschwankungen und all den anderen Symptomen einer Bipolaren Störung zu kämpfen haben, können auch kleine Aufgaben sehr anstrengend werden. Versuchen Sie, aus Ihren

Erfolgen keine Niederlagen zu machen, weil Sie Ihre Ziele zu hochgesteckt haben. Manchmal ist es sogar angebracht, stolz darauf zu sein, dass Sie es am Morgen geschafft haben, aufzustehen, denn es gibt Zeiten, in denen alleine das Aufstehen tatsächlich eine große Leistung bedeutet.

Wie man mit Reizüberflutung umgeht

Zwei Arten von Reizen können eine Manie oder Hypomanie verstärken. Das eine sind Reize, die von außen kommen; Lärm z.B. Die andere Art von Reizen hat ihren Ursprung in Ihnen selbst, etwa wenn sich Ihre Gedanken und Ideen überschlagen. Zu viele Reize von außen lassen Sie möglicherweise nervös oder ängstlich werden. Die rasenden Gedanken können sich dadurch noch schneller in Ihrem Kopf drehen und die Konzentration fällt noch schwerer. Ein Zuviel an Reizen kann Sie nachts vom Schlaf abhalten. Auch an sich Positives, wie lachende und sich amüsierende Menschen, kann zu einer Überreizung führen.

Hier ein paar Beispiele für übermäßige Reize von außen:

- Lärm
- Zu viele Menschen
- Laute Musik
- Spielende Kinder
- Unordnung
- Hektischer Straßenverkehr
- Telefonklingeln
- Gruppentherapie
- Durcheinander
- Lautes Gelächter

Manchmal sind es auch Ihre eigenen Gedanken und Aktivitäten, die eine Reizüberflutung verursachen. In den Anfängen einer Hypomanie oder Manie haben Sie typischerweise mehr Einfälle und sind kreativer als sonst. Je mehr Sie über die neuen Ideen nachdenken, desto beflügelter werden Sie. Starke Gefühle wie Freude oder Begeisterung heizen dies eventuell noch an – besonders, wenn Sie gerade eine Ihrer Ideen in die Tat umsetzen möchten. Je enthusiastischer Sie werden, desto schneller strömen die Ideen auf Sie ein. Das fühlt sich eigentlich sehr gut an, bis es zu einer Reizüberflutung kommt.

Dann werden es zu viele Gedanken, um sie noch verarbeiten zu können, und Sie fühlen sich nur noch getrieben oder völlig erschöpft. Dieser Prozess ist leider schwer aufzuhalten, wenn er einmal in Gang gekommen ist.

Hier ein paar Beispiele für zu viele innere Reize:

- Rasende Gedanken
- Neue Projekte anfangen
- Über Sorgen und Probleme nachgrübeln
- Zu viele kreative Ideen auf einmal
- In Erinnerungen an tief berührende Momente schwelgen
- Gedanken dauernd wiederholen, um sie im Gedächtnis zu behalten, anstatt sie aufzuschreiben
- Die Planung neuer Projekte oder Abenteuer

FRANK, Sabines Bruder, wird in der Manie und Depression psychotisch und hört Stimmen. Dieses Symptom wird durch eine laute und hektische Umgebung verstärkt. Zusätzlich zur Medikamenteneinnahme hilft es ihm auch, die Reize zu reduzieren. ×

Die Umgebungsreize reduzieren

Der erste Schritt ▶ zur Eindämmung der Reizüberflutung ist, sie zu erkennen. Vielleicht stellen Sie eine gewisse Anspannung, Beklommenheit oder Unruhe an sich fest, aber Sie wissen nicht, woher das kommt.

MONIKA spürt, wie sie sich verspannt, wenn ihre Kinder streiten. ×

Der zweite Schritt ▶ ist, die Ursache für die Überreizung zu *identifizieren.* Liegt es an Ihrem Umfeld oder an Ihnen selbst?

MONIKA ist eindeutig wegen der Kinder überreizt. ×

Der dritte Schritt ▶ ist, etwas zu *unternehmen.*

MONIKA kann die Aufmerksamkeit ihrer Kinder auf eine etwas leisere Beschäftigung lenken oder sie kann so lange in ein anderes Zimmer gehen, bis es ihr wieder leichter fällt, mit der Situation umzugehen. ×

Wenn die Reizquelle in Ihrer Umgebung zu finden ist, versuchen Sie, für Ruhe zu sorgen, oder nehmen Sie räumlichen Abstand davon. Das kann bedeuten, den Ton des Fernsehers oder des Radios leiser zu stellen, von einer Menschenmenge wegzugehen oder die Kinder zu bitten, etwas Leiseres zu spielen. Suchen Sie sich einen ruhigen Ort, um sich zu sammeln und zu beruhigen. Gehen Sie in ein anderes Zimmer, machen Sie einen kleinen Spaziergang oder löschen Sie das Licht und legen sich eine Weile hin.

Wenn eine unordentliche Umgebung das Problem ist, können Sie entweder woanders hingehen oder versuchen, Ordnung hineinzubringen. Dafür wenden Sie am besten die »Eins-nach-dem-anderen«-Methoden an, die unter den Punkten »Wie man ein Problem in kleine Schritte unterteilt« (S. 140 f.) und »Wie man einen guten Anfang findet« (S. 142 f.) zu Beginn dieses Kapitels gezeigt wurden.

Die inneren Reize reduzieren

Äußere Reize in den Griff zu bekommen, fällt in mancherlei Hinsicht leichter, als es bei den inneren Reizen der Fall ist. Einer hektischen Umgebung kann man meistens entkommen, aber vor rasenden Gedanken kann man nicht einfach davonlaufen. Um die inneren Reize zu reduzieren, müssen Sie Mittel und Wege finden, um für Ruhe in Ihrem Kopf zu sorgen und Ihre Gedanken zu ordnen. Dazu ist es notwendig, die Denkvorgänge so weit zu verlangsamen, dass sie nicht mehr zu einer Überreizung führen. Hier ein paar Vorschläge:

Sorgen Sie für eine ruhige Umgebung ▶ Ein guter Anfang ist es, ruhige äußere Bedingungen zu schaffen. Weniger Lärm um Sie herum lichtet auch das Durcheinander in Ihrem Kopf. Lesen Sie sich dazu den vorigen Abschnitt zur Reduktion äußerer Reize durch.

Werden Sie selbst ruhiger ▶ Eine nervliche Überreizung wird durch starke Empfindungen wie Angst oder Begeisterung verstärkt. Entspannungsübungen helfen dabei, die körperlichen Verspannungen abzubauen. Lenken Sie sich eine Weile mit sanfter Musik ab oder legen Sie die Beine hoch und ruhen sich ein wenig aus. Alles, was Ihnen in der Vergangenheit beim Entspannen geholfen hat, kann auch jetzt nützlich sein, um die Reizüberflutung zu reduzieren.

Bringen Sie Ordnung in Ihre Gedanken ▶ Eines der typischen manischen Symptome ist die Flut von Ideen für neue Projekte und Erlebnisse; manchmal begleitet von einem wahrhaftigen Motivationsschub, lange Liegengebliebenes endlich zu erledigen, eine neue kreative Arbeit zu beginnen oder eine wesentliche Änderung in seinem Leben vorzunehmen. Ein Einfall folgt auf den nächsten. Das kann sich richtig gut anfühlen, ganz besonders, wenn Sie gerade aus einer Depression aufgetaucht sind, in der das Denken unerträglich langsam war und Sie sich zu nichts motivieren konnten. Doch wenn Sie diesen inneren Reizen keinen Einhalt gebieten, ist schnell der Punkt erreicht, an dem es schlicht zu viele Ideen sind, die auf Sie einströmen, und die Gedanken wirr und anstrengend werden. Versuchen Sie es mit der A- und B-Liste auf dem Arbeitsblatt 32, wenn der Drang zu groß wird, jeden neuen Einfall realisieren zu wollen.

Sorgen Sie für einen erholsamen Schlaf

Ein weiterer wichtiger Aspekt ist, genug Schlaf zu bekommen. Wenn Sie trotz aller Bemühungen unter Schlafstörungen oder Schlaflosigkeit leiden, sprechen Sie mit Ihrer Ärztin oder Ihrem Arzt darüber. Vielleicht ist es angebracht, vorübergehend ein Medikament zu nehmen, welches das Ein- und Durchschlafen erleichtert.

WIE MAN FÜR EINEN GUTEN SCHLAF SORGT

Regelmäßigkeit: Versuchen Sie immer etwa zur gleichen Zeit ins Bett zu gehen und aufzustehen, auch an den Wochenenden.

Nachts schlafen: Vermeiden Sie es, tagsüber zu schlafen und bis spät abends aufzubleiben. Ist Ihr Schlafrhythmus bereits durcheinander, erarbeiten Sie mit Ihrer Ärztin oder Ihrem Arzt einen Plan, um wieder zu normalen Zeiten zu schlafen.

Das Bett ist nur zum Schlafen da: Sie sollten im Schlafzimmer nicht fernsehen, essen, lesen oder Büroarbeiten erledigen. Lassen Sie es zu einer Routine werden, das Zubettgehen nur mit schlafen zu verbinden.

Behaglichkeit: Machen Sie es sich in Ihrem Bett mit Kissen, Decken und bequemer Kleidung gemütlich, sodass Sie sich richtig wohlfühlen.

Herunterfahren: Bereiten Sie sich wenigstens eine Stunde vorher auf das Schlafengehen vor, indem Sie für eine ruhige Umgebung sorgen und Ihre Gedanken zur Ruhe kommen lassen.

Wachmacher vermeiden: Eine Tasse heiße Schokolade oder Kaffee, ein paar Zigaretten oder ein Dessert können abends gut schmecken, aber bei Menschen, die empfindlich auf Koffein, Nikotin oder Zucker reagieren, erschweren sie das Einschlafen. Leiden Sie unter Verdauungsbeschwerden, können eine späte Mahlzeit oder stark gewürzte Speisen den Magen reizen und Sie wachhalten.

Es gibt einiges, was zu einem guten und gesunden Schlaf beitragen kann, aber manches bewirkt auch das Gegenteil und sollte vermieden werden. Versuchen Sie, solchen Dingen auszuweichen, wenn Sie Probleme mit dem Einschlafen haben.

WAS MAN BEI SCHLAFSTÖRUNGEN VERMEIDEN SOLLTE

Koffein: Kaffee am Abend ist keine gute Idee, denn das darin enthaltene Koffein kann Sie wachhalten. Wenn Sie an einem kalten Abend gern einen heißen Kaffee trinken, kaufen Sie für abends und nachts koffeinfreien Kaffee.

Internet: Wenn Sie nicht einschlafen können, stehen Sie nicht wieder auf, um im Internet zu surfen. Sie werden höchstwahrscheinlich nicht müde davon, sondern angeregt und bleiben weiter wach.

Fernsehen und Lesen: Wollen Sie abends noch ein wenig fernsehen oder lesen, suchen Sie etwas aus, das Sie nicht wachhält. Ein langweiliges Buch oder eine Wiederholung im Fernsehen sind geeignet. Vermeiden Sie dagegen Sendungen, in denen Streit oder Gewalt gezeigt wird. Serienfolgen mit offenem Ende und Dokumentarfilme zu belastenden Themen sind ebenso wenig förderlich für einen guten Schlaf.

Haushalt: Stehen Sie nicht auf, um die Wohnung zu putzen, selbst wenn Ihnen die Gedanken an unerledigte Arbeiten im Haushalt nicht aus dem Kopf gehen wollen. Körperliche Arbeit mitten in der Nacht bewirkt das Gegenteil von Muskelentspannung und hält zudem Ihren Geist wach. Auf diese Art und Weise finden Sie keine erholsame Nachtruhe.

Sport: Auch wenn sportliche Betätigung anstrengt und müde macht, ist es keine gute Idee, sich unmittelbar vor dem Schlafengehen sportlich zu betätigen oder deswegen aufzustehen, wenn man nicht in den Schlaf finden kann. Körperliche Aktivität stimuliert Körper und Geist. Wenn Sie gerne Sport treiben, trainieren Sie lieber am Tag.

Immer gilt: Keine Panik! Angst und Schlaf vertragen sich nicht gut. Wenn Sie sich Sorgen machen oder sogar in Panik geraten, weil Sie nicht einschlafen können, wird es nur noch schwerer, in den Schlaf zu finden. Der Schlaf kommt von selbst. Man kann sich nicht dazu zwingen, einzuschlafen, und je angestrengter man es versucht, desto unwahrscheinlicher wird es und desto länger dauert es. Nicht einschlafen zu können, kann zu Frustration und sogar Aggression führen – beides verhindert ebenfalls das Einschlafen.

Körper und Geist arbeiten zusammen, wenn es ums Einschlafen geht. Wollen Ihre Gedanken nicht zur Ruhe kommen, können Sie ein wenig nachhelfen, indem Sie Ihren Körper entspannen. Fangen Sie bei den Zehen an und arbeiten Sie sich langsam hoch bis zum Kopf. Liegen Sie bequem und konzentrieren Sie sich darauf, jeden Muskel zu entspannen; zuerst einen Fuß, dann den anderen, anschließend das eine Bein und dann das andere – und so weiter. Achten Sie auch darauf, Ihre Gesichtsmuskeln zu entspannen, speziell die Stirn, die Kiefer- und die Augenpartie.

Wenn Sie sich auf diese Weise von Kopf bis Fuß entspannt haben, zählen Sie langsam bis zehn und versuchen Sie, sich bei jeder Zahl noch ein wenig weiter in den Zustand der völligen Entspannung fallen zu lassen. Achten Sie auf Körperstellen, die sich noch verspannt anfühlen, und versuchen Sie, diese ebenfalls zu lockern. Wenn Ihnen diese Methode zusagt, probieren Sie es auch mit der noch ausgefeilteren Entspannungsübung aus dem Kapitel 15.

Wenn Sie hellwach im Bett liegen und nicht einschlafen können, ist es ratsam, aufzustehen und eine Weile einer beruhigenden Beschäftigung nachzugehen, etwa ein wenig fernzusehen oder zu lesen. Alles, was Ihren Geist zur Ruhe kommen lässt und Sie müde macht, ist hilfreich.

Reduzieren Sie nächtliche Sorgen und Grübeleien

Kurz vor dem Einschlafen geht man in Gedanken oft die Ereignisse des vergangenen Tages noch einmal durch. Man denkt an Gespräche, die stattgefunden haben, oder an aktuelle Probleme, die es zu lösen gilt. Das ist ein unwillkürlicher Vorgang. Die Gedanken tauchen einfach auf und sie bleiben nicht alleine: Einer führt zum nächsten und ziemlich schnell ist man wacher als beim Zubettgehen. Wenn es Ihnen regelmäßig so geht, versuchen Sie einmal etwas Neues. Die folgenden Schritte helfen bei nächtlichen Sorgen und Grübeleien.

Der erste Schritt ▶ Nehmen Sie sich jeden Tag Zeit, um die Ereignisse des Tages Revue passieren zu lassen, am besten zu einem festen Zeitpunkt und nicht direkt vor dem Schlafengehen.

SABINE beschäftigt sich vor den Abendnachrichten mit den Ereignissen des Tages. Es fällt ihr leichter, Abstand vom Tag zu bekommen, wenn sie nach ihrem persönlichen Tagesrückblick die Fernsehnachrichten ansieht. Dieses Ritual hilft ihr, sich aufs Zubettgehen und auf die Nacht vorzubereiten. ✖

Der zweite Schritt ▶ Schreiben Sie sich Belastendes von der Seele. Wenn Sie über die Ereignisse des Tages nachdenken, schreiben Sie auf, was Sie als belastend empfinden. Wenn Sie es schwarz auf weiß haben, müssen Sie es nicht mehr im Kopf behalten. Sie können dafür das Arbeitsblatt 37 ⤓ verwenden.

Der dritte Schritt ▶ Sortieren Sie Ihre Liste nach der Wichtigkeit der einzelnen Punkte. Beachten Sie dabei: Kleinigkeiten kommen einem zuweilen sehr bedeutsam vor, aber das liegt nur daran, dass sie eben erst passiert sind oder im Moment sehr ärgerlich waren. Versuchen Sie, den Punkten auf der Liste die Bedeutung zuzuordnen, die ihnen im Hinblick auf Ihr Leben als Ganzes zukommt.

SABINES ARBEITSBLATT 37 **Die tägliche Rückschau (gewichtet)**

Meine Rückschau auf den Tag:

(1) *Ich bin zu spät aufgestanden.*

(5) *Mein Chef hatte schlechte Laune.*

(3) *Der Hund hat heute sein Futter nicht aufgefressen.*

(2) *Mein Rock fühlte sich zu eng an. Ich nehme wieder zu.*

(4) *Mama am Wochenende anrufen, um sie aufzumuntern.*

(6) *Ich darf nicht vergessen, die DVDs zur Videothek zurückzubringen.*

SABINE verteilte die Zahlen 1 bis 6 und gab dem zweiten Punkt auf ihrer Liste den fünften Rang. Dadurch wurde ihr bewusst, dass das, was ihr als zweites eingefallen war, eigentlich gar nicht so wesentlich war. Zu spät aufzustehen war dagegen wirklich wichtig, denn das wirkte sich auf ihren ganzen Tag aus. Alles andere war im Grunde nicht von großer Bedeutung und keinesfalls eine schlaflose Nacht wert. ✕

Der vierte Schritt ▶ Suchen Sie nach Lösungen für die Punkte auf der Liste, die Sie am meisten beschäftigen. Überlegen Sie sich, was Sie morgen tun könnten, um der Lösung dieser Probleme ein kleines Stück näherzukommen – auch wenn es zunächst nur darum geht, ein Zeitfenster zu reservieren, in dem Sie konzentriert über diese Punkte nachdenken, mit anderen darüber sprechen oder weitere Informationen zu diesen Themen einholen. Belasten Sie sich nicht mit der Idee, die großen Probleme alle auf einmal lösen zu wollen. Ziehen Sie alle Möglichkeiten für einen guten ersten Schritt in Betracht und entscheiden Sie sich für den erfolgversprechendsten. Schreiben Sie auf, was Sie planen, dann müssen Sie es nicht in Ihrem Kopf behalten.

SABINE ergänzte ihre Liste mit Lösungsmöglichkeiten zu den einzelnen Punkten, sofern es überhaupt möglich war, Einfluss darauf zu nehmen. ✕

SABINES **ARBEITSBLATT 37** **Die tägliche Rückschau (mit Problemlösungen)**

Meine Rückschau auf den Tag:

(1) *Ich bin zu spät aufgestanden. Ich habe den Wecker jetzt eine Viertelstunde früher gestellt.*

(5) *Mein Chef hatte schlechte Laune. Da kann ich nichts tun.*

(3) *Der Hund hat heute sein Futter nicht aufgefressen. Den Kindern sagen, dass sie ihm nichts zwischendurch geben sollen.*

(2) *Mein Rock fühlte sich zu eng an. Ich nehme wieder zu. Ich verzichte eine Zeit lang auf Weißbrot.*

(4) *Mama am Wochenende anrufen, um sie aufzumuntern. Vielleicht kann ich nichts tun, damit sie sich besser fühlt.*

(6) *Ich darf nicht vergessen, die DVDs zur Videothek zurückzubringen. Ich lege sie schon mal ins Auto, damit ich daran denke.*

Der fünfte Schritt ▶ Gedanken stoppen. Wenn Sie über Unwichtiges nachgrübeln oder über etwas, worauf Sie keinen Einfluss nehmen können, das Ihnen aber trotzdem immer wieder in den Sinn kommt, sagen Sie sich selbst: »Stopp!« Sagen Sie es mit Nachdruck, auch wenn Sie das Wort nur denken. Erinnern Sie sich daran, dass die Grübelei nur verschwendete Zeit ist. Lenken Sie Ihre Aufmerksamkeit lieber auf etwas, das die Mühe wert ist und das Sie beeinflussen können. Wenn das nicht funktioniert, versuchen Sie, an etwas Angenehmeres zu denken; an einen Spaziergang im Park z.B. oder daran, als Sie das letzte Mal einen atemberaubend schönen Sonnenuntergang betrachtet haben.

Noch mal das Wichtigste und wie es weitergeht

In depressiven, hypomanischen und manischen Episoden fühlt man sich oft überfordert. Die Ursachen dafür sind unter anderem eine Reizüberflutung aufgrund von Lärm oder einer hektischen Umgebung, eine übersteigerte geistige Aktivität oder auch mehr Verantwortung, als man tragen kann, weil im Moment schlicht die Energie dafür fehlt. Das Gefühl der Überforderung verleitet einen dazu, Anstrengendes aufzuschieben oder ganz zu vermeiden, und es kann sich negativ auf den Schlaf auswirken. In diesem Kapitel wurden Methoden gezeigt, wie sich Reize reduzieren lassen, wie man für eine erholsame Nachtruhe sorgt und Aufgaben angeht, die einem auf dem Magen liegen.

Im nächsten Kapitel lernen Sie, wie Sie durch die Veränderung einer negativen Lebenseinstellung Ihre Symptome reduzieren können. Dadurch wird Ihr Handeln zielgerichteter und effektiver – und Sie fühlen sich deutlich besser.

In diesem Kapitel

- wird beschrieben, wie Sie es vermeiden, sich in eine negative Gedankenspirale hineinzusteigern,
- werden Strategien gegen den Tunnelblick gezeigt,
- wird erklärt, wie Sie das Schwarz-Weiß-Denken überwinden können.

Im siebten Kapitel wurde ein verbreiteter Irrtum beschrieben: das Ziehen voreiliger Schlüsse. Dazu kommt es, wenn Mutmaßungen über andere Menschen oder Situationen angestellt werden, selbst wenn keine oder wenige Fakten vorliegen, die diese Annahmen untermauern. Wie diese Vermutungen ausfallen, hängt von der jeweiligen Stimmung ab. Anders gesagt: Man füllt die Wissenslücken mit negativen Annahmen aus, wenn man schlecht gelaunt ist, und mit positiven, wenn die Stimmung gut ist. Hin und wieder liegt man zufälligerweise richtig, doch falsche Vermutungen können unangenehme Auswirkungen haben.

In diesem Kapitel lernen Sie drei andere Arten von Fehleinschätzungen kennen. Wie das Ziehen voreiliger Schlüsse werden auch diese oft durch Gefühle beeinflusst und verstärkt. Es ist wichtig, dass Sie sich solcher Fehleinschätzungen bewusst werden, damit sie sich nicht negativ auf Ihr Handeln auswirken.

Verzerrte Wahrnehmung

Verzerrte Wahrnehmungen haben damit zu tun, wie Sie die Ihnen zur Verfügung stehenden Informationen interpretieren. Man kann Informationen so verdrehen, dass Negatives viel schlimmer und beängstigender erscheint, als es in Wirklichkeit ist. Genauso kann Positives so gering eingeschätzt werden, dass es viel kleiner und unbedeutender aussieht, als es eigentlich ist. Ein Beispiel für eine negative Übertreibung ist, wenn Sie zu spät zu einer Verabredung kommen und deshalb denken, es sei der schlimmste Tag Ihres Lebens. Ein positives Ereignis kleiner zu machen, wäre z.B., ein Kompliment über Ihr Aussehen nicht zu glauben, weil Sie vom Gegenteil überzeugt sind. Die Übertreibung verstärkt die schlechten Gefühle und die Untertreibung verhindert, dass Sie erfreuliche Ereignisse genießen können. Diese Denkweise kommt in der Depression besonders häufig vor.

Verzerrte Wahrnehmungen treten auch in manischen Episoden auf, in diesem Fall jedoch mit umgekehrten Vorzeichen: Die Hochstimmung lässt Positives großartig, geradezu fantastisch und Negatives klein und unbedeutend erscheinen.

SEBASTIAN berauschte sich neulich an der Idee, wie toll es wäre, einen Porsche zu kaufen. Er dachte in diesem Moment überhaupt nicht daran, wie verärgert seine Frau darüber sein würde. Seine Stimmung schwankt zwischen Hypomanie und leichter Depression. Die Hochstimmung kostet er jeweils aus und ist sich dabei nicht immer bewusst, dass er sich anders als sonst verhält. Während seiner letzten Hochphase sah er jemanden das neueste Porsche-Modell fahren und war sofort davon überzeugt, dass er es auch haben musste. Er hielt es für vollkommen vernünftig, das eben abbezahlte Familienauto gegen einen Sportwagen einzutauschen, wegen des höheren Wiederverkaufswertes und weil er mit dem schnellen Wagen besser durch den Verkehr käme. Mit einem flotten Auto würde er sich viel besser und entspannter fühlen, was ihn wiederum zu einem besseren Vater machen würde. In seinen Augen wäre ein Porsche also ein Segen für alle – ein gutes Beispiel für die Übertreibung von positiven Aspekten. Er wusste zwar, wie froh seine Frau war, dass das Familienauto endlich abbezahlt war, weil sie das Geld für einige anstehende Ausgaben für die Familie brauchte, doch das fand er vernachlässigbar. »Sie wird eine Weile sauer sein, aber das renkt sich wieder ein«, dachte er. »So läuft es doch immer bei ihr.« ✖

Auf dem Arbeitsblatt 38 können Sie neben Monikas Sätzen Ihre eigenen Beispiele für eine verfälschte Wahrnehmung in der Depression eintragen. Rufen Sie sich Gelegenheiten in Erinnerung, als Sie Tatsachen übertrieben groß oder klein wahrgenommen haben.

Auf Abstand gehen, um Übertreibungen zu vermeiden

Sowohl in der Depression als auch in der Manie neigt man zu Übertreibungen, die durch die veränderte Gefühlslage verursacht werden. Lassen die

Krankheitssymptome nach, nimmt auch die Tendenz zur Übertreibung ab. Wenn Sie z.B. wütend sind, scheint eine ärgerliche Situation unerträglich zu sein, doch sobald Sie sich wieder beruhigt haben, erscheinen dieselben Umstände zwar immer noch als unangenehm, aber durchaus verkraftbar. Sind Sie depressiv und werden zu einem Ausflug Ihrer Freunde nicht eingeladen, fühlen Sie sich zunächst vielleicht am Boden zerstört, aber wenn Sie sich wieder beruhigt haben, sind Sie wohl immer noch verletzt, können aber damit umgehen.

Gefühlsbetonte Reaktionen, die solchen Übertreibungen zugrunde liegen, können Sie abschwächen, indem Sie innerlich auf Abstand zu dem Vorfall gehen. Das gibt Ihnen Zeit, um die Sache in Ruhe zu überdenken, bevor Sie reagieren. Auf dem Arbeitsblatt 39 finden Sie Methoden, wie man Abstand gewinnen kann. Kreuzen Sie diejenigen an, die Sie schon selbst versucht haben, und markieren Sie, was Sie noch ausprobieren möchten.

Wie man es sich abgewöhnt, Positives kleinzureden

Viele Gründe können Sie dazu verleiten, positive Ereignisse kleiner zu sehen oder darzustellen, als sie eigentlich sind. Wenn Sie nicht gerade depressiv sind, tun Sie das möglicherweise aus Bescheidenheit – etwa, indem Sie ein Kompliment zurückweisen. Das ist ein verbreitetes soziales Verhalten; aber insgeheim freuen Sie sich doch über die Anerkennung, auch wenn Sie es nicht zeigen. Wenn Sie jedoch depressiv oder gereizt sind, können Sie Positives nicht wertschätzen, weil Sie überzeugt sind, es zähle sowieso nicht. Vielleicht denken sie, Sie hätten das Lob nicht verdient oder Ihre Leistung sei viel zu unbedeutend, um anerkannt zu werden. Wenn Sie zu hohe Erwartungen an sich stellen, ist nichts gut genug, solange es nicht perfekt ist.

Mit dieser Einstellung können Sie sich nicht über die kleinen Erfolge freuen, die zusammengenommen zu einem großen Erfolg werden. Mit einer schlechten Laune und dem Gefühl, nichts laufe so, wie es sollte, sehen Sie das Positive nicht, auch wenn alle Tatsachen dafürsprechen. Es gibt auch Leute, die Erfreuliches kleinreden, selbst wenn sie nicht depressiv sind. Sie gehen immer vom Schlechtesten aus, finden tausend Gründe, wieso etwas nicht klappen kann und sehen auch bei absolut positiven Ereignissen immer einen Pferdefuß: Pessimisten, wie sie im Buche stehen.

Sollten Sie sich in einem dieser Beispiele wiedererkennen, können Sie wahrscheinlich das Positive in Ihrem Leben nicht richtig schätzen. Das Schlechte daran ist: Die positiven Rückmeldungen wären gut für Ihr Selbstwertgefühl. Jeder braucht von Zeit zu Zeit etwas Aufbauendes. Das hilft, mit dem Negativen fertigzuwerden, das sowieso immer auch Teil des Lebens ist. Menschen mit einer generell eher gedrückten Stimmung behaupten, sie hätten einen realistischeren Blick auf die Welt als die anderen. Es stimmt schon: Sie blasen Erfreuliches nicht so auf wie diejenigen, die alles durch eine rosarote Brille sehen. Aber das Positive kleinzureden, hilft ihnen auch nicht aus der Depression heraus.

In diesem Kapitel werden Methoden vorgestellt, wie Sie mit Fehleinschätzungen umgehen können. In Bezug auf das Kleinreden von Positivem bedeutet das nicht, dass Sie ab jetzt vorgeben sollten, ein Optimist zu sein. Es geht lediglich darum, den Blick auf das zu lenken, was gut und richtig in Ihrem Leben ist, und nicht nur das zu sehen, was nicht stimmt. Als Erstes wird eine Methode beschrieben, mit der man die Geringschätzung des Positiven ablegen kann.

Gedanken stoppen

Diese Methode wurde ursprünglich entwickelt, um Grübeln und Zwangsgedanken in den Griff zu bekommen. Damit können Sie lernen, Erfreuliches nicht mehr kleinzureden und Ihr Denken realistischer werden zu lassen. Diese Übung ist in drei Schritte unterteilt.

Der erste Schritt ▶ Werden Sie sich Ihres Verhaltens bewusst. Das ist der schwierigste Teil. Es kann hilfreich sein, einen Freund oder jemanden aus der Familie mit einzubeziehen, der oder die Sie jedes Mal darauf aufmerksam macht, wenn es Ihnen wieder passiert. Versuchen Sie, auf Situationen zu achten, wenn Ihnen etwas Erfreuliches widerfährt und Sie es mal wieder als unwichtige Kleinigkeit abtun. Wahrscheinlich haben Sie sich ein Verhaltensmuster angewöhnt, das Ihnen auf diese Weise bewusst werden kann.

Wenn zu Ihrem Muster gehört, Lob nicht annehmen zu können, achten Sie besonders auf Situationen, in denen Sie eine positive Rückmeldung von anderen bekommen. Wenn Teil Ihres Musters ist, dass Sie Ihre Erfolge nicht wertschätzen, haben Sie es sich wahrscheinlich schon zur Gewohnheit gemacht, ein abschätziges Bild von sich selbst zu haben. Sobald Sie eine Arbeit oder einen Auftrag abgeschlossen haben, achten Sie auf die kleine Stimme in Ihrem Kopf, die behauptet, das zähle nicht, sei gleichgültig und keiner Erwähnung wert. Es kann helfen, das zu protokollieren, was Sie gewohnheitsmäßig kleinreden, damit Sie sich dessen bewusst werden, wenn es wieder einmal dazu kommt. Auf dem Arbeitsblatt 40a können Sie solche Situationen eintragen.

Der zweite Schritt ▶ Bremsen Sie den aufkommenden abwertenden Gedanken aus, indem Sie zu sich selbst nachdrücklich »Stopp!« sagen. Üben Sie das am besten in einem autoritären Ton, so wie ihn etwa Eltern verwenden, die einem Kind etwas verbieten wollen. »Sag das nicht mehr!« »Nimm das Kompliment an!« »Lass das!« Stellen Sie sich vor, Sie würden jemanden anfahren, weil er Sie mit einer lästigen Angewohnheit nervt. Genau so einen Ton wenden Sie an, wenn Sie sich bei der Abwertung von etwas Positivem ertappen. Denken Sie sich ein Beispiel aus, und notieren Sie es auf dem Arbeitsblatt 40b.

Der dritte Schritt ▶ Ersetzen Sie den negativen Gedanken durch etwas Positiveres. Wenn Sie ein Kompliment bekommen und es wieder einmal abwerten möchten, denken Sie »Stopp!« und bedanken sich stattdessen dafür. Wenn Sie sich dabei ertappen, einen Erfolg kleinzureden, die Erledigung einer schwierigen Aufgabe etwa, dann sagen Sie sich, es sei in Ordnung, deswegen zufrieden zu sein. Versuchen Sie es mit Leitsätzen wie »Ein wenig zu tun, ist besser, als gar nichts zu tun«, »Auch wenn es nur ein kleiner Erfolg ist, so ist es trotzdem ein positives Ergebnis« oder »Wenn es mir richtig schlecht geht, so wie in diesen Tagen, ist auch das Kleinste, was mir gelingt, ein Erfolg«. Sie müssen etwas finden, was Ihren abwertenden Gedanken ersetzt. Am hilfreichsten ist etwas, das Ihre positiven Seiten glänzen lässt. Überlegen Sie sich Beispiele und notieren Sie diese auf dem Arbeitsblatt 40c.

SABINE konnte über lange Zeit Lob nicht annehmen. Egal, was sie erledigt und richtiggemacht hatte: Es war nicht gut genug. Sie lernte, die hier beschriebene Methode des Gedankenstoppens anzuwenden, um ihr Verhaltensmuster zu verändern. Ein typisches Beispiel für ihr Muster war es, ein Lob oder eine anerkennende Bemerkung umgehend mit Selbstkritik zu quittieren. Ein Gespräch mit ihrer besten Freundin Andrea verlief in etwa so:

Andrea ▶ Das Kleid steht dir gut. (Lob)

Sabine ▶ An der Hüfte sitzt es nicht richtig. (Selbstkritik)

Andrea ▶ Du siehst aber super darin aus. (Lob)

Sabine ▶ Du findest ja alles super. (Abwertung des Lobs)

Viele ihrer Gespräche verliefen nach diesem Schema: Andrea machte Sabine Komplimente, aber sie kamen nicht bei ihr an und deshalb freute sie sich auch nicht darüber. Weil ihre Komplimente immer wieder zurückgewiesen wurden, sagte Andrea nach einer Weile nichts Anerkennendes mehr über Sabines Aussehen. Sabine fiel das irgendwann auf und sie interpretierte es so, dass sie wohl wirklich fett aussehen musste, wenn ihre Freundin nicht einmal mehr so tat, als würde sie gut aussehen. Einmal, vor einem Klassentreffen, hatte Sabine lange und hart daran gearbeitet, abzunehmen. Bei dem Treffen bekam sie jede Menge Komplimente wegen ihrer Figur – nur nicht von Andrea. Sabine war beleidigt deswegen und verhielt sich kalt und abweisend der Freundin gegenüber, bis diese, selbst verärgert, fragte: »Was ist denn los mit dir? Wieso bist du so komisch?« Sabine erklärte, worüber sie sich so geärgert hatte, worauf Andrea entgegnete, sie hätte es aufgegeben, ihr Komplimente über ihr Äußeres zu machen, weil es ihr so vorkam, als würde sie damit nur ihre Laune verschlechtern, statt ihr eine Freude zu machen. Wegen ihrer Depressionen unterzog sich Sabine einer Psychotherapie und lernte dabei auch die Methode des Gedankenstoppens. Das Problem, viel zu hohe Maßstäbe an sich und andere zu legen, bekam sie durch die Therapie ganz gut in den Griff. Lob nicht annehmen zu können war eine von vielen Äußerungen dieses Verhaltensmusters. Sie machte Fortschritte und jetzt ist es so, dass sie bei einem Kompliment über ihr Aussehen »Stopp!« denkt, bevor sie etwas Abschätziges entgegnet. Stattdessen antwortet sie: »Vielen Dank. Das ist sehr nett.« ✖

Der Tunnelblick

Eine andere Variante der Fehleinschätzungen ist der Tunnelblick. Dieser ist durch eine eingeschränkte Wahrnehmung gekennzeichnet: Man möchte nur das sehen, was man für richtig hält. Alles andere wird ausgeblendet oder ignoriert. Dieser Fehleinschätzung kann man sowohl in Hochphasen als auch in depressiven Episoden unterliegen.

MONIKA kann nichts in der Welt davon abbringen, dass sie eine Versagerin ist, wenn sie in einer depressiven Phase steckt. Sie denkt an alle Fehler, die sie je begangen hat, bereut Entscheidungen, die sich im Nachhinein als falsch erwiesen haben, und ruft sich alle Situationen vor Augen, in denen sie versagt hat. Nur das zu sehen, was die eigene Meinung bestätigt, gehört zum Tunnelblick. Zusätzlich blendet Monika alles aus, was ihrer Überzeugung widersprechen könnte. Sie übersieht, vergisst oder verleugnet alles, was ihr je gelungen ist, ihre Stärken und die Zeiten, als es gut für sie lief. ✕

Beweise für das Gegenteil nicht zu sehen, ist der zweite Aspekt des Tunnelblicks. Es ist, als betrachte man alles durch einen Filter, der einem nur das zeigt, was sich direkt vor einem befindet, und alles andere verbirgt – oder als hätte man Scheuklappen an.

Ähnlich verhält es sich mit dem Tunnelblick in der Manie. Wenn die Stimmung nach oben ausschlägt, sehen Sie überall Beweise für Ihre positiven, wenn nicht sogar übertrieben optimistischen Prognosen. Alles, was dagegenspricht, wird ignoriert, auch wenn andere gar nicht Ihrer Meinung sind. Ein riskantes Investmentgeschäft kann Ihnen bombensicher vorkommen und die Warnungen und Mahnungen zur Vorsicht aus der Familie und dem Freundeskreis erreichen Sie nicht.

PAUL entwickelt in seinen manischen Episoden häufig einen Verfolgungswahn. Er ist dann überzeugt, seine Arbeitskollegen seien ihm feindlich gesinnt. Was Paul in diesen Zeiten nicht erkennen kann: Er verhält sich ihnen gegenüber anders als sonst. Sein Misstrauen ist deutlich spürbar, er ist verschlossen, redet weniger mit anderen und beschuldigt sie, die Sachen auf seinem Schreibtisch zu verrücken, sie seien gemein zu ihm und verheimlichten ihm Informationen. Wenn er sich so benimmt, gehen die anderen – verständlicherweise – auf Abstand. Seine Gegenwart ist ihnen unangenehm und weil er sonst so freundlich und offen ist, können sie sich keinen Reim auf sein Verhalten machen. Niemand weiß von seiner Bipolaren Störung, aber es wird gemunkelt, irgendetwas stimme nicht mit ihm. Das veränderte Verhalten seiner Arbeitskollegen verstärkt wiederum Pauls Verfolgungswahn. Was Paul in dem Moment vergisst, übersieht oder nicht wahrhaben kann, ist die Tatsache, dass die Kollegen ihn im Allgemeinen sehr gern haben. Er vergisst auch, dass eine Manie bei ihm immer mit gesteigertem Misstrauen einhergeht. ✕

Dies ist ein gutes Beispiel dafür, wie schwer es ist, diese Scheuklappen abzulegen. Im einen Moment ist man absolut überzeugt davon, recht zu haben. Um aus dem Tunnelblick herauszukommen, muss man sich die Fähigkeit aneignen, innezuhalten, die Situation so objektiv wie möglich zu überdenken und die Ansichten anderer in seine Überlegungen mit einzubeziehen. Vor allem aber muss man seine Neigung zum Tunnelblick erkennen. Dadurch wird es einem möglich, in problematischen Situationen einen verzerrten Blick auf sich selbst, auf andere oder auf zukünftige Ereignisse in Betracht zu ziehen.

Wie man aus dem Tunnel herausfindet

In diesem Abschnitt lernen Sie Möglichkeiten kennen, sich von dem Tunnelblick nicht in die Irre führen zu lassen und das Gesamtbild wahrzunehmen.

Einen negativen Tunnelblick ablegen

Wenn Sie den Tunnelblick ablegen möchten, müssen Sie sich dazu zwingen, das gesamte Bild zu sehen; das heißt, alle verfügbaren Informationen zu untersuchen und auszuwerten, bevor Sie Ihre Schlüsse daraus ziehen. Beachten Sie sowohl die positiven als auch die negativen Aspekte und ob es Beweise gibt, die Ihre Einschätzung der Situation bestätigen. Beurteilen Sie die Sache erst dann, wenn Sie ganz sicher sind, dass Sie mit Ihren Annahmen richtigliegen – oder eben nicht. Wenn Sie sich bedrückt fühlen und im Tunnelblick gefangen sind, dann können Sie sich nicht mehr an Situationen erinnern, in denen

- alles gut ausgegangen ist,
- Probleme erfolgreich gelöst werden konnten,
- Sie freundlich behandelt wurden,
- Sie auf positive Reaktionen stießen,
- es Ihnen möglich war, zu handeln.

Eine gute Möglichkeit, den Tunnelblick zu vermeiden, ist eine fortlaufende Liste, in die Sie solche positiven Erfahrungen eintragen.

SEBASTIAN ist in der Depression überkritisch mit sich selbst. Dann ist er überzeugt, völlig wertlos zu sein, und je länger er sich so sieht, desto schlechter fühlt er sich. Um sich davor zu schützen, in diese Gedankenspirale zu geraten, führt er eine Liste seiner Erfolge auf seinem Smartphone. Immer, wenn ihm etwas gelingt, wenn er etwa ein wichtiges Problem lösen konnte oder eine schwierige Zeit überstanden hat, trägt er das in seine Liste ein. Wenn er in ein Stimmungstief gerät und die Selbstzweifel wiederaufkommen, liest er sich seine Liste durch. Weil er die Liste selbst geschrieben hat, haben diese Sätze mehr Kraft als die aufmunternden Worte seiner Familie. Sie versuchen, ihm Mut zuzusprechen, doch er kann das nicht annehmen und zählt dann alles auf, was ihm jemals misslungen ist. Wenn er dagegen seine eigene Erfolgsliste liest, erinnert er sich an die Momente, als er die Einträge schrieb, und wie gut es sich angefühlt hat, etwas erfolgreich zu Ende gebracht zu haben. Mit dieser Methode bekämpft er den negativen Tunnelblick. Manchmal kann seine Frau nicht mehr zu ihm durchdringen. Dann sagt sie: »Wenn du mir nicht glaubst, wirf mal einen Blick auf deine Liste.« Vielleicht macht er das nicht sofort, aber wenn er sie schließlich doch durchliest und die früheren Erfolgserlebnisse Revue passieren lässt, weicht die Unzufriedenheit allmählich und er fühlt sich langsam wieder besser. ✕

Auf dem Arbeitsblatt 41 können Sie Ihre eigene Liste anlegen.

Lassen Sie sich von einem positiven Tunnelblick nicht in die Irre führen

In hypomanischen oder manischen Phasen kann man einen positiven Tunnelblick entwickeln. Dann möchte man sich selbst oder andere davon überzeugen, dass alles bestens ist, kein Grund zur Sorge besteht und alle Pläne gelingen werden – selbst wenn viele gewichtige Gründe gegen diese Einschätzungen sprechen. Das geht weit über einen Selbsttäuschungsversuch hinaus. In Hochphasen kann der positive Tunnelblick verschleiern, dass

- man sich auch schon oft geirrt hat,
- man Dinge falsch eingeschätzt hat, was zu Problemen führte,
- es Zeiten gab, in denen man zu optimistisch war und deshalb nicht mehr klar denken konnte,
- man die ersten Anzeichen einer Manie nicht erkannt hat,
- man bei manchen Entscheidungen die Risiken außer Acht gelassen hat.

Am einfachsten umgehen Sie den Tunnelblick, wenn Sie Ihre Gedankengänge mit einem vertrauenswürdigen Menschen teilen. Das sollte jemand sein, der über Ihre Stimmungsschwankungen Bescheid weiß und für den es persönlich bedeutungslos ist, wofür Sie sich schließlich entscheiden, der davon also weder profitiert noch Nachteile hat. Therapeutinnen und Therapeuten können diese Rolle übernehmen. Wenn Sie keine Therapie machen, kann es ein guter Freund sein, ein Seelsorger, Ihre Bezugsperson bei den Anonymen Alkoholikern oder ein Mitglied Ihrer Selbsthilfegruppe. Rat von anderen zu bekommen, ist nicht schwer. Viel schwieriger zu erlangen ist die Selbsterkenntnis, dass Sie Rat brauchen. Je weiter die Hypomanie oder Manie schon fortgeschritten ist, desto unwahrscheinlicher ist es, sich des Tunnelblicks bewusst zu werden – bis es zu spät ist und Sie dem Impuls nachgegeben haben, eine manische Idee in die Tat umzusetzen. Wenn das passiert, versuchen Sie, aus der Erfahrung zu lernen. Denken Sie daran, jemand Unbeteiligten um Rat zu fragen, wenn eine Ihnen nahestehende Person das nächste Mal einen positiven Tunnelblick bei Ihnen vermutet.

Alles-oder-Nichts-Denken

Es ist nicht schwer, Alles-oder-Nichts-Denken bei anderen wahrzunehmen. Ihre Sätze sprechen eine klare Sprache. Menschen oder Ereignisse werden kategorisch in gut oder schlecht eingeteilt:

- »Man kann sich nicht auf sie verlassen.«
- »Niemand versteht mich.«
- »Entweder bist du für mich oder gegen mich.«
- »Ich werde niemals Medikamente nehmen.«

Sich selbst entweder als Erfolgsmenschen oder als Verlierer zu betrachten, andere als entweder gut oder schlecht wahrzunehmen und zu glauben, es gäbe nur einen einzigen Weg, um etwas zu erreichen – all das führt zu Stress, Enttäuschung und letztendlich Hoffnungslosigkeit. Es gibt bei solchen Sätzen keine Grauzone, keine Zwischentöne und keine Verhandlungsmöglichkeit. Sie sind starr, kompromisslos und perfektionistisch. Und das Schlimmste ist: Sie bieten keine Lösungsmöglichkeit an.

Tatsächlich gibt es wenig im Leben, was ausschließlich negativ oder positiv wäre. Meistens liegt die Wahrheit irgendwo dazwischen. Hier ein paar Beispiele derselben allgemein formulierten Gedanken ohne Absolutheitsanspruch. Sie sind genauer formuliert und lassen deshalb Lösungsmöglichkeiten zu:

- »Wenn es darum geht, pünktlich zu sein, kann man sich nicht auf sie verlassen.«
- »Manche Leute verstehen mich, aber meine Mutter gehört nicht dazu. Das ärgert mich.«

- »Ich möchte, dass du auf meiner Seite bist, aber gerade sieht es eher so aus, als seist du gegen mich.«
- »Ich kann mich mit der Vorstellung nicht anfreunden, dauerhaft Medikamente zu nehmen. Ich möchte zuerst etwas anderes versuchen.«

Spüren Sie den Unterschied, wenn Sie diese beiden Gruppen von Aussagen miteinander vergleichen? Die zweite Gruppe ist nachsichtiger, lässt Kompromisse zu. Es wird ausgedrückt, was man bevorzugen würde und was man empfindet. Andere werden nicht verurteilt und die Standpunkte sind nicht unverrückbar. Es bleibt Raum für Lösungsmöglichkeiten, indem man z.B.

- die Freundin wissen lässt, wie wichtig es einem wäre, dass sie zu Verabredungen pünktlich erscheint,
- öfter das Gespräch mit der Mutter sucht, damit sie mehr Verständnis für einen entwickeln kann,
- deutlich zum Ausdruck bringt, wie froh man über Unterstützung wäre,
- sagt, wie schwer einem die Vorstellung fällt, dauernd auf Medikamente angewiesen zu sein.

Wie man das Alles-oder-Nichts-Denken in den Griff bekommt

Es geht nicht darum, einen übertriebenen Optimismus zu entwickeln, sondern vielmehr darum, differenzierter zu denken und seine Worte genauer zu wählen. Äußern Sie Ihre Probleme und Beschwerden so, dass Raum für Lösungsmöglichkeiten bleibt. Hierfür müssen Sie zunächst Ihre verfälschte Wahrnehmung loswerden, damit sie besser erkennen können, was genau verändert werden sollte. Beginnen Sie mit dem Versuch, Alles-oder-Nichts-Gedanken und -Aussagen bei sich selbst zu erkennen. Das Arbeitsblatt 42a enthält typische Beispiele solcher Worte oder Sätze. Notieren Sie bei jedem ein Beispiel, wie Sie selbst diese Worte und Sätze verwenden. Wenn Sie sich nicht sicher sind, achten Sie ein paar Tage lang verstärkt auf das, was Sie sagen, oder fragen Sie eine gute Freundin oder ein Familienmitglied, ob Sie gelegentlich solche Ausdrücke verwenden.

Als Nächstes sollten Sie das Schwarz-Weiß-Denken durch eine differenziertere Sichtweise ersetzen. Anstatt »Alle halten mich für einen Versager« zu sagen, verwenden Sie eine Aussage, die mehr den Tatsachen entspricht, z.B.: »Ich fürchte, meine Frau hält mich für einen Versager, weil ich meinen

Job verloren habe.« Diese differenziertere Formulierung lässt Lösungsmöglichkeiten zu – reden Sie mit Ihrer Frau über Ihre Befürchtung. Geben Sie ihr die Chance, für sich selbst zu sprechen.

Nehmen Sie sich nun das Arbeitsblatt 42a ⤓ noch einmal vor und überarbeiten Sie Ihre Aussagen so, dass sie differenzierter werden und genauer ausdrücken, was Sie empfinden und anstreben. Überlegen Sie sich Lösungen. Auf dem Arbeitsblatt 42b ⤓ finden Sie ein paar Beispiele, wie so etwas aussehen könnte.

Noch mal das Wichtigste und wie es weitergeht

Die Übungen in diesem Buch haben sich bis jetzt auf den Zusammenhang zwischen Ihrer Gefühlswelt und Ihrem Denken konzentriert. Negative Gedanken lösen negative Gefühle aus, die sich ihrerseits negativ auf die Stimmungsschwankungen auswirken können. Wenn Sie lernen, eingefahrene unlogische Denkmuster zu erkennen, wird es Ihnen möglich, übertrieben negatives Denken durch logischere Gedankengänge zu ersetzen. Logisches Denken hilft, eine Situation klarer zu sehen.

Wenn es Ihnen schwerfällt, gefühlsbetonte von rationalen Gedanken zu unterscheiden, bekommen Sie im nächsten Kapitel Hilfestellungen. Die Dinge klarer zu sehen, ist eine wichtige Voraussetzung, um eine negative Grundhaltung abzulegen, Probleme zu lösen und Ihr Selbstvertrauen zu stärken.

In diesem Kapitel

- wird gezeigt, wie Sie negative Gefühle kontrollieren können,
- lernen Sie, logische von gefühlsbetonten Gedanken zu unterscheiden,
- werden Gedankenprotokolle vorgestellt, mit deren Hilfe negatives Denken deutlich wird.

Gedankenprotokolle

Im siebten und zehnten Kapitel wurden häufig vorkommende Fehleinschätzungen beschrieben und wie man sie vermeiden kann. Manchmal ist es allerdings nicht so leicht, zu durchschauen, ob die Schlussfolgerungen zutreffen oder ob sie durch Gefühle beeinflusst, wenn nicht gar verfälscht sind. Diese Gefahr besteht besonders in Stresssituationen. Ein ärgerliches oder aufwühlendes Ereignis führt leicht dazu, von vielen, sich überschlagenden negativen Gedanken und Gefühlen überwältigt zu werden. Ein Gedankenprotokoll kann sehr nützlich sein, um alles zu ordnen und sich Klarheit zu verschaffen. Sobald Sie ein deutliches Bild des Geschehens haben, können Sie überlegen, wie Sie am besten damit umgehen.

Ein Gedankenprotokoll hat gleich mehrere Vorteile: Es kann eine Hilfe sein, aufzuschreiben, was Ihnen durch den Kopf geht, bevor Sie versuchen, es zu analysieren und zu ändern. Wenn Sie es nur gedanklich durchspielen, hat es nicht denselben klärenden und ordnenden Effekt. Ein Aufruhr der Gefühle erschwert klares Denken. Die Gedanken zu Papier zu bringen, entschleunigt den Denkprozess und verschafft Ihnen die Zeit, die Sie brauchen, um alles in Ruhe durchzugehen. Sobald mehrere Gedanken gleichzeitig aufblitzen, ist ein systematisches Vorgehen viel einfacher, wenn Sie alles schriftlich vor sich sehen.

Logische Fehler und verzerrte Gedanken lassen sich schneller entlarven, wenn diese schwarz auf weiß stehen. Außerdem tauchen manche gefühlsbestimmte Aspekte immer wieder auf, etwa solche, die im siebten und zehnten Kapitel beschrieben wurden. Wenn Sie Ihre Gedankenprotokolle aufbewahren, können Sie später darauf zurückgreifen. Mithilfe Ihrer Aufzeichnungen lassen sich neu auftretende Probleme und emotional aufgeladene Situationen schneller überdenken. Ein weiterer Vorteil: Wenn Sie Ihre Gedankengänge Ihrer Ärztin oder Ihrem Therapeuten schildern möchten, ist es einfacher, wenn Sie sie verschriftlicht haben. Es ist schwieriger, wenn Sie sich das aufwühlende Ereignis und die erweckten Gefühle und Gedanken ins Gedächtnis rufen müssen.

Gedankenprotokolle sind meistens zweiteilig aufgebaut. Im ersten Teil schreibt man seine Gedanken auf und in einem weiteren Teil werden diese analysiert. Das Arbeitsblatt 43a beinhaltet den ersten Teil eines solchen Protokolls. Die Fragen helfen Ihnen, sich an Ihre Reaktionen in einer belastenden Situation zu erinnern. In der linken Spalte tragen Sie das Ereignis ein, das die starken Gefühle und die sich überschlagenden Gedanken ausgelöst hat. In den beiden anderen Spalten halten Sie fest, was Ihnen dabei durch den Kopf ging und was Sie empfunden haben.

Nicht in jedem Fall lässt sich ein konkreter Vorfall als Auslöser ausmachen, doch wenn Ihnen klar ist, was die emotional übersteigerte Reaktion verursacht hat, können Ihre Aufzeichnungen dabei helfen, in Zukunft mit ähnlichen Ereignissen besser umzugehen.

PAULS Gedankenprotokoll zeigt seinen Ärger und seine Verunsicherung, als seine Freundin nicht zurückrief. Er wusste nicht, wieso sie seinen Anruf nicht erwiderte, ging aber gleich vom Schlimmsten aus. Das Gedankenprotokoll half ihm, sich zu beruhigen, denn je länger er auf den Rückruf wartete, desto lauter wurden seine inneren pessimistischen Stimmen. Die Besorgnis heizte seine Selbstvorwürfe an und führte schließlich dazu, dass er nur noch schwarzsah. Dies kann man seinem Gedankenprotokoll deutlich ablesen.

PAULS ARBEITSBLATT 43a Gedankenprotokoll: Situationsbeschreibung

Ereignis	Gedanken	Gefühle
Was war der Anlass für Ihre Gedanken und Gefühle?	Schreiben Sie alles auf, was Ihnen bei dem Ereignis in den Sinn gekommen ist.	Was haben Sie bei dem Ereignis empfunden? Beziehen Sie auch körperliche Reaktionen mit ein.
Meine Freundin hat nicht zurückgerufen.	*Sie ist bestimmt verärgert und will nicht mit mir reden.*	*Traurigkeit*
	Ich bin schuld, weil ich sie neulich nicht zurückgerufen habe.	*Schuldgefühle*
	Ich tauge nichts als Freund.	*Schuldgefühle*
	Sie macht bestimmt Schluss mit mir.	*Schmerz*

Tragen Sie auf dem Arbeitsblatt 43a ein Ereignis aus der letzten Zeit ein, das deutlichen Stress bei Ihnen auslöste. Versuchen Sie, sich an Ihre Gedanken und Gefühle in diesem Zusammenhang zu erinnern. Wenn es in jüngster Zeit keinen solchen Vorfall gab, warten Sie auf das nächste Mal, wenn Sie durch ein Ereignis beunruhigt und aufgewühlt werden. Protokollieren Sie dies dann.

Bewerten Sie Ihre Gedanken

Die Gedanken, die Ihnen bei einem bewegenden Ereignis durch den Kopf schießen, können übermäßig negativ oder übertrieben positiv sein. Manches kann zutreffen, manches verzerrt sein. Wenn Sie unsicher sind, ob Ihre Gedanken Ihnen einen Streich spielen oder ob Sie doch richtigliegen, müssen Sie Ihr Denken einem Faktencheck unterziehen. In diesem Abschnitt werden einige Methoden vorgestellt, wie Sie Unzutreffendes von Wahrem unterscheiden können.

Es gibt eine ganze Reihe von Methoden, mit denen sich gefühlsüberladene Denkvorgänge überprüfen lassen. Eine davon wenden Sie eventuell schon an, wenn Sie Ihren Gedanken Einhalt gebieten, bevor Sie einen voreiligen Schluss ziehen. Dafür brauchen Sie wahrscheinlich kein Übungs- oder Arbeitsblatt. Wenn Sie allerdings merken, dass Sie sich festgefahren haben, oder wenn Sie von starken Gefühlen überwältigt werden, kann es hilfreich sein, nach einem Schritt-für-Schritt-Schema vorzugehen. Sie gewinnen ein wenig Abstand, damit die emotional gefärbten Gedanken einer eher nüchternen Betrachtung unterzogen werden können.

Am besten nehmen Sie jetzt die Arbeitsblätter aus dem siebten und zehnten Kapitel (Arbeitsblätter 23–28 und 38–42) noch einmal zur Hand, auf denen Sie Ihre persönlichen Beispiele für falsche Annahmen und voreilige Schlussfolgerungen notiert haben. Überprüfen Sie, ob das, was Sie in Ihrem Gedankenprotokoll als Beispiel eingetragen haben, in eine dieser Kategorien fällt. Falls ja, halten Sie sich an die Anweisungen in den genannten Kapiteln, um dieses fehlgeleitete Denken zu korrigieren. Eine andere, ganz einfache Methode wäre, Menschen Ihres Vertrauens um ihre Meinung zu bitten. Nehmen diese die Situation so wahr wie Sie oder sind sie eher der Meinung, Ihre Interpretation sei übertrieben positiv oder negativ?

Mit beiden Methoden gewinnen Sie Informationen, mit denen Sie eine schwierige Situation leichter beurteilen und anschließend eine wohldurchdachte und rationale Entscheidung fällen können. Wie Sie sich letztlich entscheiden, liegt bei Ihnen, doch das Sammeln von Informationen hilft auf jeden Fall dabei, zu einer objektiveren Sichtweise zu gelangen und sich nicht nur auf emotionale Eindrücke und ein diffuses Bauchgefühl zu verlassen.

Die logische Analyse gefühlsbetonter Gedanken

Der zweite Teil des Gedankenprotokolls enthält Übungen, mit denen Sie Ihre Gedanken analysieren können und durch die sie zu objektiveren Schlussfolgerungen kommen. Wenn Sie die Dinge klarer sehen – ohne die Verzerrungen, die gefühlsbeladene Gedanken mit sich bringen können –, lassen sich problematische Situationen effektiver lösen. Auf dem Arbeitsblatt 43b ⤓

finden Sie Schlüsselfragen, die zum logischen Denken anleiten, wenn Sie mit einem aufwühlenden Ereignis konfrontiert werden.

Eine Herangehensweise wäre z.B., aus dem ersten Teil des Protokolls den Gedanken auszuwählen, der Sie am meisten beunruhigt oder der die stärksten Emotionen auslöst. Tragen Sie diesen Gedanken oben auf dem Arbeitsblatt ein. Bevor Sie ihn genauer untersuchen, überlegen Sie, für wie hoch Sie die Wahrscheinlichkeit halten, dass dieser Gedanke zutrifft. Sind Sie zu 100 Prozent sicher, dass er stimmt, oder bestehen gewisse Zweifel? Bei einer 50-prozentigen Wahrscheinlichkeit könnten Sie sich für die eine oder andere Möglichkeit entscheiden, 10 Prozent würden bedeuten, dass Sie so gut wie gar nicht von der Richtigkeit Ihrer Annahme ausgehen. Bei einer sehr niedrigen Wahrscheinlichkeit benötigen Sie das Arbeitsblatt 43b ⤓ nicht, denn dann haben Sie den Gedanken bereits analysiert und schon eine Entscheidung getroffen. In diesem Fall bleibt nur noch, herauszufinden, ob Sie etwas zur Verbesserung der Situation beitragen können.

Beginnen Sie mit den ersten beiden Spalten des zweiten Teils des Gedankenprotokolls, um Ihre Gedanken einer logischen Analyse zu unterziehen. In die erste Spalte tragen Sie alle Punkte ein, die für die Richtigkeit Ihrer Annahmen sprechen. Alles, was dagegenspricht, notieren Sie in der zweiten Spalte. Versuchen Sie, dabei so objektiv wie möglich zu sein. Tragen Sie nur ein, was auf Tatsachen beruht, also verifiziert oder beobachtet werden kann. Eine Meinung ohne Beweise gehört nicht hierhin, etwa ein Satz wie »Ich glaube einfach, dass ich richtigliege«. Denken Sie auch daran, dass es immer leichter ist, Hinweise zu finden, die eine emotional gefärbte Sichtweise untermauern, als solche, die dagegensprechen. Es wird Ihnen viel schwerer fallen und mehr Zeit in Anspruch nehmen, Gegenbeweise für einen Gedanken zu finden, den Sie gefühlsmäßig für richtig halten.

Sollte es Ihnen Schwierigkeiten bereiten, Beweise oder Gegenbeweise für den Gedanken zu finden, den Sie gerade zu analysieren versuchen, tragen Sie in der dritten Spalte Argumente ein, die von Außenstehenden kommen könnten. Was würde ein anderer in Ihrer jetzigen Situation sagen? Nachdem Sie sich eine Weile intensiv mit der Frage beschäftigt haben, versuchen Sie, die Schlussfolgerung zu finden, die am sinnvollsten erscheint. Im Zweifel bitten Sie Menschen Ihres Vertrauens um ihre Meinung dazu.

In der vierten Spalte tragen Sie Ihre Schlussfolgerungen ein. Wenn Sie nach reiflicher Überlegung nicht mehr ganz so überzeugt sind, dass Ihre ursprüngliche Vermutung richtig war, wandeln Sie diese so ab, dass sie zutreffender und glaubwürdiger wird. Zu welchem Schluss Sie auch kommen: Schreiben Sie ein paar Stichworte auf, wie Sie mit der problematischen Situation umgehen möchten.

MONIKA füllte das Arbeitsblatt 43a aus. Es veranschaulicht, wie man mit einer schwierigen Situation umgehen kann, indem man die durch einen Gefühlsaufruhr entstandenen negativen Gedanken einer genauen Prüfung unterzieht. Der Anlass war ein Brief mit der Aufforderung, ihre Zulassung als Krankenschwester zu erneuern. In dem Antragsformular wurde die Frage gestellt, ob sie wegen einer psychischen Erkrankung in Behandlung ist oder war. Das war bei früheren Anträgen nicht so. Niemand von ihren Kolleginnen oder Vorgesetzten weiß von ihrer Bipolaren Störung und sie will, dass das auch so bleibt. Sie regte sich fürchterlich über diese neue Regel auf und hielt ihre ersten, impulsiven Gedanken dazu in einem Protokoll fest, um dieses Problem zu meistern. Sämtliche Gedanken Monikas zu diesem Problem fielen in die Kategorie »voreilige Schlüsse«. Das bemerkte sie zwar, konnte sich aber nicht selbst davon überzeugen, dass ihre Annahmen falsch sind. Ihr Misstrauen gegenüber ihrer Chefin, ihren Arbeitskollegen und der staatlichen Pflegebehörde schürten ihre Besorgnis noch zusätzlich. Sie war selbst dann misstrauisch, wenn sie nicht aufgebracht war. Ihre Chefin, ihre Kolleginnen und die Behörde waren ihr gegenüber zwar freundlich und unterstützend, sie glaubte aber, dass sie ihr jederzeit in den Rücken fallen könnten. Instinktiv wollte sie deshalb auf dem Formular falsche Angaben eintragen oder diesen speziellen Teil unausgefüllt lassen, auch wenn beides negative Konsequenzen nach sich ziehen könnte. Ihr erster Impuls war, das Ausfüllen und Abschicken des Formulars so lange wie möglich hinauszuzögern. Nachdem sie ihr Gedankenprotokoll angefertigt hatte, wählte Monika den Punkt, der sie am meisten beunruhigte. Dann versuchte sie, ihn zu analysieren. ×

MONIKAS ARBEITSBLATT 43 a **Gedankenprotokoll: Situationsbeschreibung**

Ereignis	Gedanken	Gefühle
Was war der Anlass für Ihre Gedanken und Gefühle?	Schreiben Sie alles auf, was Ihnen bei dem Ereignis in den Sinn gekommen ist.	Was haben Sie bei dem Ereignis empfunden? Beziehen Sie auch körperliche Reaktionen mit ein.
Die Tatsache, dass ich gegenüber der Behörde meine Bipolare Störung angeben muss.	*| Das ist entsetzlich. Meine Zulassung wird nicht erneuert werden und ich verliere meinen Job. Dann können wir unsere Rechnungen nicht mehr bezahlen.*	*| Angst*
	| Die Behörde wird es meinem Arbeitgeber mitteilen, und im Krankenhaus werden alle erfahren, dass ich bipolar bin.	*| Wut, Frustration*
	| Wenn meine Chefin das herausfindet, wird sie denken, ich sei nicht geeignet, mich um die Patienten zu kümmern. Sie wird mich genauestens beobachten und einen Grund finden, mir zu kündigen.	*| Wut, Angst*
	| Meine Chefin wird es herumerzählen und ich werde gedemütigt werden	*| Scham*

MONIKAS ARBEITSBLATT 43b Gedankenprotokoll: Logische Analyse der Gedanken

Mein Gedanke ist:

Meine Zulassung wird nicht verlängert werden. Ich verliere meine Stelle. Wir werden unsere Rechnungen nicht mehr bezahlen können.

Was deutet darauf hin, dass ich recht habe?	Was deutet darauf hin, dass ich falschliege?	Was würde ein anderer in dieser Situation sagen? Gibt es eine andere Erklärung?	Meine Schlussfolgerungen und was ich als Nächstes tun möchte
Ohne Zulassung kann man nicht als Krankenschwester in einem Krankenhaus arbeiten. *Die Zulassungen werden jährlich überprüft.* *In den letzten Jahren wurden mehr und mehr Pflegekräfte wegen Substanzmissbrauch entlassen. Im jährlichen Bericht der Behörde werden alle genannt, die ihren Job verloren haben.* *Viele Pflegerinnen und Pfleger nehmen keine Antidepressiva, weil sie Angst haben, ihre Arbeit zu verlieren.*	*Auf dem Formular steht nicht, dass meine Zulassung gefährdet ist.* *Ich habe von keinen anderen Fällen gehört, wo es zum Entzug der Zulassung kam, außer denen, die mit Substanzmissbrauch zu tun hatten.* *Es wäre diskriminierend, die Zulassung nicht zu verlängern, weil man in Behandlung war. Dagegen gibt es Gesetze.* *Mein Mann sagt, deswegen kann ich meine Zulassung nicht verlieren.*	*Jemand anderes würde sagen, ich könne nichts mit Sicherheit sagen, wenn ich nicht nachfrage.* *Mein Mann sagt, das Ganze sei nur ein bürokratischer Vorgang. Die Behörde wird nicht riskieren, von einer Gruppe von Pflegekräften verklagt zu werden. Wenn man die Information über eine Erkrankung an die Vorgesetzten und andere weitergibt, bedeutet das eine Verletzung der Privatsphäre und des Datenschutzes. Das darf man nicht.*	*Herausfinden, wie ich mich anonym über die Regelungen informieren kann.* *Herausfinden, welche Konsequenzen es haben könnte, wenn ich meine Erkrankung verschweige.* *Herausfinden, ob und wie die Behörde den Wahrheitsgehalt meiner Antworten in Bezug auf eine psychische Erkrankung überprüfen kann.* *Wenn es sich herausstellt, dass die Behörde meine Zulassung nicht verlängern will, kann ich mir einen Anwalt nehmen, der sich dieser Sache annimmt.* *Meinen Antrag auf Verlängerung rechtzeitig einreichen. Nicht hinauszögern und dadurch unnötige Aufmerksamkeit erregen.*

Um herauszufinden, was für oder gegen einen Gedanken spricht, überprüfen Sie jeden Punkt auf seine Bedeutung und Wichtigkeit, bevor Sie eine endgültige Entscheidung treffen. Möglicherweise sind in einer Spalte Ihres Arbeitsblattes viel mehr Einträge als in den anderen. Das bedeutet nicht notwendigerweise, dass diese Spalte eine größere Bedeutung hat. Achten Sie darauf, wie sehr jeder Punkt auf Ihrer Liste den Gedanken beeinflusst, den Sie einer genauen Prüfung unterziehen wollen.

MONIKA wusste, dass ihre Ängste vor allem darauf beruhten, was ihre Kolleginnen sagten. Sie würden keine Medikamente nehmen und auch keinen Therapeuten aufsuchen, weil sie befürchteten, deswegen ihren Job zu verlieren. Andererseits beruhigte es Monika, wie ihr Mann die Sache einschätzte. Was sie jedoch unbedingt brauchte, waren mehr Informationen über diesen neuen Passus im Antragsformular, um wieder zur Ruhe kommen zu können. Sie nahm sich vor, so viele Informationen wie möglich zu sammeln, bevor sie das Antragsformular ausfüllte und einreichte. Als Erstes würde sie eine Kollegin fragen, die in einem anderen Krankenhaus arbeitet. Renate ist älter als Monika und ebenfalls bipolar. Sie kennt sich gut mit den Regularien der Zulassungsbehörde aus und weiß wahrscheinlich einen Rat. Falls nicht, kennt sie jemanden, den man fragen könnte, ohne dass jemand Verdacht schöpfen würde. Monika spielte mit dem Gedanken, zu kündigen und die Zulassung einfach auslaufen zu lassen, entschied sich dann aber doch dafür, zu bleiben – es wäre besser, gekündigt zu werden, als freiwillig zu gehen. So einfach wollte sie es der Behörde nicht machen. Sie unterzog jeden Punkt, den sie in ihrem Gedankenprotokoll notiert hatte, einer genauen Prüfung und ging dabei nach der beschriebenen Methode vor. Auch wenn dieses systematische Durcharbeiten ihrer Gedanken die Wut und Angst nicht in Luft auflösten, half es ihr, sich so weit zu beruhigen, dass sie einen vernünftigen Plan entwickeln konnte, wie sie das Problem angehen wollte. ✕

STEFAN lernt noch, wie er das Gedankenprotokoll verwenden kann, wenn er manisch wird und die typischen Ideen aufkommen. In seinen letzten Manien überkam ihn immer eine unbändige Lust, zu verreisen. Einmal setzte er sich in sein Auto und fuhr so lange, bis ihm das Benzin ausging. Seine Brieftasche hatte er zu Hause liegen lassen, deshalb musste er seine Mutter anrufen und sie bitten, ihm Benzingeld zu bringen. Sie ließ nicht zu, dass er mit seinem Auto weiterfuhr, und darum musste er mit ihr zurückfahren. Ein anderes

Mal buchte er einen Flug nach Hawaii – mit der Kreditkarte, die ihm sein Vater wegen der Ausgaben für das Studium gegeben hatte. Er machte sich auf, ohne jemandem von seinen Plänen zu erzählen, und verbrachte ein paar Tage am Strand. Es machte ihm nicht einmal Spaß. Als er wieder nach Hause kam, waren seine Eltern so aufgebracht, dass sie ihm die Karte sperrten. Stefan übte mit seinem Therapeuten, wie er diese Anfälle von Reiselust in den Griff bekommen könnte. Wenn ihn diese Aufbruchsstimmung überfällt, hat Stefan immer das Gefühl, er müsse dem nachgeben, sonst würde er den Verstand verlieren. Jede Minute, die er zu Hause bleibt, wird zur Ewigkeit. Er meint auch, alles auf seiner Reise würde bestens verlaufen. Mögliche negative Konsequenzen sieht er in diesem Zustand nicht. Das letzte Mal, als die Reiselust zwar spürbar, aber nicht so stark ausgeprägt war, ging er gemeinsam mit seinem Therapeuten die Schritte zur Analyse seiner Gedanken durch. ×

STEFANS ARBEITSBLATT 43a Gedankenprotokoll: Situationsbeschreibung

Ereignis	Gedanken	Gefühle
Was war der Anlass für Ihre Gedanken und Gefühle?	Schreiben Sie alles auf, was Ihnen bei dem Ereignis in den Sinn gekommen ist.	Was haben Sie bei dem Ereignis empfunden? Beziehen Sie auch körperliche Reaktionen mit ein.
Die plötzliche Lust, nach Hawaii zu fliegen.	*Ich will am Wochenende nach Hawaii. Ich muss dieser Kälte hier entkommen. Es ist eine gute Idee.*	*Aufregung*
	Auf Hawaii wird es mir besser gehen.	*Aufregung*
	Geld spielt keine Rolle. Diese Pause steht mir zu.	*Zuversicht*
	Wenn ich nicht aus der Stadt rauskomme, drehe ich durch.	*Stress*

Mein Gedanke ist:

Wenn ich nicht aus der Stadt rauskomme, drehe ich durch.

Was deutet darauf hin, dass ich recht habe?	Was deutet darauf hin, dass ich falschliege?	Was würde ein anderer in dieser Situation sagen? Gibt es eine andere Erklärung?	Meine Schlussfolgerungen und was ich als Nächstes tun möchte
Ich spüre, wie ich von Tag zu Tag angespannter werde. Ich halte es in meiner Wohnung nicht mehr aus. Ich hasse die Kälte draußen. Wenn ich am Strand bin, geht es mir immer besser.	*Nur weil man nicht reisen kann, dreht man nicht gleich durch. Ich habe mich schon einmal ähnlich gefühlt. Das vergeht wieder*	*Meine Mutter würde sagen, ich sei wieder manisch. Mein Vater würde ihr wohl zustimmen. Gerade ist die Mitte des Semesters. Wenn ich jetzt viel verpasse, werde ich die Prüfungen wahrscheinlich nicht bestehen.*	*Ich mache einen Ausflug nach Hawaii in den Semesterferien, wenn ich dann immer noch den Drang verspüre, zu verreisen. Ich finde andere Wege, um meine Ruhelosigkeit in den Griff zu bekommen. Ich werde die Medikamente nehmen, die mir mein Arzt verschrieben hat, und ich werde öfter ins Fitnessstudio gehen.*

Wenn Sie mit dem Protokoll und der Analyse Ihrer Gedanken fertig sind, sehen Sie sich noch einmal Ihren ursprünglichen Gedankengang an. Merken Sie, wie sich Ihre Überlegungen durch den objektiveren Blick gewandelt haben? Was ist mit der Intensität Ihrer anfänglichen Empfindungen? Sollten die Gefühle immer noch heftig sein, versuchen Sie es mit einer anderen Methode zum Umgang mit gefühlsbetonten Gedanken, die in diesem sowie im siebten und zehnten Kapitel beschrieben werden.

Falls Sie wie Monika dazu tendieren, alles entweder schwarz oder weiß zu sehen, geben Sie möglicherweise zu schnell auf, wenn die Übungen in diesem Buch nicht sofort dazu führen, dass Sie sich besser fühlen. Ihre Fortschritte sind vielleicht spürbar, aber am Anfang noch nicht deutlich.

Wenn Sie z.B. den negativen Gedanken »Ich bin dumm« bekämpfen möchten, indem Sie das Für und Wider betrachten, sind Sie vielleicht teilweise davon überzeugt, dass Ihre Selbsteinschätzung falsch war – aber noch nicht restlos. Wenn Sie über lange Zeit keine gute Meinung von sich selbst hatten, bedarf es einiger Anstrengung, um dieses Bild zu korrigieren. Dann müssen Sie wieder und wieder versuchen, mit den hier vorgeschlagenen Übungen an Ihren eingefahrenen Denkmustern zu arbeiten, um Ihr übertrieben negatives Selbstbild zu überwinden. Nur mit Geduld und Training wird das veränderte Denken nachhaltig gefestigt.

Wenn Sie sich also bei dem Gedanken »Ich kann das nicht« ertappen und deshalb frustriert sind, legen Sie eine Pause ein. Versuchen Sie es später wieder. Wenn Sie zu schnell aufgeben, führt das nur dazu, dass Sie sich wegen dieses Versagens noch schlechter fühlen als vorher.

Noch mal das Wichtigste und wie es weitergeht

In diesem Kapitel wurde Ihnen das Modell der Gedankenprotokolle gezeigt: eine in der kognitiven Verhaltenstherapie häufig angewandte Methode. Eine gerne gegebene Hausaufgabe von Therapeutinnen und Therapeuten ist es, die Gedanken aufzuschreiben, die durch aufwühlende Ereignisse zwischen zwei Therapiesitzungen ausgelöst werden. Sie können selbstständig ebenso vorgehen. Wenn Sie ein Ereignis aus der Fassung bringt, verwenden Sie den ersten Teil des Gedankenprotokolls (Arbeitsblatt 43a ⤓), um heraus-zufinden, was Sie am meisten beunruhigt. Der zweite Teil (Arbeitsblatt 43b ⤓) hilft Ihnen, alles logisch zu überdenken. Diese Methode wird oft als sehr hilfreich empfunden. Wenn Sie sie regelmäßig anwenden, können Sie mit der Zeit Ihre negativen Gedanken so gut analysieren, dass Sie gar nichts mehr aufschreiben müssen. Einiges, was Sie in diesem Kapitel gelernt haben, nützt Ihnen auch bei den negativen Gefühlen, die

Sie womöglich gegenüber Ihren stimmungsstabilisierenden Medikamenten hegen.

Im nächsten Kapitel werden Strategien gezeigt, wie man den bestmöglichen Nutzen aus der Medikation zieht – wenn man die Erkrankung akzeptiert hat. Das ist natürlich ein ganz wesentlicher Punkt auf dem Weg zu einem guten Umgang mit der bipolaren Disposition. Auch darum geht es im zwölften Kapitel.

In diesem Kapitel
- wird beschrieben, wie andere mit der Bipolaren Störung umgehen,
- lernen Sie, wie Sie mithilfe dieses Buches die Erkrankung akzeptieren können,
- erfahren Sie Grundsätzliches über die medikamentöse Therapie Bipolarer Störungen.

Stefan, Paul, Monika, Sebastian und Sabine durchliefen Phasen in ihrem Leben, in denen sie ihre Medikamente gegen die Bipolare Störung nicht einnahmen.

STEFAN hielt seine Diagnose für falsch. Während des Klinikaufenthaltes nahm er die verschriebenen Medikamente ein, setzte sie aber gleich nach der Entlassung wieder ab. Seine Eltern fragten ihn danach, weil ihnen auffiel, dass er sich immer noch anders als früher verhielt. Er sagte ihnen, dass er sie weiter einnehme, und sie glaubten ihm. Nach wenigen Wochen wurde Stefan wieder manisch und musste erneut in die Klinik eingeliefert werden. Über einen Zeitraum von sieben Monaten wurde er viermal stationär behandelt und jedes Mal wurde sein Aufenthalt in der Klinik länger. Nach dem letzten Klinikaufenthalt setzte er die Medikamente nicht mehr ab, doch er ist noch jung und wird es in den nächsten Jahren vielleicht immer wieder ohne Medikamente versuchen – einfach, um herauszufinden, was dann passiert. ×

PAUL begann schon als Jugendlicher, Medikamente gegen die Bipolare Störung zu nehmen. Für ihn war es nie ein Problem, die Diagnose zu akzeptieren. Seine Eltern erklärten ihm das Wesen der Erkrankung und dass er deswegen Medikamente nehmen müsse. Daran hielt er sich bis zur Mittelstufe, doch von der achten Klasse an gab es ständig Diskussionen mit den Eltern. Er lehnte sich gegen ihre Ratschläge auf und rebellierte auf der ganzen Linie, auch gegen die Medikamente. Einmal setzte er sie monatelang ab und erst in einer schweren depressiven Phase besann er sich wieder darauf, denn in der Vergangenheit hatte er seine Depressionen nur mithilfe von Medikamenten überwinden können. In der Oberstufe betrank er sich und versuchte, sich umzubringen. Er raste mit dem Auto gegen einen Baum und erlitt schwere Verletzungen. Mit Operationen und Physiotherapie konnte er wieder einigermaßen hergestellt werden. Danach wollte er nie wieder solche Tiefpunkte erleben und nahm seine stimmungsstabilisierenden Medikamente wieder ein – der Vorfall hatte ihm gezeigt, dass das Absetzen bei ihm sehr wahrscheinlich neue Depressionen verursacht. ×

MONIKA hasst die Vorstellung, dauerhaft Medikamente nehmen zu müssen, denn dadurch wird sie ständig an ihre Bipolare Störung und daran erinnert, dass sie »nicht normal« ist. Sie weiß, dass die Erkrankung sie ein Leben lang begleiten wird, und manchmal empfindet sie einen tiefen Groll deswegen; besonders dann, wenn sie das Gefühl hat, die Störung bringe immer wieder ihr Leben durcheinander und hindere sie daran, ihre Lebensziele zu erreichen. In solchen Zeiten ändert sie ohne Absprache mit ihrem Arzt die Dosierung ihrer Medikamente. Wenn die Symptome der Erkrankung zu heftig werden und sie nicht mehr alleine damit fertig wird, bittet sie ihren Arzt um Hilfe. Im Lauf der Jahre hat sie von verschiedenen Ärzten wieder und wieder gehört, was passieren kann, wenn sie ihre Medikamente nicht wie verschrieben einnimmt, wenn sie bis zur letzten Sekunde wartet, bevor sie um Hilfe bittet, und wenn sie sich weigert, die Erkrankung zu akzeptieren. Ihre Reaktion auf solche Gespräche war immer die gleiche: Sie wechselte den Arzt und das Ganze ging von vorne los. ×

SEBASTIAN hat eine Bipolar-II-Störung. In der Vergangenheit erlebte er mehrere schwere depressive Episoden, aber noch nie eine ausgeprägte Manie. Manchmal wird er jedoch hypomanisch und in diesen Zeiten hat er die Gefühle seiner Familie verletzt, ist im Gefängnis gelandet und hat diverse Jobs verloren. Er sei eben jung und müsse erst noch erwachsen werden – so hat er diese Vorfälle jeweils erklärt und entschuldigt. Auf diese Weise konnte er auch so tun, als seien die Höhenflüge nicht das Problem. Mit Anfang zwanzig erlebte Sebastian seine letzte schwere Depression, die sich über mehrere Monate hinzog. Er hatte zwar keine Selbsttötungsgedanken, aber jede Lust verloren, zur Arbeit zu gehen, Zeit mit seiner Familie zu verbringen oder Freunde zu treffen. Seine Eltern setzten ihn unter Druck und drohten ihm als letzte Konsequenz, er müsse ausziehen, wenn er weiterhin eine Behandlung verweigere. Das funktionierte zwar, doch als ihm der Psychiater ein stimmungsstabilisierendes Medikament verschrieb, wollte Sebastian es nicht nehmen. Mit einem Antidepressivum war er einverstanden, weil ihm seine depressiven Phasen bewusst waren, aber die Diagnose Bipolar-II-Störung wollte er nicht akzeptieren. Leider verstärken Antidepressiva manchmal seine Stimmungsschwankungen. Sebastian ist inzwischen älter geworden und hält sich selbst für gereifter und klüger. Dennoch hat er noch nicht ganz eingesehen, dass seine Höhenflüge ebenso viele Probleme nach sich ziehen können wie seine Abstürze. ✖

Die fünf Phasen von der Verleugnung bis zur Akzeptanz

Alle in diesem Buch vorgestellten Personen hatten mit der psychologischen und emotionalen Belastung zu kämpfen, nicht nur mit lebensverändernden Stimmungsschwankungen umgehen zu müssen, sondern auch mit der Diagnose einer psychischen Erkrankung, bei der zu einer fortwährenden Medikamenteneinnahme geraten wird. Sich gefühlsmäßig darauf einzulassen, läuft oft in Phasen ab, ganz ähnlich den verschiedenen Stufen der Trauerarbeit: Verleugnung, Wut, Verhandeln, Depression und schließlich Akzeptanz.

Am Anfang steht meist eine Zeit der Verleugnung und des Nicht-hinnehmen-Wollens. Wenn ein junger Mensch erkrankt, sind es oft die Eltern, die eine Diagnose zunächst nicht akzeptieren können. Darauf folgt manchmal eine Phase der Wut; man ist wütend auf den Arzt, auf Gott, weil er so etwas zuließ, oder auf die Vorfahren, weil sie die Anlage einer affektiven Erkrankung weitergegeben haben. Verleugnung und Wut können sich abwechseln und selbst dann wiederkehren, wenn man schon glaubte, sich mit der Diagnose, der Erkrankung und der Behandlung abgefunden zu haben. Diese Gefühle tauchen meistens wieder auf, wenn es erneut zu Stimmungsschwankungen kommt, die das Leben aus den Fugen bringen.

Die Verhandlungsphase ist eine weitere Periode, die viele Menschen durchlaufen, wenn sie sich mit einer unangenehmen Tatsache auseinandersetzen müssen. Wenn sie die Diagnose noch nicht akzeptiert haben, treffen Betroffene, die an einer Bipolaren Störung oder einer anderen affektiven Erkrankung leiden, insgeheim Vereinbarungen mit sich selbst, z.B. mit dem Trinken aufzuhören, keine illegalen Drogen mehr zu konsumieren, eine Diät anzufangen, einen Therapeuten aufzusuchen oder ein Fitnessprogramm zu beginnen. Sie hoffen, dadurch ihre Stimmung zu stabilisieren und so auf Medikamente verzichten zu können. Weil die Stimmungsschwankungen jedoch wiederkehren, geht dieser Plan nur für eine kurze Zeit auf, bis die Symptome erneut in Erscheinung treten.

Auch wenn man die Tatsache akzeptiert hat, an chronischen Stimmungsschwankungen zu leiden, kommt es oft vor, deswegen sehr bedrückt, vielleicht sogar depressiv zu werden. Wenn einem mit allen Konsequenzen bewusst wird, was es heißt, eine psychische Erkrankung zu haben, die für den Rest des Lebens bleiben wird, ist das zunächst schwer zu verkraften. Im Lauf der Zeit und mit Unterstützung wird das aber immer besser und man kann etwas tun, was bei der Bewältigung hilft.

Wenn Sie dieses Buch selbst gekauft haben, dürften Sie die Phase der Verleugnung schon überwunden haben und sich auf dem Weg zur Akzeptanz befinden. Sollten Sie es von jemand anderem bekommen haben, brauchen Sie vielleicht noch mehr Informationen und auch mehr Zeit, um sich an den Gedanken einer chronischen Erkrankung zu gewöhnen. In den ersten Kapiteln dieses Buches wurde gezeigt, wie man die Symptome erkennen und benennen kann. Wenn Sie sich in diesen Beschreibungen wiedererkennen und sich damit identifizieren konnten, lässt Ihre Ablehnung offenbar bereits nach. Falls Sie noch nicht sicher sind, ob die Diagnose zutrifft oder Medikamente notwendig sind, lernen Sie möglichst viel darüber, wie Sie diese Schwankungen kontrollieren können. Informieren Sie sich weiter über die Ursachen und Behandlungsmöglichkeiten.

In welchem Stadium der Akzeptanz einer Bipolaren Störung oder einer verwandten Erkrankung befinden Sie sich? Auf dem Arbeitsblatt 44 ⤓ sind Beispiele für Gedanken und Handlungen notiert, die in den jeweiligen Stadien typischerweise auftreten. Unterstreichen Sie alle Sätze, die auf Sie zutreffen.

Was jetzt?

Bestimmte Übungen in diesem Buch können Ihnen beim Annehmen der Erkrankung helfen. Die folgende Übersicht zeigt, welche Kapitel in den verschiedenen Stadien der Akzeptanz besonders nützlich sind. Wenn Sie nicht sicher sind, was Ihre Stimmungsschwankungen verursacht, und Sie deshalb zögern, sich behandeln zu lassen, besprechen Sie sich mit einem Experten. Das kann z.B. eine Psychiaterin, ein Sozialarbeiter oder ein Psychologe sein.

TABELLE 1 Hilfreiche Kapitel für die einzelnen Phasen der Akzeptanz

Stadium der Akzeptanz	Anhaltspunkte	Kapitel
Verleugnung	Sie lehnen die Diagnose ab und möchten keine Medikamente nehmen.	| Im ersten Kapitel wird erklärt, weshalb Medikamente in den meisten Fällen notwendig sind, um extreme Stimmungsschwankungen zu kontrollieren. | Im zweiten und dritten Kapitel werden die typischen Symptome einer Bipolaren Störung beschrieben. | In den Kapiteln 12 und 13 erfahren Sie, wieso die Medikamente regelmäßig und konstant eingenommen werden sollten.
Wut	Sie sind wütend wegen der Diagnose und wenden deshalb keine guten Bewältigungsstrategien an.	| Das siebte Kapitel zeigt Ihnen, wie Sie es vermeiden können, dass Ihr logisches Denken von Ihren Gefühlen verschleiert wird.
Verhandeln	Sie sind sich darüber im Klaren, dass Sie ein Problem haben. Sie sind auch bereit, ungesunde Angewohnheiten aufzugeben und diese durch gesündere zu ersetzen, die bei der Bewältigung der Stimmungsschwankungen helfen können.	| Das fünfte Kapitel veranschaulicht, wie Sie die Auslöser Ihrer Stimmungsschwankungen erkennen können. | Im sechsten Kapitel erfahren Sie, was Sie besser vermeiden, um die Symptome nicht noch weiter zu verstärken.
Depression	Sie sind sich Ihrer Bipolaren Störung bewusst und deswegen verzweifelt.	| Im achten Kapitel wird gezeigt, wie Sie sich aus dieser festgefahrenen Situation befreien und aktiv werden können. | Die Kapitel zehn und elf helfen Ihnen, mit depressiven Gedanken umzugehen.
Akzeptanz	Sie fühlen sich bereit, alles zu tun, um Ihre Stimmungsschwankungen zu kontrollieren.	| Das Kapitel 13 hilft Ihnen, die Medikamente zuverlässig einzunehmen. In den Kapiteln 14 bis 17 wird gezeigt, wie Sie Ihre Fähigkeiten stärken, mit der Erkrankung umzugehen.

Grundlegendes zur medikamentösen Behandlung bei Bipolaren Störungen

Wenn bei Ihnen eine Bipolare Störung diagnostiziert wurde, haben Sie sehr wahrscheinlich Medikamente verschrieben bekommen. Die Einnahme dieser Medikamente kann nicht damit verglichen werden, gegen eine Erkältung anzukämpfen oder etwas gegen Kopfschmerzen zu unternehmen. In diesem Abschnitt ist das Wichtigste zur medikamentösen Behandlung bei Bipolaren Störungen zusammengestellt:

Um die Symptome und die Risiken einer erneuten Krise deutlich zu verringern, bedarf es in der Regel der rückfallverhütenden Medikamente. Die Studienlage hierzu ist ziemlich eindeutig.

Die Erfahrung zeigt jedoch ebenfalls, dass einige Patientinnen und Patienten mit eher günstigen Erkrankungsverläufen sowie guter achtsamkeitsbasierter Selbstbeobachtung auch ohne eine Dauermedikation leben können. Die Anforderungen an die selbstkritischen Funktionen sind dann natürlich hoch. Im Bedarfsfall greifen sie – in Absprache mit ihrer Ärztin oder ihrem Arzt – auf eine Notfall- oder Akutmedikation zurück. Diese Art des Umgangs mit der Erkrankung setzt jedoch viel Wissen, Selbstkenntnis und Erfahrung voraus.

Die meisten bipolar Betroffenen nehmen Medikamente nicht gerne. Fast alle setzen sie im Lauf der Behandlung einmal ganz ab, reduzieren die Dosis oder ändern auf eigene Faust den Therapieplan.

Untersuchungen zur Therapietreue bei bipolaren Patienten haben ergeben, dass die Mehrheit der Betroffenen die meiste Zeit nur einen Teil der verschriebenen Medikamente nimmt. Eine kleine Gruppe nimmt durchgehend alle verschriebenen Medikamente; das sind insbesondere diejenigen, die gut organisiert sind und auch in anderen Lebensbereichen eine gewisse Beständigkeit zeigen. Und dann gibt es auch welche, die ihre Medikamente komplett absetzen. Wenn Sie sich ein Leben lang mit einer Bipolaren Störung beschäftigen müssen, ist die Wahrscheinlichkeit ziemlich hoch, dass Sie irgendwann weniger als die verschriebene Menge einnehmen möchten oder nicht so gewissenhaft bei der Einnahme sind, wie empfohlen.

Die meisten Medikamente, die bei einer Bipolaren Störung verschrieben werden, wirken nicht, wenn sie nicht sehr konstant und in einer genügend hohen Dosis eingenommen werden: Das mag offensichtlich klingen, doch weil Stimmungsschwankungen kommen und gehen, liegt der Gedanke nahe, dass auch die Medikamente nur unregelmäßig genommen werden müssen. **STEFAN** widersprach seinem Arzt, als dieser auf der Einnahme von Valproat und Lithium auch nach dem Abklingen der Manie bestand. »Ich sehe nicht ein, wieso. Letztes Jahr hatte ich eine heftige Bronchitis. Ich musste zwei verschiedene Antibiotika nehmen, um sie endlich loszuwerden. Aber als es geheilt war, hieß es auch nicht, ich müsse nun weiterhin Antibiotika nehmen, damit das nicht wiederkommt. Also, warum soll ich weiterhin Lithium nehmen? Es macht mich müde, ich kann mich kaum auf die Vorlesungen konzentrieren und jetzt bin ich ja nicht mehr manisch.« Stefan spricht hier einen wichtigen Punkt an. Oberflächlich betrachtet klingt sein Argument logisch. Der Arzt erklärte ihm aber, dass man eine Bipolare Störung nicht mit einer Virusinfektion vergleichen könne, die heilbar und dann erst einmal verschwunden sei. Medikamente können die Symptome einer Bipolaren Störung in Schach halten und das erneute Auftreten von manischen und depressiven Episoden verhindern, doch sie beheben die ursächlichen biologischen oder psychologischen Probleme nicht, die die Symptome auslösen. In dieser Hinsicht kann man es mit Diabetes vergleichen: Mit Insulin bekommt man die Symptome in den Griff, aber eine wirkliche Heilung ist noch nicht in Sicht. Stefan hörte das nicht zum ersten Mal und vom Verstand her konnte er es auch nachvollziehen. Dennoch kann er den Gedanken bis heute nicht annehmen, von einer chronischen psychischen Erkrankung betroffen zu sein. Als es ihm schlecht ging, war er mit den Medikamenten einverstanden, aber er kann es sich nicht vorstellen, für den Rest seines Lebens darauf angewiesen zu sein. ×

Wegen einer Bipolaren Störung jeden Tag Medikamente zu nehmen, ist nicht alleine eine Frage der Tabletten. Es geht auch darum, ein Schicksal anzunehmen, wofür man möglicherweise noch nicht bereit ist.

MONIKA ringt immer noch mit dieser Vorstellung. Vernunftmäßig begreift sie, dass sie behandlungsbedürftig erkrankt ist. Sie ist es leid, gegen die Krankheit und auch gegen die Ärzte anzukämpfen; sie sehnt sich nach mehr Stabilität in ihrem Leben. Gefühlsmäßig kann sie die Tatsache aber noch nicht akzeptieren. Es macht sie wütend, dass sie diese Erkrankung hat und keine ihrer Schwestern davon betroffen ist. Sie ist zornig auf ihre Mutter, weil sie ihr die »schlechten Gene« weitergereicht hat. Und sie ist frustriert, weil die Ärzte ihr keine Heilung versprechen. Beim letzten Treffen ihrer Selbsthilfegruppe sagte sie: »Es ist einfach nicht fair. Es sollte nicht so sein. Es ist ungerecht. Wieso muss ausgerechnet ich mich damit herumschlagen? Warum soll ich mehrere Medikamente nehmen, wenn andere es nur mit einem hinkriegen? Wieso kann man das nicht ein für alle Mal heilen? Ich hasse es, Medikamente zu nehmen. Ich mag nicht mal Aspirin! Ich bin Krankenschwester; ich sollte diejenige sein, die andern hilft, und nicht selbst Patientin sein. So war das doch alles nicht gedacht!« ×

SABINE war bei dem Treffen dabei und hatte ihr Folgendes anzubieten: »Du hast recht, Monika, es ist nicht fair. Es ist immer ungerecht, wenn manche mehr leiden müssen als andere. Und es ist frustrierend, dass die Wissenschaft bei so vielen anderen Krankheiten Erfolge erzielt und sich bei uns gar nichts tut. Ich stimme dir auch zu, wenn du sagst, so sollte das alles nicht sein. Du hast ein Recht, wütend zu sein. Aber andererseits – was willst du machen? Nach meiner Diagnose habe ich mich noch jahrelang dagegen aufgelehnt. Als meine Enkelin dieselbe Diagnose bekam, wurde ich noch wütender. Ich habe die Ärzte dafür verflucht, Gott und mich selbst auch. Ich habe geweint deswegen und gebetet, dass es wieder weggeht oder alles nur ein Irrtum war; ich habe sogar versucht, so zu tun, als gäbe es das gar nicht. Aber trotz meiner Klagen, trotz meiner Wut und all der Tränen kam der Fluch der Depression wieder und wieder. Meine Wut brachte mich nicht weiter. Was mir wirklich eine Chance auf ein neues Leben gab: das Problem so gut zu lösen, wie es eben möglich war – und das hieß, die Ratschläge meiner Ärzte anzunehmen. Du musst das große Ganze sehen, Monika. Stell dir vor, was du machst, wenn du die Tränen und die Wut hinter dich gebracht hast. Frag dich, was du selbst tun kannst, damit die Zukunft erfreulicher wird.« ×

Vorbehalte gegenüber psychischen Erkrankungen und den davon betroffenen Menschen sind noch weit verbreitet.

MONIKA ist Krankenschwester und ist über das Wesen der Bipolaren Störung gut informiert. Ihren Freunden erzählt sie aber, sie hätte Diabetes. Sie muss zwar ein Leben lang Medikamente nehmen und ihr Verhalten an die Erkrankung anpassen, aber sie möchte wenigstens nicht als »verrückt« abgestempelt werden. Die Gesellschaft verändert sich allmählich und beginnt, zu verstehen, dass psychische Erkrankungen nicht anders sind als körperliche Krankheiten, aber noch ist die Entwicklung nicht so weit, dass die Vorurteile gegenüber Menschen mit psychischen Erkrankungen vollständig abgebaut wären. ×

Selbst psychisch erkrankt zu sein, bedeutet nicht automatisch, eine aufgeschlossenere Haltung gegenüber dieser Thematik zu entwickeln. Auch Betroffene können abschätzig über andere psychisch Erkrankte denken. Wenn Sie derartige Dispositionen nicht als »richtige« Krankheiten sehen, sondern eher als Charakterschwäche, werden Sie es schwer haben, die eigene Diagnose anzunehmen. Und wenn Sie die Existenz der Krankheit grundsätzlich anzweifeln, wird es besonders schwierig, sich auf eine Behandlung einzulassen.

Die Medikamente wirken nicht bei allen gleich. Deshalb lässt sich nicht vorhersagen, ob und wie die Medikation bei Ihnen wirkt.

Nur wenige finden auf Anhieb die passende Kombination. Es kann also ein langer und schwieriger Prozess sein. Vielleicht müssen Sie verschiedene Medikamente ausprobieren, bis Sie gemeinsam mit Ihrer Ärztin oder Ihrem Arzt das gefunden haben, was bei Ihnen am besten wirkt. Bis dahin müssen Sie sich weiterhin mit den Symptomen herumplagen. Sie müssen unter Umständen viel Geduld aufbringen, um diese Methode von Versuch und Irrtum durchzustehen. Auf lange Sicht gesehen lohnt es sich in den meisten Fällen, doch es ist durchaus normal und verständlich, wenn immer wieder Zweifel aufkommen, bis die passende Medikation gefunden ist.

Wenn Sie die Medikamente absetzen, riskieren Sie mit hoher Wahrscheinlichkeit einen Rückfall und müssen als Konsequenz mit einer schweren Depression oder Manie rechnen.

Der häufigste Grund für einen Rückfall bei Bipolaren Störungen ist das Absetzen der Medikamente. Manchmal treten die Symptome sofort wieder auf, in anderen Fällen kommen sie erst nach einiger Zeit wieder. Diese Verzögerung lässt einen zunächst glauben, man brauche die Medikamente tatsächlich nicht.

PAUL hatte in jungen Jahren folgende Auseinandersetzung mit seiner Ärztin und seinen Eltern: »Wenn die Depressionen und Manien nur manchmal auftreten und meine Stimmung in den Zeiten dazwischen ausgeglichen ist, dann brauche ich in diesen Zwischenzeiten vielleicht gar keine Medikamente. Wenn ich in den nächsten fünf Jahren nicht manisch werde, würde ich fünf Jahre lang umsonst Tabletten schlucken.« ✕

Rein theoretisch klingt das plausibel, doch weil sich manische und depressive Episoden nicht vorhersagen lassen und nicht jedes Mal nach dem gleichen Muster verlaufen, weiß man nie, wann und wie die nächste Krankheitsphase auftritt. Erst nachdem Paul einige weitere schwere Depressionen durchlitten hatte, war er bereit, in diesem Punkt einzulenken.

Was Sie beachten sollten, wenn Sie Ihre Medikamente vorübergehend absetzen wollen

Wenn Sie Medikamente vorübergehend absetzen möchten, sind einige wichtige Punkte zu beachten:

- Besprechen Sie die Vor- und Nachteile mit Ihrem Arzt.
- Vergewissern Sie sich, dass das Absetzen eine rationale Entscheidung ist und keine manische Idee. Wenn Sie sich nicht ganz sicher sind, sehen Sie sich das Arbeitsblatt 5 aus dem dritten Kapitel noch einmal an, auf dem Sie die Symptome festgehalten haben, die in Ihren Krankheitsepisoden auftreten. Versuchen Sie, mithilfe des Arbeitsblattes herauszufinden, ob es aktuell Anzeichen für eine Manie oder eine Depression gibt. Falls ja, verschieben Sie Ihr Vorhaben, bis Sie sich wieder stabiler fühlen.

- Fragen Sie Ihren Arzt, wie Sie die Medikamente reduzieren können, anstatt sie gleich ganz abzusetzen. Generell sollte dies nur sehr langsam und mit engmaschiger ärztlicher Betreuung geschehen.
- Legen Sie gemeinsam fest, wie Sie beide die frühen Anzeichen neuer Krankheitssymptome erkennen können. Das Führen eines Stimmungstagebuches kann in dieser Übergangszeit sehr nützlich sein.
- Überprüfen Sie anhand des Stimmungskalenders auf dem Arbeitsblatt 11 wöchentlich Ihre Stimmung und ob Symptome auftreten.
- Tun Sie immer das Beste für sich – auch wenn das bedeutet, sich einzugestehen, dass Ihr Plan nicht funktioniert hat.
- Gehen Sie regelmäßig zu Ihrem Arzt oder Therapeuten und lassen Sie sich rückmelden, wie sich die Dinge entwickeln.
- Falls sich Symptome zeigen sollten, suchen Sie umgehend Ihren Arzt auf, damit Sie gemeinsam entscheiden können, wie Sie weiter verfahren.
- Ziehen Sie in Betracht, dass bei einem Rückfall die erneute Einnahme von Medikamenten notwendig werden könnte – selbst wenn es momentan gut ohne sie geht.
- Seien Sie sich der erhöhten Gefahr eines Rückfalls nach dem Absetzen bewusst.

Die wichtigste vorbeugende Maßnahme bei einer bipolaren Erkrankung ist, gemeinsam mit Ihrer Ärztin oder Ihrem Arzt eine passende Medikation zu finden und dabei zu bleiben. Fast alle bipolar Betroffenen haben irgendwann in ihrem Leben den Wunsch, es ohne Medikamente zu versuchen. Es ist also gut möglich, dass Sie das selbst schon durchgemacht oder noch vor sich haben. Auch wenn Sie mit Ihrer derzeitigen Medikation gut zurechtkommen, denken Sie in einem Jahr vielleicht anders darüber. Lesen Sie sich in so einem Fall dieses Kapitel noch einmal durch.

Manche Ärztinnen und Ärzte nehmen an, dass Betroffene, die ihre Medikamente ablehnen, gleichzeitig die Diagnose Bipolare Störung anzweifeln. Dies trifft sicherlich nicht immer zu, manchmal aber stimmt es.

Noch mal das Wichtigste und wie es weitergeht

Die Diagnose Bipolare Störung zu akzeptieren, ist nicht leicht. Es ist ganz natürlich, zunächst nach anderen Erklärungen für die Symptome zu suchen und die Notwendigkeit der Medikamenteneinnahme zu hinterfragen. In diesem Kapitel wurden die Stadien beschrieben, welche oft durchlaufen werden, bis man sich mit der Tatsache abgefunden hat, von einer psychischen Erkrankung betroffen zu sein. Wenn man seine Stimmungsschwankungen besser versteht und weiß, was diese abschwächen oder verstärken kann, ist man eher auf zukünftige Ereignisse vorbereitet.

Im nächsten Kapitel wird ein Plan gezeigt, mit dessen Hilfe es leichter fällt, die Medikamente zuverlässig einzunehmen.

- setzen Sie sich Behandlungsziele,
- finden Sie heraus, woran es liegen kann, dass Sie Ihre Medikamente nicht regelmäßig einnehmen,
- erarbeiten Sie Ihren persönlichen Behandlungsplan mithilfe von Vereinbarungen, die Sie mit sich selbst oder Ihrem Arzt treffen.

Auch wenn Sie die Diagnose Bipolare Störung akzeptiert haben und bereit sind, die verschriebenen Medikamente einzunehmen, gibt es immer wieder Vorfälle, die den Behandlungsplan ins Wanken bringen können. Manchmal liegt es an ganz einfachen Dingen, etwa wenn einem schlicht die Medikamente ausgehen. Nahestehende bezweifeln eventuell die Diagnose oder schätzen die Wirkungsweise der Medikamente falsch ein; es können unangenehme und sogar gefährliche Nebenwirkungen auftreten. Einige Betroffene können sich generell nicht damit abfinden, dauerhaft auf Medikamente angewiesen zu sein. Es kommt auch vor, dass die Therapie zwar gut wirkt, man aber eine Abneigung gegen den Arzt oder die Klinik hegt, in der die Rezepte ausgestellt werden. Unausgereifte Bewältigungsstrategien, wie sie im fünften Kapitel beschrieben sind, können einer erfolgreichen medikamentösen Therapie ebenso entgegenstehen wie verzerrte Sichtweisen (siehe Kapitel 7 und 10). Häufig wird der Sinn der Medikation bezweifelt, weil sie nicht richtig zu wirken scheint: Trotz gewissenhafter Einnahme kommt es immer noch zu Stimmungsschwankungen.

Wenn Sie, Ihre Ärztin oder Ihr Arzt übereingekommen sind, dass es einer medikamentösen Therapie bedarf, gibt es verschiedene Möglichkeiten, wie Sie das Beste daraus machen können. Das Wichtigste bei der Behandlung einer Bipolaren Störung ist: Die Medikamente müssen regelmäßig eingenommen werden. Wird eine solche Konstanz erreicht, spricht man von Behandlungstreue oder *Adhärenz*. Zu diesem Thema gibt es zahlreiche Studien, nicht zuletzt, weil es so schwierig ist, diese Adhärenz zu erreichen. Betroffene, die wegen einer chronischen Erkrankung wie einer Bipolaren Störung, Diabetes,

Bluthochdruck oder HIV dauerhaft Medikamente nehmen sollten, halten sich oft nur zeitweise an den Behandlungsplan – nämlich dann, wenn es ihnen schlecht geht. Eine Behandlungstreue wird selbst bei Kurzzeittherapien oft nicht erreicht, wie z.B. bei der Behandlung mit Antibiotika.

Dieses Kapitel richtet sich an diejenigen, die sich für eine medikamentöse Behandlung der Bipolaren Störung entschieden haben. Hier lernen Sie, zu erkennen, was Sie möglicherweise von der regelmäßigen und zuverlässigen Einnahme Ihrer Medikamente abhält. Es wird ein Plan vorgestellt, mit dessen Hilfe Sie solche Hindernisse umgehen oder vermeiden können.

Innere Widerstände

Wenn Ihnen die regelmäßige Einnahme der Medikamente widerstrebt, kennen Sie wahrscheinlich diesen Konflikt: Ihr Verstand sagt, dass sie gut für Sie wären, aber Sie zögern die Einnahme hinaus, lassen eine Dosis aus oder »vergessen« sie absichtlich. Normalerweise hat das keine unmittelbaren Folgen. Aber auch wenn Sie nicht weiter darüber nachdenken, speichert Ihr Gehirn diese Erfahrung. Bei der nächsten Gelegenheit, wenn Sie in Versuchung geraten, die Einnahme auszulassen oder die Dosis herabzusetzen, fällt Ihnen dieser Schritt leichter, weil beim letzten Mal ja nichts Schlimmes passiert ist.

Das ist ein gutes Beispiel dafür, wie unsere Gedanken und Handlungen manchmal nicht übereinstimmen. Wenn so etwas vorkommt, können wir etwas über uns selbst lernen, indem wir uns unserer Handlungen bewusst werden.

STEFAN war mit den Medikamenten einverstanden, als er zum zweiten Mal wegen einer manischen Phase in die Klinik kam. Zu diesem Zeitpunkt war er von deren Notwendigkeit überzeugt, doch sobald er wieder zu Hause war, ließ er sie erneut immer öfter weg und setzte sie schließlich ganz ab. Seine Mutter hatte wieder einen diesbezüglichen Verdacht und stellte ihn zur Rede. Stefan gab zu, dass er die Medikamente nicht weiternehmen wolle. Er konnte zunächst gar nicht begründen, wieso er anfänglich damit einverstanden war und dann doch seine Meinung änderte, aber als ihm seine Mutter die Tablettenschachtel in die Hand drückte, kam ihm wieder in den Sinn, was andere Patienten über die Nachteile von Medikamenten gesagt hatten. Sie hatten von den Nebenwirkungen erzählt und dass sie das Gefühl hätten, ihr Wesen verändere sich durch die Medikation. Stefan wollte das vermeiden und ohne sich bewusst dafür entschieden zu haben, setzte er sie nach und nach ab. ✖

Wenn es Ihnen ähnlich wie Stefan geht, kennen Sie vermutlich die Zerrissenheit zwischen dem Wunsch, sich besser zu fühlen auf der einen und der Ablehnung der Medikamente auf der anderen Seite. Im zwölften Kapitel wurde das Verhandeln beschrieben, eines der Stadien auf dem Weg zur Akzeptanz einer Bipolaren Störung. Man trifft Vereinbarungen mit sich selbst, will ungesunde Verhaltensweisen ablegen in der Hoffnung, so auf Medikamente verzichten zu können. Übrigens ist das bei anderen chronischen Erkrankungen ähnlich, z.B. bei Diabetes oder zu hohen Cholesterinwerten.

Das Arbeitsblatt 45 ⤓ enthält häufig verwendete Begründungen und Ausreden, wieso die Medikamente nicht zuverlässig eingenommen werden. Wenn Sie eine weitere bipolare Episode unter allen Umständen vermeiden möchten, ist es gut, sich all dessen bewusst zu werden, was Sie von einer konstanten Einnahme abhält. Kreuzen Sie die Sätze an, die Sie schon selbst gebraucht haben, und unterstreichen Sie diejenigen, die jetzt gerade von Bedeutung sind.

Im fünften Kapitel wurden verschiedene Bewältigungsstrategien beschrieben, darunter auch solche, die nur eine kurzfristige Besserung bringen. Wenn innere Widerstände auftauchen, wie sie auf dem Arbeitsblatt 45 beschrieben sind, werden solche Strategien oft angewandt. Sie bewirken zwar eine schnelle Erleichterung, das eigentliche Problem lösen sie aber nicht. Der Aversion gegenüber den Medikamenten begegnet man am besten mit einem Gespräch mit der behandelnden Ärztin oder dem behandelnden Arzt. Erarbeiten Sie gemeinsam einen Plan, den Sie akzeptieren können, der zu Ihren Gewohnheiten passt und der letztendlich dazu beiträgt, dass Sie sich besser fühlen. Die meisten Betroffenen gehen mit ihrer Abneigung gegenüber den Medikamenten allerdings ähnlich wie Stefan um: Sie ignorieren die Notwendigkeit, sie zu nehmen, und lassen sie einfach weg.

MONIKA weiß als Krankenschwester viel über Medikamente. Bei ihrer Arbeit hat sie schon alles gesehen – gute und schlechte Ärzte, hilfreiche Medikamente und solche, die nicht wirkten oder sogar zu einer Verschlechterung führten. Sie hat kein hundertprozentiges Vertrauen zu Ärzten; das schließt auch ihren Psychiater ein. Lieber verlässt sie sich auf ihren Instinkt. Ihre

Besorgnis wegen der Medikation drückt sich darin aus, dass sie von Zeit zu Zeit eigenständig an dem Einnahmeplan dreht. Sie setzt die Medikamente ab und nimmt sie wieder, spielt mit der Dosierung und versucht es zusätzlich mit Naturheilmitteln. Sie lässt sich von ihren Gefühlen leiten; allerdings werden diese Gefühle von ihren Stimmungsschwankungen beeinflusst. Erst wenn es ihr richtig schlecht geht, sucht Monika ihren Arzt auf. Er versucht ihr, klarzumachen, wie wichtig es ist, die Medikamente regelmäßig einzunehmen, aber das geht zum einen Ohr hinein und zum anderen hinaus. Sie ist fest davon überzeugt, es selbst am besten zu wissen, obwohl sie die Tatsache nicht leugnen kann, dass ihr Umgang mit der Medikation nicht dazu geführt hat, die Symptome in den Griff zu bekommen. Der Gedanke, dauerhaft auf Medikamente angewiesen zu sein, bereitet ihr Unbehagen. Das und ihr Misstrauen den Ärzten gegenüber lässt sie immer wieder eigenmächtig handeln. ✖

Monika ist ein gutes Beispiel dafür, wie Gedanken und Gefühle unser Verhalten bestimmen können und wie wir uns am Ende selbst damit schaden. Natürlich ist es letzten Endes Monikas Entscheidung, ob sie den Rat ihres Arztes befolgt oder nicht. Es könnte ihr helfen, die Übungen der Kapitel 7, 10 und 11 (Arbeitsblätter 23–28 und 38–43) durchzuarbeiten, um die negative Einstellung ihrem Arzt und der Therapie gegenüber zu überdenken und so eine bessere Lösung zu finden. Bisher hat sie es vermieden, ihre Unzufriedenheit mit der Behandlung bei ihm anzusprechen, weil sie davon ausgeht, dass er ihr nicht zuhören würde. Die im achten Kapitel vorgestellten Methoden zur Überwindung von vermeidendem und aufschiebendem Verhalten (Arbeitsblätter 29–32) könnten ihr zu einer wirksameren Strategie verhelfen.

Halten Sie die regelmäßige und zuverlässige Einnahme der Medikamente für ein erstrebenswertes Ziel? Dann hilft Ihnen eine vorausschauende Planung, wie Sie sich bei aufkommenden Zweifeln verhalten. Im nächsten Abschnitt werden Behandlungsverträge vorgestellt. Diese Methode wird von Therapeutinnen und Therapeuten angewandt, um das Erreichen von Behandlungszielen zu unterstützen und diese nicht aus den Augen zu verlieren.

Ärztinnen und Therapeuten verwenden (zum Teil schriftliche) Vereinbarungen, um gemeinsame Behandlungsziele festzulegen und Vorkehrungen für den Fall zu treffen, dass Störfaktoren auftreten. In einer solchen Vereinbarung kann z.B. festgehalten werden, wie Sie eine regelmäßige Einnahme der Medikamente gewährleisten und dabei den ärztlichen Empfehlungen folgen. Ein weiteres Ziel ist, sich dazu anzuhalten, die in diesem Buch angebotenen Übungen durchzuarbeiten. Wenn Sie diese Vereinbarung mit sich selbst treffen, schließen Sie gewissermaßen einen Pakt mit sich selbst, mit dessen Einhaltung Sie Ihre Erkrankung besser meistern können.

Die Vereinbarung ist in drei Teile untergliedert. Im ersten Teil halten Sie Ihren Behandlungsplan fest; verwenden Sie hierfür das Arbeitsblatt 46a. Dieser Plan beinhaltet die Einnahme der Medikamente, die in diesem Buch vorgeschlagenen Übungen und alle anderen Therapieformen, für die Sie sich entschieden haben; z.B. eine Einzel- oder Gruppenpsychotherapie oder auch die Teilnahme an einer Selbsthilfegruppe. Eine Liste solcher Gruppen finden Sie auf der Website der Deutschen Gesellschaft für Bipolare Störungen (DGBS): www.dgbs.de/nc/selbsthilfe/selbsthilfegruppen/liste-selbsthilfegruppen.

Im zweiten Teil der Vereinbarung listen Sie auf dem Arbeitsblatt 46b alles auf, was das Erreichen Ihrer Ziele gefährden könnte. Wenn Sie wissen, was Ihren Plan durchkreuzen könnte, lassen sich Vorkehrungen treffen, um solche Störfaktoren zu vermeiden oder gegebenenfalls Gegenmaßnahmen zu ergreifen.

Der dritte Teil der Vereinbarung befindet sich auf dem Arbeitsblatt 46c. Hier ergänzen Sie bei den aufgeführten Störfaktoren, wie Sie im Fall der Fälle damit umgehen möchten.

Teil 1: Ihre Behandlungsziele

Im ersten Teil Ihres Behandlungsplanes schreiben Sie auf, welche Medikamente Sie regelmäßig nehmen möchten, in welcher Dosierung und zu welchen Tageszeiten. Abgesehen davon gehören wahrscheinlich weitere Punkte zu Ihrem Behandlungs- und Selbsthilfeplan, z.B. kontraproduktive Verhaltensweisen abzulegen, andere Gewohnheiten anzunehmen oder etwas Neues zu lernen.

Manchmal gehört auch der Wunsch eines besseren Umgangs mit anderen dazu, also eine Änderung im sozialen Verhalten. Seien Sie hier so konkret wie möglich. Es genügt nicht, als Ziel beispielsweise zu formulieren: »Ein besserer Mensch werden« – das ist viel zu allgemein und sagt nur wenig aus. Überlegen Sie sich stattdessen, welche einzelnen Verhaltensweisen Sie ändern möchten, z.B. mit dem Aufschieben wichtiger Dinge aufzuhören, Ihre Wutanfälle in den Griff zu bekommen oder sich im täglichen Leben besser durchzusetzen. Das wären sinnvolle und aussagekräftige Ziele.

Teil 2: Die Störfaktoren

Rufen Sie sich in Erinnerung, wie es war, als Sie Ihre Medikamente absichtlich weggelassen haben, schlicht vergaßen oder sie absetzten, obwohl es Ihre Ärztin oder Ihr Arzt für eine denkbar schlechte Idee hielt. Notieren Sie, was Sie genau vom Einhalten des Behandlungsplans abgehalten hat. Sehen Sie sich hierzu noch einmal das Arbeitsblatt 45 an, und übertragen Sie alles auf Sie Zutreffende in den zweiten Teil der Vereinbarung.

Die folgenden Fragen könnten dabei helfen, die Faktoren zu identifizieren, die Sie in der Vergangenheit davon abgehalten haben, Ihre Medikamente wie empfohlen einzunehmen. Tragen Sie auch das in den zweiten Teil der Vereinbarung ein:

- Aus welchem Anlass haben Sie die Medikamente nicht mehr regelmäßig oder gar nicht mehr eingenommen?
- Hatte Ihre damalige Stimmung oder eine Krankheitsphase damit zu tun? Wenn ja, welche Gefühle oder Symptome haben Sie zu einer Änderung der Medikamenteneinnahme bewogen?
- Hat Ihnen jemand dazu geraten, die Medikamente nicht mehr zu nehmen?
- Was könnte dazu beigetragen haben, dass Sie die Medikamente nicht mehr zuverlässig eingenommen haben? War es vielleicht Vergesslichkeit, eine schlechte Organisation Ihres Alltags oder Ungeduld?
- Waren Sie der Meinung, dass Sie es auch ohne Medikamente schaffen?
- Hatten Sie den Medikamenten gegenüber eine grundsätzlich negative Einstellung oder waren Sie es einfach leid, sie zu nehmen?

Nun, da Sie die möglichen Fallstricke ausgemacht haben, können Sie einen Plan erstellen, wie Sie jeweils damit umgehen. Wenn Sie vorausplanen, sind Sie besser auf eventuelle Probleme vorbereitet, und zwar, bevor diese Ihre Fortschritte im Umgang mit der Erkrankung und Ihre Genesung gefährden können. Geben Sie Ihrem Arzt und Therapeuten je eine Ausfertigung Ihrer Vereinbarung. Bewahren Sie Ihr eigenes Exemplar an einem Ort auf, an dem Sie es immer wieder sehen. Nehmen Sie sich vor, den Plan regelmäßig durchzulesen.

Es kann neue Umstände geben, die Sie veranlassen könnten, Ihre Medikamente abzusetzen oder nicht mehr regelmäßig einzunehmen. Ergänzen Sie Ihren Plan entsprechend und erörtern Sie es mit Ihrer Ärztin oder Ihrem Therapeuten. Versuchen Sie, auch dafür Lösungen zu finden, damit Sie Ihren Vorsätzen treu bleiben können. Sehen Sie sich z.B. das Blatt mit Ihren Zielen regelmäßig an, am besten zu einem festen Zeitpunkt.

MONIKA macht das immer vor dem Termin bei ihrem Psychiater. ×

SABINE nimmt seit Jahren dieselben Medikamente und hat keine Probleme damit, dabei zu bleiben. Auch sie sieht sich ihren Plan an, bevor sie zu ihrem Arzt geht, was nur alle sechs Monate der Fall ist. ×

PAUL hat seinen Plan als Bildschirmschoner auf seinem Computer installiert und aktualisiert ihn regelmäßig. Auf diese Weise wird er ab und zu automatisch daran erinnert. ×

STEFAN ist noch nicht weit genug für eine Vereinbarung. Er arbeitet noch daran, die Erkrankung zu akzeptieren; erst dann wäre er bereit, so eine langfristige Selbstverpflichtung zu unterschreiben. Er hat das zwölfte Kapitel übersprungen und wird später darauf zurückkommen. Wenn er so weit ist, möchte er die Vereinbarung in Betracht ziehen. ×

In den nächsten Abschnitten werden Lösungen für oft genannte Probleme vorgeschlagen, die einer regelmäßigen Medikamenteneinnahme entgegenstehen. Wählen Sie die Vorschläge aus, die Sie am besten umsetzen können, oder passen Sie diese an Ihre persönliche Situation an. Übertragen Sie die Lösungen in den dritten Teil Ihrer Vereinbarung.

Viele bipolar Erkrankte hegen ähnliche Bedenken und Probleme bezüglich der regelmäßigen Einnahme von Medikamenten. Eigentlich treffen diese Probleme sogar auf die meisten Menschen zu, die an einer chronischen Erkrankung leiden. Hier ein paar Beispiele mit Lösungsvorschlägen für den Umgang mit solchen Hindernissen.

»Manchmal vergesse ich einfach, meine Medikamente zu nehmen. Wie kann ich das vermeiden?«

Vorschlag 1 ▶ Nehmen Sie die Medikamente jeden Tag zur gleichen Zeit ein. Machen Sie eine feste Gewohnheit daraus, wie die Zähne zu putzen oder die Schuhe anzuziehen.

Vorschlag 2 ▶ Verwenden Sie eine Tablettenbox mit einem Fach für jeden Wochentag und sortieren Sie Ihre Medikamente darin ein. Vergewissern Sie sich am Mittag, ob Sie Ihre tägliche Ration genommen haben. Bewahren Sie die Box an einem Ort auf, an dem sie Ihnen jeden Tag ins Auge fallen muss.

Vorschlag 3 ▶ Beschriften Sie einen Zettel, der Sie an die Einnahme erinnert, und bringen sie ihn an einem Ort an, an dem Sie ihn mindestens einmal täglich sehen. Das kann z.B. der Kühlschrank sein, der Badezimmerspiegel oder das Armaturenbrett Ihres Autos.

Vorschlag 4 ▶ Stellen Sie bei Ihrem Mobiltelefon einen Alarm ein, der Sie an die Medikamente erinnert.

Vorschlag 5 ▶ Fast jeder hat einen festen Tagesablauf oder täglich wiederkehrende Gewohnheiten. Wenn man die Einnahme der Medikamente mit einer dieser festen Gewohnheiten verknüpft, wird man sehr zuverlässig daran erinnert. Hier ein paar Beispiele:

- Jeden Morgen zur gleichen Zeit aufzustehen
- Das morgendliche Zähneputzen
- Die erste Tasse Kaffee am Morgen
- Sich anzuziehen
- Bestimmte Fernsehprogramme, die man jeden Tag sieht, z.B. die Nachrichten

»Ich glaube, ich brauche die Medikamente gar nicht mehr. Es geht mir ja gut.«

Vorschlag 1 ▶ Reden Sie mit Ihrer Ärztin oder Ihrem Arzt über Ihr Vorhaben, bevor Sie Ihre Medikamente absetzen. Manche Wirkstoffe müssen auch dann täglich eingenommen werden, wenn man sich besser fühlt. Diese Medikamente sollen erneute Krankheitsepisoden verhindern helfen. Wenn es Ihnen im Moment gut geht, liegt das wahrscheinlich daran, dass die Medikation gut wirkt.

Vorschlag 2 ▶ Der Wunsch, die Medikamente abzusetzen, und das Gefühl, sie nicht mehr zu brauchen, könnten auch die ersten Anzeichen einer neuen Krankheitsepisode sein. Sie sollten also unbedingt mit Ihrer Ärztin oder Ihrem Arzt darüber sprechen. Nur so können Sie sicher sein, eine vernünftige Entscheidung zu fällen.

In einer Depression kann einem der Gedanke kommen, die Medikamente würden nicht helfen und dass es eigentlich überhaupt nichts gäbe, was irgendwie hilfreich wäre. Manchmal fühlt man sich nur noch hoffnungslos und überfordert. Das kann in der Überzeugung enden, es wäre besser, die Medikamente abzusetzen. Ein denkbar schlechter Zeitpunkt, denn dieser Gedankengang ist ein Indiz dafür, dass sich die Depression verstärkt. Jetzt sollten Sie unbedingt ein Gespräch mit Ihrer behandelnden Ärztin oder Ihrem behandelnden Arzt führen.

Zu Beginn einer Manie fühlt man sich hingegen sehr gut, sogar viel besser als sonst. Deshalb unterliegt man oft dem Irrglauben, auf die Medikamente verzichten zu können. Die anfängliche Hypomanie kann sich aber sehr schnell zu einer Manie entwickeln, besonders dann, wenn die Medikamente abgesetzt werden. Bevor Sie also eine Entscheidung treffen, fragen Sie andere, wie sie die Sache einschätzen.

»Meine Familie findet, ich bräuchte keine Medikamente.«

Wenn Angehörige von den Medikamenten abraten, liegt es oft daran, dass sie beängstigende Geschichten über Nebenwirkungen gehört haben und sich deswegen Sorgen machen. Aus dem verständlichen Bedürfnis heraus, Sie davor zu bewahren, stellen sie die Notwendigkeit der Medikation infrage oder raten Ihnen zum Absetzen. Dahinter verbergen sich meistens ein Unverständnis der Erkrankung und fehlende Kenntnisse über die Medikamente. Ihre Angehörigen benötigen also mehr Informationen darüber, die sie beispielsweise so erlangen könnten:

Vorschlag 1 ▶ Bitten Sie ein Familienmitglied, Sie bei Ihrem nächsten Arzttermin zu begleiten und die Informationen an die anderen weiterzugeben.

Vorschlag 2 ▶ Bitten Sie Ihre Ärztin oder Ihren Arzt um schriftliche Informationen über die Erkrankung und die Behandlung. Geben Sie diese Informationen Ihren Angehörigen.

Vorschlag 3 ▶ Machen Sie Ihre Familienmitglieder auf Selbsthilfegruppen aufmerksam, die auch oder nur für Angehörige gedacht sind. Auf der Seite http://dgbs.de/nc/selbsthilfe/selbsthilfegruppen/liste-selbsthilfegruppen/ werden die Gruppen in Ihrer Nähe angezeigt, wenn Sie Ihre Postleitzahl eingegeben und die »Enter«-Taste drücken. Gemischte oder reine Angehörigengruppen sind farblich gekennzeichnet.

Vorschlag 4 ▶ Danken Sie Ihren Angehörigen dafür, dass Sie sich Sorgen machen und sich um Sie kümmern möchten. Sagen Sie ihnen, wo sie sich über die Erkrankung und die Behandlungsmöglichkeiten informieren können. Die Webseite der Deutschen Gesellschaft für Bipolare Störungen (www.dgbs.de) bietet z.B. sehr umfangreiche Informationen. Lassen Sie Ihre Angehörigen wissen, dass Sie fest entschlossen sind, die ärztlichen Ratschläge zu befolgen.

»Ich komme mit der Wirkung der Medikamente nicht klar.«

Nebenwirkungen werden am häufigsten als Grund genannt, weshalb Medikamente abgesetzt werden. Bei den meisten Präparaten gilt jedoch, dass diese unerwünschten Effekte mit der Zeit abnehmen oder ganz verschwinden. Sie treten meistens zu Beginn der Behandlung oder bei einer Änderung der Dosierung auf. Manchmal allerdings bleiben sie auch nach längerer Zeit spürbar. Wenn Sie die Einnahme eine Zeit lang unterbrechen und dann wieder damit anfangen, kann es sein, dass erneut anfängliche Nebenwirkungen auftreten.

Vorschlag 1 ▶ Sprechen Sie mit Ihrer Ärztin oder Ihrem Arzt über die Nebenwirkungen. Fragen Sie die Fachperson, ob das Unwohlsein von den Medikamenten herrührt oder ob es auch andere Ursachen dafür geben kann. Fragen Sie auch, wie wahrscheinlich es ist, dass die unerwünschten

Wirkungen nachlassen, ob der Arzt einen zeitlichen Rahmen dafür nennen kann und ob sich etwas dagegen tun lässt. Befolgen Sie seine Ratschläge. Wenn die Nebenwirkungen nach einiger Zeit immer noch nicht spürbar abgenommen haben, sprechen Sie erneut mit ihm.

Vorschlag 2 ▶ Ärztinnen und Ärzte haben schon oft von Nebenwirkungen gehört und wissen, dass sie meistens nachlassen oder ganz verschwinden. Deshalb machen sie sich auch weniger Sorgen als Sie, wenn welche auftreten. Vielleicht sagt Ihr Arzt nur, das gehe wieder vorbei. Wenn Sie sich deshalb nicht ernst genommen fühlen oder der Ansicht sind, Ihr Arzt hätte Ihre Beschwerden zu schnell abgetan, besprechen Sie das mit ihm. Fragen Sie, weshalb ihn der Verlauf nicht beunruhigt, und machen Sie deutlich, wenn Sie die Nebenwirkungen für unerträglich halten.

Vorschlag 3 ▶ Sollten die Nebenwirkungen nicht nachlassen, überlegen Sie, ob die positiven Effekte der Medikation es nicht wert sind, diese Begleiterscheinungen zu ertragen. Wenn die Medikamente erfolgreich neue Depressionen und Manien verhindern können, sind die unerwünschten Nebeneffekte vielleicht doch das kleinere Übel. Solange es einem ansonsten gut geht, können solche Nebenwirkungen als sehr ärgerlicher Aspekt des täglichen Lebens erscheinen. Die Symptome und Auswirkungen einer Manie oder Depression wären jedoch um ein Vielfaches unangenehmer. Bedenken Sie auch dies, bevor Sie die Medikamente absetzen.

»Die Medikamente machen mir Angst.«

Sich vor einer neuen Behandlungsmethode zu fürchten, ist ganz normal. Sie fragen sich vielleicht noch, ob die Diagnose überhaupt zutrifft und ob die Ihnen verschriebenen Medikamente das Richtige für Sie sind. Vielleicht sind Ihnen Geschichten über schlechte Erfahrungen mit diesen Medikamenten zu Ohren gekommen und Sie befürchten, es könne Ihnen ähnlich ergehen.

Vorschlag 1 ▶ Fragen Sie Ihre Ärztin oder Ihren Arzt alles, was Sie über die Medikamente wissen möchten, z.B.:

- »Warum haben Sie mir gerade diese Medikamente verschrieben?«
- »Wenn Sie selbst betroffen wären, würden Sie diese Medikamente auch nehmen?«
- »Können Nebenwirkungen auftreten? Wenn ja, welche?«

- »Was soll ich machen, wenn ich Nebenwirkungen spüre?«
- »Wen soll ich dann anrufen? Soll ich dann absetzen oder reduzieren?«

Vorschlag 2 ▶ Nehmen Sie Kontakt mit Betroffenen auf, die die gleichen Medikamente nehmen, und erkundigen Sie sich über ihre Erfahrungen damit.

Wenn eine der beschriebenen Situationen auf Sie zutrifft, können Sie die jeweiligen Lösungsvorschläge auf das dritte Blatt Ihrer Vereinbarung übertragen. Als Anschauungsbeispiel und Starthilfe dienen Monikas vollständig ausgefüllte Arbeitsblätter. In der Vergangenheit fiel ihr die regelmäßige und zuverlässige Einnahme der Medikamente sehr schwer. Sie sehnt sich nach mehr Stabilität und möchte ihren Teil dazu beitragen. Es war ein langer Weg für sie, die Erkrankung überhaupt zu akzeptieren, aber nun ist sie bereit, sich damit auseinanderzusetzen.

MONIKAS ARBEITSBLATT 46a **Mein Behandlungsplan: Meine Behandlungsziele**

Ich möchte diese Medikamente so regelmäßig wie möglich einnehmen:

Name des Medikaments	Dosis	Zeitpunkt der Einnahme
Lithium	*900 mg*	*abends*

Meine anderen Behandlungsziele sind:

Therapie:

Ich bleibe mindestens sechs Monate lang bei meinem jetzigen Therapeuten, gehe regelmäßig zu ihm und arbeite dieses Buch mit ihm durch.

Selbsthilfe:

Ich nehme einmal im Monat an einer Selbsthilfegruppe teil. Ich reserviere jede Woche einen festen Zeitpunkt und beschäftige mich dann mit den Übungen in diesem Buch.

MONIKAS ARBEITSBLATT 46b Mein Behandlungsplan: Hindernisse und Störfaktoren

Was mich von der regelmäßigen Einnahme meiner Medikamente abhalten könnte:

Ich verliere die Geduld, weil mir meine Fortschritte zu langsam vorangehen.

Gewichtszunahme

Ich ärgere mich über meinen Arzt.

Was mich davon abhalten könnte, eine Therapie (weiter) zu machen oder Methoden der Selbsthilfe anzuwenden:

Ich habe zu viel um die Ohren, um an den Gruppentreffen teilzunehmen.

Zu Hause habe ich keine ruhige Minute, um die Übungen in diesem Buch zu machen.

MONIKAS ARBEITSBLATT 46c Mein Behandlungsplan: Mein Umgang mit Hindernissen und Störfaktoren

Wie ich mit den im zweiten Teil der Vereinbarung eingetragenen Hindernissen und Störfaktoren umgehen möchte:

Hindernis: *Ungeduld*

Plan: *Mich daran erinnern, dass Fortschritt Zeit braucht. Ich beobachte meine Fortschritte lieber über ein paar Wochen oder Monate, als meine Medikation von Tag zu Tag neu zu überdenken. Ich halte mich an mein Vorhaben, mindestens zwei Jahre bei meinem jetzigen Psychiater zu bleiben.*

Hindernis: *Gewichtszunahme*

Plan: *Jetzt einen Plan zur Gewichtskontrolle machen. Anfangen, zu joggen, wie ich es früher schon gemacht habe. Keine Kekse mehr!*

Hindernis: *Mein Arzt nervt mich.*

Plan: *Wenn ich mich über ihn aufrege, rede ich mit ihm darüber wie eine erwachsene Frau und wechsele nicht gleich den Arzt. Wenn mir das schwerfällt, kann ich meinen Therapeuten um Hilfe bitten.*

Hindernis: *Zu viel um die Ohren*

Plan: *Ich reserviere Zeit nur für mich, um an mir zu arbeiten. Ich nehme mich selbst wichtiger als bisher. Wenn ich es schaffe, Zeit fürs Staubsaugen zu finden, dann finde ich auch Zeit für mich selbst.*

Hindernis: *Keine ruhige Minute*

Plan: *Wenn ich will, finde ich die Ruhe, die ich brauche. Ich kann eine halbe Stunde früher zur Arbeit gehen und mich in die Cafeteria setzen, da ist es ruhig. Oder ich nehme mir die Zeit am Sonntagmorgen, bevor die Kinder aufwachen.*

Noch mal das Wichtigste und wie es weitergeht

Die mit einer Bipolaren Störung einhergehenden extremen Stimmungsschwankungen müssen in den meisten Fällen mit Medikamenten behandelt werden. Auch wenn in diesem Buch viele andere Strategien gezeigt wurden, die einen guten Umgang mit der Erkrankung ermöglichen, gelingt es meist nicht, die zugrundeliegende Störung ohne Medikamente zu bewältigen. Um die volle Wirksamkeit zu gewährleisten, ist eine regelmäßige Einnahme anzuraten. In diesem Kapitel wurde Ihnen gezeigt, wie Sie inneren Widerständen und anderen Störfaktoren begegnen können, die eventuell im Verlauf der Behandlung auftreten. Die getroffenen Behandlungsvereinbarungen können Sie jeweils anpassen, wenn es Veränderungen in der Therapie gibt oder neue Hemmnisse auftreten.

Im nächsten Kapitel lernen Sie, wie Sie Probleme effektiver lösen können. Falls Sie Schwierigkeiten beim Ausfüllen des dritten Teils Ihres persönlichen Behandlungsplans hatten, finden Sie im Kapitel 14 Tipps, wie Sie mit Hindernissen umgehen können, für die Sie bis jetzt noch keine Lösung gefunden haben.

Der fünfte Schritt: Die Fähigkeiten zur Bewältigung stärken

- lernen Sie die vier Schritte zu einer effektiven Problemlösung,
- erfahren Sie, warum es wichtig ist, Probleme klar zu definieren,
- werden Methoden gezeigt, wie man die beste Lösung findet,
- bekommen Sie Tipps zur Lösung von Problemen, die mit Ihren Mitmenschen zusammenhängen.

Schritt für Schritt zur Lösung eines Problems

Schon als Babys beginnen wir, zu lernen, Probleme zu lösen. Die Probleme, mit denen wir in frühen Jahren konfrontiert werden, scheinen im Vergleich mit denen des Erwachsenenalters klein zu sein, aber für die Bewältigung braucht es ganz ähnliche Fähigkeiten. Es beginnt damit, sich des Problems bewusst zu werden, es dann zu analysieren und in Gedanken verschiedene Alternativen durchzuspielen und auszuprobieren, bis das Problem gelöst ist. Lässt sich keine Lösung finden, passt man sich an – ein ziemlich systematischer Ablauf.

Die Lösung von Problemen fällt viel schwerer, wenn man sich erschöpft, niedergeschlagen oder überfordert fühlt oder wenn man sich nicht konzentrieren kann. Während einer Depression kann es vorkommen, dass man sich gar nicht mehr an seine Fähigkeiten zur Problemlösung erinnert. Stattdessen greift man bei auftretenden Schwierigkeiten auf unbewusste Strategien zurück, wie sie im fünften Kapitel beschrieben sind. Dieses Buch möchte Ihnen helfen, sinnvolle Bewältigungsstrategien anzuwenden, bereits vorhandene zu stärken oder neue zu entwickeln. In diesem Kapitel geht es um die Fähigkeiten zur Problemlösung, über die Sie jetzt schon verfügen. Dafür gehen wir zurück zu den »Basics«: ein Problem zu erkennen, mögliche Lösungen ausfindig zu machen und schließlich das Problem anzugehen.

Das Schwierigste beim Lösen eines Problems ist, genau zu erfassen, worum es eigentlich geht – ein wesentlicher Schritt auf dem Weg zur Lösung. Wenn Sie das Problem klar erkennen und definieren können, haben Sie bessere Voraussetzungen, als wenn Sie es nur vage formulieren. Auf dem Arbeitsblatt 47 finden Sie ein paar Beispiele für genaue und ungenaue Problemdefinitionen. Erkennen Sie, wieso die Beispiele in der linken Spalte nicht hilfreich sind?

Beachten Sie, dass die in der linken Spalte aufgeführten Sätze auf alle möglichen Situationen zutreffen können. Auf der rechten Seite stehen dagegen klar formulierte Beschreibungen, die viel besser zeigen, worum es eigentlich geht. Überlegen Sie sich beim Lesen der unklaren Beschreibungen, was diese Aussagen für Sie bedeuten könnten. Eine gute Übung ist es, für jeden dieser Punkte eine genauere Formulierung zu finden, die das Problem konkreter abbildet. Je genauer Sie ein Problem definieren können, desto leichter finden Sie eine Lösung.

PAUL muss seine Wohnung putzen. ×

SABINE muss entweder Geld auftreiben, damit sie ihre Telefonrechnung bezahlen kann, die Telefongesellschaft um einen Aufschub bitten oder sich damit abfinden, dass ihr Anschluss vorübergehend gesperrt wird. ×

STEFAN muss sich klar werden, ob er mit seinen Freunden darüber reden möchte, wieso er nicht zu ihrem Treffen eingeladen wurde, oder ob er die Sache auf sich beruhen lässt, weil sie eigentlich nicht so wichtig ist. ×

MONIKA muss ergründen, ob sie demnächst entlassen wird und ob sie etwas dagegen unternehmen kann. Wenn sie zu keinem Schluss kommt, wäre es an der Zeit, sich über andere Stellen zu informieren, sich beraten zu lassen und sich um Unterstützung zu bemühen. ×

Um den Kern eines Problems herauszufinden, beantworten Sie die Fragen auf dem Arbeitsblatt 48. Sie können Ihr Problem nun genau benennen und so detailliert beschreiben, dass es an der Zeit ist, über Lösungsmöglichkeiten nachzudenken. Das Arbeitsblatt 49 zeigt ein Schema, mit dem Sie ein Problem einkreisen und klar definieren können. Versuchen Sie, so genau wie möglich zu sein: Wieso macht Ihnen dieses Problem so zu schaffen? Warum ist es wichtig, genau jetzt eine Lösung dafür zu finden? Das Aufschreiben entlastet und Sie können klarer benennen, was momentan nicht stimmt und geändert werden muss. Wenn Sie das Arbeitsblatt ausgefüllt haben, erzählen Sie einer Ihnen nahestehenden Person, was Sie gerade so beschäftigt, und fragen Sie, ob das nachvollziehbar ist.

PAULS ARBEITSBLATT 49 Das Problem zusammenfassen

Das Problem ist: *die Unordnung in meiner Wohnung.*

Es beeinträchtigt mein Leben, weil: *es mich ablenkt und mich runterzieht.*

Es ärgert mich, weil: *ich es hasse, so ein Chaos um mich herum zu haben.*

Ich muss es bald klären, weil: *am Wochenende vielleicht Besuch kommt.*

SABINES ARBEITSBLATT 49 Das Problem zusammenfassen

Das Problem ist: *Das Geld wird knapp.*

Es beeinträchtigt mein Leben, weil: *ich meine Rechnungen nicht bezahlen kann.*

Es ärgert mich, weil: *das immer wieder vorkommt und ich darunter leide.*

Ich muss es bald klären, weil: *die Rechnungen bald fällig sind.*

STEFANS ARBEITSBLATT 49 Das Problem zusammenfassen

Das Problem ist: *Meine Freunde haben mich nicht zu ihrem Treffen eingeladen.*

Es beeinträchtigt mein Leben, weil: *ich an diesem Abend nichts vorhatte und nicht weiß, warum sie sich so verhalten haben.*

Es ärgert mich, weil: *das meine Freunde sind! Ich habe wegen meiner Probleme schon Freunde verloren und ich will diese nicht auch noch verlieren.*

Ich muss es bald klären, weil: *es mir keine Ruhe lässt, bis ich weiß, was los war.*

Lösungen finden

Als nächsten Schritt erstellen Sie eine Liste mit allen Lösungsmöglichkeiten, die infrage kommen. Auf dem Arbeitsblatt 50 können Sie Ihre Punkte eintragen. Versuchen Sie, wenigstens fünf verschiedene Varianten zu finden. Eine davon könnte sein, nichts zu unternehmen und das Problem weiterhin bestehen zu lassen. Oder Sie könnten jemanden fragen, ob er das Problem für Sie beheben könnte. Auch wenn das nicht gerade die besten Ideen sind, so sind es zumindest Perspektiven. Seien Sie so kreativ wie möglich beim Überlegen von Methoden, mit denen Sie das Problem anpacken könnten. Schreiben Sie einfach alles auf, was Ihnen einfällt.

Nachdem Sie mindestens fünf gangbare Wege eingetragen haben, streichen Sie diejenigen durch, die am schwierigsten umzusetzen oder am wenigsten geeignet sind. Notieren Sie anschließend bei jedem einzelnen Punkt die positiven und negativen Aspekte. Nun haben Sie eine Basis für die Bewertung Ihrer Alternativen und können sie in eine Rangordnung bringen. Teilen Sie der besten Möglichkeit in der linken Spalte die Nummer 1 zu, der zweitbesten die 2 und so fort. Die Lösung mit der 1 ist die erste, die Sie anwenden. Wenn Sie damit keinen Erfolg erzielen, versuchen Sie es mit Lösung Nummer 2 – und so weiter.

MONIKA hat schon zweimal ihre Stelle verloren, weil sie wutentbrannt ihren Arbeitsplatz verlassen hat. Das möchte sie nicht noch ein drittes Mal erleben. Sie mag ihre jetzige Arbeit und sie wird auch gut bezahlt, deshalb will sie nichts riskieren. Sie möchte alles dafür tun, dass sie diesen Job behält. Tief in ihrem Innern weiß sie, dass sie sich für ihr Verhalten entschuldigen sollte, doch das fällt ihr schwer. Sie hat ihren Stolz und glaubt, es wäre richtig gewesen, vor Ende ihrer Schicht zu gehen, um ihren Ärger nicht an den Kollegen und den Patienten auszulassen. Es war kurz vor dem Ende ihres

Dienstes und es gab zu dieser Zeit keine kritischen Fälle auf ihrer Station. Sie weiß nicht so recht, wie sie sich entschuldigen soll, denn ihrer Meinung nach hat sie nichts falsch gemacht. Sie könnte die Oberschwester fragen, ob ihr deshalb die Kündigung droht. Falls sich diese Entwicklung abzeichnen sollte, könnte sie noch von sich aus kündigen, bevor sie entlassen wird. Wenn sie kündigen würde, bekäme sie keine Arbeitslosenunterstützung, es würde aber besser in ihrem Lebenslauf aussehen. Eigentlich möchte sie aber die Stelle nicht wechseln. Für Monika klang die Lösung »Abwarten und Tee trinken« am einfachsten. Sie war sich bewusst, dass sie hin und wieder überzogen reagierte, was jedes Mal die Befürchtung nach sich zog, entlassen zu werden – so auch jetzt wieder. Vielleicht hatte die Oberschwester ja Verständnis dafür. Vielleicht gab es auch überhaupt kein Problem. Nachdem sie alles noch einmal gründlich durchdacht hatte, hielt es Monika für die beste Taktik, sich bei ihrer Vorgesetzten zu entschuldigen und zu erklären, was los war. Auch wenn die Kündigung gar nicht im Raum stand, würden eine Erklärung des Vorfalls und eine Entschuldigung nicht schaden. ×

MONIKAS ARBEITSBLATT 50 **Lösungen finden**

Bewertung	Ideen
	Mich bei der Oberschwester entschuldigen, weil ich vor dem Ende meiner Schicht die Station verlassen habe.
	Nichts sagen und abwarten, was passiert.
	Mich schon einmal nach einer anderen Stelle umsehen.
	Kündigen, bevor ich entlassen werde.
	Die Oberschwester fragen, ob sie mich entlassen will, weil ich ohne Erklärung zu früh gegangen bin.
	Die Stationssekretärin fragen, ob sie etwas über meine Entlassung gehört hat.

Bevor Sie Ihren Plan in die Tat umsetzen, überlegen Sie, wann der günstigste Zeitpunkt dafür wäre. Müssen Sie die Sache umgehend erledigen oder können Sie sich noch darauf vorbereiten, bevor Sie aktiv werden? Wenn Sie das Problem schon eine Weile vor sich hergeschoben haben, setzen Sie sich eine Frist für die Umsetzung Ihres Plans. Die Chance, Ihr Vorhaben zu verwirklichen, wird größer, wenn Sie diesen Termin in Ihren Kalender eintragen und anderen davon erzählen.

Manches lässt sich nur mit Unterstützung oder in Zusammenarbeit mit anderen erledigen. Brauchen Sie Hilfe bei Ihrem Plan? Und wenn ja, wie soll diese Hilfe aussehen? Geht es um praktische Hilfe, etwa um eine Transportmöglichkeit, um moralische Unterstützung oder eine andere Art der Hilfe? Überlegen Sie, wer am ehesten dafür infrage käme, und vereinbaren Sie einen Termin für die Aktion. Vielleicht müssen Sie sich nach den zeitlichen Möglichkeiten der Helfenden richten und den Ablauf dementsprechend anpassen. Planen Sie voraus und warten Sie nicht bis zur letzten Minute mit der Bitte um Unterstützung.

Ein Plan, wie Sie es schaffen könnten, rechtzeitig zur Arbeit zu kommen, könnte sein, dass sie jemand weckt. Wenn andere Teil Ihres Plans sind, vergewissern Sie sich, ob diese zur Unterstützung bereit sind. Besprechen Sie Ihre Überlegungen mit ihnen, seien Sie offen für deren Vorschläge und legen Sie gemeinsam fest, wer wann was zu tun hat.

Je besser der Plan, desto größer die Aussicht auf Erfolg. Überlegen Sie von vornherein, wie das Ergebnis aussehen sollte. Wie können Sie feststellen, ob der Plan aufgeht? Wenn es etwas Einfaches ist, wie rechtzeitig zur Arbeit zu kommen, lässt sich das leicht überprüfen: Die Uhr im Büro zeigt es Ihnen. Bei komplexeren Problemen – wenn es z.B. darum geht, mehr Selbstvertrauen zu entwickeln – lässt sich ein Erfolg nicht so leicht feststellen. Stellen Sie sich vor, wie Sie sich verändern würden, wenn Sie selbstbewusster wären. Vielleicht möchten Sie in Bezug auf Ihr Äußeres nicht mehr so selbstkritisch sein. Vergewissern Sie sich, dass die angestrebte Veränderung im Bereich des Möglichen liegt. Wenn Sie, um bei dem Beispiel zu bleiben, selbstbewusster werden möchten, ist die Aufmerksamkeit der anderen kein gutes Messinstrument für das Gelingen Ihres Plans: Sie haben keine Kontrolle über das Verhalten Ihrer Mitmenschen.

Mit dem Arbeitsblatt 51 ⤓ verleihen Sie Ihrem Plan den letzten Schliff.

Setzen Sie Ihren Plan in die Tat um

Im nächsten und letzten Schritt wenden Sie Ihre Lösung des Problems an und schauen, was passiert. Wenn sich auf Anhieb kein Erfolg zeigt, überlegen Sie, ob Sie dieselbe Methode noch einmal versuchen möchten oder die Lösungsmöglichkeit mit der Nummer 2 auf Ihrem Blatt ausprobieren.

MONIKAS ARBEITSBLATT 51 Den Plan ausarbeiten

Wann gehe ich es an?

Ich werde die Angelegenheit heute Abend mit meinem Mann besprechen und eine Stellungnahme formulieren. Noch heute schicke ich eine E-Mail mit einer Entschuldigung an die Oberschwester, damit sie diese gleich morgen früh bei Arbeitsbeginn lesen kann.

Wer hilft mir dabei?

Mein Mann hilft mir bei den Formulierungen. Ich frage eine Kollegin, wie die Oberschwester reagieren könnte.

Woran erkenne ich, dass mein Plan funktioniert hat?

Falls meine Entschuldigung angenommen wird, bekomme ich vielleicht eine Abmahnung, werde aber nicht gekündigt oder gar entlassen.

Manchmal müssen Sie eine Lösung in mehreren Anläufen versuchen, bevor Sie Erfolg haben.

MONIKA wünscht sich zwar, einfach abwarten zu können, wie sich die Dinge entwickeln, aber sie weiß, das Warten würde sie nur nervös machen. Sie kann die Sekretärin um einen Termin bei der Oberschwester bitten, um ihr

Verhalten zu erklären und um herauszufinden, ob und wie sich dieses auf ihr Arbeitsverhältnis auswirkt. Wenn ihre schriftliche Entschuldigung nichts bewirkt, muss sie es mit einem persönlichen Gespräch versuchen. ×

Lernen Sie aus Ihren Erfolgen wie aus Ihren Fehlschlägen. Je besser Sie sich selbst, Ihre Beweggründe, Ihre Bedürfnisse, Ihre Schwächen und Stärken im Lauf der Zeit kennen und einschätzen können, desto leichter werden Sie Lösungsmöglichkeiten finden, die am besten zu Ihnen passen und die Sie am erfolgreichsten anwenden können.

Probleme mit anderen

Im elften Kapitel haben Sie gelernt, wie Sie Ihre Gedanken, Gefühle und Verhaltensweisen einschätzen und einordnen können. Wenden Sie das Gelernte zusammen mit den Tipps aus diesem Kapitel an, wenn Probleme aufkommen, bei denen Ihre Mitmenschen beteiligt sind. Auseinandersetzungen lösen auf beiden Seiten gefühlsbetonte Reaktionen aus. Diese Reaktionen können wiederum zu neuen Problemen führen. Um die Situation klar sehen zu können, ist es manchmal notwendig, sich zuerst über die eigenen negativen Gedanken und Reaktionen bewusst zu werden, um das wahre Problem zu erkennen. Dann können Sie die in diesem Kapitel erläuterten Schritte zur Problemlösung zielgerichtet anwenden.

Aktion und Reaktion

MICHAEL ist seit fast zwanzig Jahren mit Sarah verheiratet und hatte in den letzten 15 Jahren immer wieder mit seiner Bipolar-II-Störung und gelegentlichen Alkoholproblemen zu kämpfen. Aufgrund von schweren Depressionen wurde ihm in der Vergangenheit mehrmals gekündigt, er konnte sich nun jedoch bis zu einer leitenden Position hocharbeiten und ist in den letzten drei Jahren nüchtern geblieben. Für seinen beruflichen Erfolg hat er eine Menge Überstunden geleistet und kam dementsprechend oft sehr erschöpft nach Hause. Er bekam viel Unterstützung von Sarah; sie freute sich, dass es ihm so gut ging und er Spaß an der Arbeit hatte, auch wenn sie manchmal etwas besorgt war und sich fragte, ob seine Energie von einer Hypomanie herrühren könnte. ×

In Tabelle 2 sind Michaels und Sarahs Reaktionen auf die Situation dargestellt. Achten Sie darauf, wie ihre unterschiedlichen Gefühle und Gedanken einen Konflikt verursachten und wie sie diesen schließlich lösen konnten. Um diesen Streit genauer analysieren zu können, ist die Ursache dafür in zwei Teile gegliedert.

TABELLE 2 Wie ein Konflikt entsteht

1. Ereignis: Michael bekommt eine Gehaltserhöhung

Michaels Gefühle	Michaels Gedanken	Michaels Handlungen
Freude, Aufregung	Das ist toll! Ich habe hart gearbeitet und verdiene eine Belohnung.	Michael ging auf dem Heimweg in ein Kasino, trank dort ein paar Cocktails, verspielte Geld und geriet mit seiner Frau in einen Streit, als er nach Hause kam.
Sarahs Gefühle	**Sarahs Gedanken**	**Sarahs Handlungen**
Stolz, befreit von Geldsorgen, Freude für Michael	Das ist großartig! Nun wird es einfacher, unsere Kreditkartenrechnungen zu bezahlen.	Sarah überwies mehr Geld als sonst an die Kreditkartenfirma. Später ärgerte sie sich über Michael und beschimpfte ihn, als er aus dem Kasino nach Hause kam und nach Alkohol roch.

2. Ereignis: Michaels Frau beschimpft ihn lautstark

Michaels Gefühle	Michaels Gedanken	Michaels Handlungen
Wütend, verärgert über seine Frau, weil sie ihn ausschimpft	Ich kann dieser Frau nichts recht machen. Sie sieht und schätzt nicht, wie hart ich arbeite. Sie vertraut mir nicht. Das muss ich mir nicht gefallen lassen.	Michael ging aus dem Haus in eine Bar um die Ecke und trank noch mehr. Am nächsten Morgen wachte er nicht rechtzeitig auf und kam zu spät zur Arbeit, weswegen er von seinem Chef zurechtgewiesen wurde. Michael fühlte sich schrecklich.
Sarahs Gefühle	**Sarahs Gedanken**	**Sarahs Handlungen**
Wütend, traurig und entmutigt	Der Alkohol – wieder einmal! Gerade, als es schien, als würde sich alles zum Besten wenden, hat Michael mal wieder alles kaputt gemacht. Ich halte das nicht mehr aus.	Sarah zog die Überweisung an die Kreditkartenfirma zurück. Ein paar Tage lang strafte sie Michael mit Nichtbeachtung und kritisierte ihn scharf, weil er zu Hause nicht genug mithalf. Sie war noch tagelang wütend.

Das Beispiel zeigt, wie die Reaktionen auf ein Ereignis neue Probleme auslösen können. Bei Menschen mit der Anlage einer Bipolaren Störung kann eine kleine Stimmungsveränderung zu einer schwerwiegenden Episode führen. **Michael** war möglicherweise leicht hypomanisch, was ihm mehr Energie und Begeisterungsfähigkeit bei seiner Arbeit verlieh. Das steigerte zwar seine Leistung, könnte aber auch sein Urteilsvermögen getrübt haben. Sein Verhalten nach der Lohnerhöhung wirkte sich alles andere als positiv aus: Nachdem er Sarah am Telefon die erfreuliche Nachricht mitgeteilt hatte, feierte er das Ereignis im Kasino, wo er nach drei Jahren Abstinenz wieder Alkohol trank und Geld verspielte. Um nicht noch weiter abzurutschen, musste er auf seine Ressourcen zurückgreifen, also auf die Unterstützung durch seine Familie und auf seine Vertrauensperson bei den Anonymen Alkoholikern. Er selbst versuchte, die Sache wieder hinzubiegen, indem er sich bei seiner Frau entschuldigte, nicht mehr trank und zu seiner gewohnten Arbeitsdisziplin zurückkehrte. Als sich sein Stimmungsbarometer wieder im Normbereich befand, achtete er sehr aufmerksam auf Frühwarnzeichen und eventuelle Symptome einer neuen bipolaren Episode.

SARAH hat einiges mitgemacht bei Ihren Bemühungen, Michael beim Umgang mit seinen Stimmungsschwankungen und seiner Alkoholabhängigkeit zu helfen. Sie hatte sich gefreut, dass er so lange trocken blieb, und hoffte, dass sich dieses Problem für immer gelöst hätte. Umso mehr nahm sie Michaels Rückfall mit; ihre Konzentration bei der Arbeit litt darunter, sie verlor schneller die Geduld mit den Kindern und das Verhältnis zu Michael war angespannt. Sie selbst hat keine affektive Erkrankung, deshalb besserte sich ihre Laune bald wieder. So konnte sie den Vorfall zu den Akten legen, als sie sah, dass Michael sich wieder aufrappelte. Sarah und Michael sind in den letzten Jahren zu einer Paartherapie gegangen, bei der sie beide lernten, wie ihre Stimmung durch belastende Ereignisse beeinträchtigt wird. Sie haben verinnerlicht, dass ihr Verhalten die Situation verbessern oder verschlimmern kann. Ihr Therapeut brachte ihnen bei, in so einem Fall innezuhalten, ihre Reaktionen auf den belastenden Vorfall zu betrachten und eine andere Richtung einzuschlagen, falls ihr Verhalten destruktiv wird. ×

Dabei half es ihnen, sich vier Fragen zu stellen, die ihnen der Therapeut mitgegeben hatte:

Was hast du gedacht?

MICHAEL sah seinen Ausflug ins Kasino als Belohnung für sein hartes Arbeiten an. ×

SARAH dachte, dass Michael sein Versprechen gebrochen hatte, nicht mehr zu trinken, und sie hielt es für unverantwortlich, dass er Geld verspielt hatte, weil sie sich so etwas nicht leisten konnten. ×

Warum hast du das getan?

MICHAEL war ins Kasino gegangen und hatte getrunken, weil er sich belohnen wollte. Als ihn Sarah deswegen lautstark tadelte, ging er in eine Bar und trank weiter, weil er verärgert war und zeigen wollte, dass er tun und lassen kann, was er will. ×

SARAH schimpfte mit ihm, weil sie sehr verärgert über ihn war. ×

Wie hast du dich dabei gefühlt?

MICHAEL verlieh der Alkohol kurzfristig ein gutes Gefühl, am Ende aber das genaue Gegenteil davon. ×

SARAH verschaffte es vorübergehend Luft, ihn auszuschimpfen, aber sie bereute es, weil es die Situation letztendlich nur verschärfte. ×

Was würdest du aus jetziger Sicht anders machen?

MICHAEL würde nach Hause gehen und das freudige Ereignis mit seiner Familie feiern. ✕

SARAH würde versuchen, sich so auszudrücken, dass die Situation nicht noch weiter eskaliert. ✕

Positive wie negative Veränderungen der Stimmung und Denkprozesse können einen Einfluss darauf nehmen, wie man reagiert und handelt. Man zieht bis zum frühen Morgen um die Häuser, um sich zu amüsieren, weil man sich großartig fühlt und nicht will, dass der Tag zu Ende geht. Man schreit andere an, um seinem Ärger Luft zu machen, oder man vermeidet den Umgang mit anderen, weil man sich schlecht fühlt und nicht will, dass einen die anderen so niedergeschlagen erleben. Wenn Sie lernen, Ihre Gefühle zu erkennen und einzuschätzen, treffen Sie bessere Entscheidungen und vermeiden so, dass Ihre Stimmung ins Negative umschlägt – oder sie reduzieren zumindest das Risiko dafür. Die Fragen, die sich Sarah und Michael gestellt haben, können Ihnen dabei helfen. Sie lernen aus Ihren Erfahrungen und können das nächste Mal einen anderen, besseren Weg finden, wie Sie mit einer schwierigen Situation umgehen.

Die Verhaltensweisen, die Sarah und Michael für sich gefunden haben, wirken sich langsam, aber sicher stabilisierend auf Ihre Beziehung aus. Beiden ist bewusst, dass es nicht leicht ist, eine Ehe aufrechtzuerhalten, und dass Probleme immer wieder auftauchen können. Sie wissen auch, dass Michaels Bipolare Störung immer im Hintergrund vorhanden sein wird und dass die Stimmungsschwankungen für beide belastend bleiben.

Dieses Buch bietet eine gute Basis zur Stärkung des Problembewusstseins. Die Übungen eignen sich auch zum gemeinsamen Durcharbeiten.

Der Umgang mit schwierigen Menschen

Hin und wieder begegnen uns schwierige Menschen und wir werden mit vertrackten Situationen konfrontiert. Auch wenn man versucht, stets das Richtige zu sagen und zu tun, entstehen manchmal Konflikte, bei denen sich keine für alle Beteiligten befriedigende Lösung finden lässt. Wenn man unter starken Stimmungsschwankungen leidet, kommt es immer wieder vor, dass man gerade dann auf schwierige Menschen trifft, wenn es einem nicht gut geht. In diesen Fällen neigt man dazu, instinktive Bewältigungsmethoden anzuwenden, wie sie in den Kapiteln 5 und 8 beschrieben wurden, also eher gefühlsbetont zu reagieren, anstatt Logik und Verstand einzusetzen. Wie kann man mit solchen Situationen umgehen?

Schwierige Menschen können Stimmungsschwankungen auslösen

In der Psychotherapieszene gibt es den weit verbreiteten Irrglauben, man sei für seine schlechten Gefühle ausschließlich selbst verantwortlich und hätte es in der Hand, sich nicht von anderen herunterziehen zu lassen. Das ist schlicht und einfach falsch. Man kann durch Worte und Verhalten anderer verletzt und beleidigt werden, man wird deshalb traurig oder wütend und so ein Vorfall kann dazu führen, dass man sich von der schlechtesten Seite zeigt. Es ist ganz normal, auf negative Menschen oder Ereignisse ablehnend zu reagieren. Im fünften Kapitel wurden verschiedene Auslöser beschrieben und wie instinktive, spontane Reaktionen darauf alles noch schlimmer machen können. Angriffe von anderen sind häufige Auslöser – auch für Menschen, die nicht von einer Bipolaren Störung betroffen sind.

Die zu Beginn des Kapitels vorgestellten Schritte zur Lösung eines Problems lassen sich auch auf Situationen anwenden, in denen man mit schwierigen Menschen zu tun hat. Nehmen Sie als Beispiel eine schwierige Person in Ihrem Umfeld, einen launenhaften Chef z.B., wegen dessen Verhalten Sie sich immer wieder schlecht fühlen. Oder wählen Sie ein einzelnes Ereignis, das mit jemand anderem zusammenhängt, wie eine Scheidung, die auch noch nach Jahren unangenehme Gefühle in Ihnen hervorruft. Verwenden Sie die Fragen, die auf dem Arbeitsblatt 49 aufgeführt sind, und versuchen Sie herauszufinden, was Sie an dieser Situation am meisten stört oder sogar quält. Überlegen Sie, wie das Ergebnis einer Problemlösung aussehen könnte.

Denken Sie daran, dass es höchstwahrscheinlich nicht möglich ist, die betreffende Person zu ändern – es sei denn, sie sähe einen Vorteil in solch einer Veränderung. Was Sie dagegen ändern können: wie Sie selbst mit derart belastenden Situationen umgehen. Es wird immer eine anfängliche negative Reaktion bei Ihnen auslösen, wenn sich andere Leute schlecht verhalten – das ist völlig normal. Aber Sie können lernen, Ihre Reaktionen zu analysieren, eventuell auftretende verzerrte Gedankengänge zu korrigieren und schließlich eine Lösung zu finden, die Sie davor bewahrt, dass eine schmerzhafte Erfahrung Sie zu sehr mitnimmt.

Lassen Sie nicht zu, dass schwierige Menschen das gefährden, was Sie bereits erreicht haben

Ab dem fünften Kapitel haben Sie vieles über Stimmungsschwankungen gelesen und gelernt, wie Sie mit diesen umgehen können. Mittlerweile haben Sie eine Vorstellung von guten und schlechten Bewältigungsstrategien – also jene, die nur eine kurze Entlastung bringen, ohne das eigentliche Problem zu lösen, oder diejenigen, die dazu führen, dass es Ihnen schlechter geht als zuvor. Der Umgang mit schwierigen Mitmenschen kann Sie so aus dem Konzept bringen, dass Sie vergessen, Ihre guten Bewältigungsstrategien anzuwenden. Stattdessen greifen Sie auf Ihre alten Methoden zurück. Es ist ein gutes Maß an Disziplin vonnöten, um in einer unangenehmen Situation einen Schritt zurückzutreten und das Ganze mit Abstand zu betrachten. Objektivität ist eine große Hilfe in schwierigen Situationen.

Verwenden Sie die Arbeitsblätter zu diesem Buch und schreiben Sie auf, wie Sie am liebsten mit unliebsamen Vorfällen und Personen umgehen würden. Halten Sie das Buch griffbereit und gehen Sie Ihre Aufzeichnungen dazu von Zeit zu Zeit durch. Benutzen Sie es als visuelle Erinnerungshilfe, die Ihnen immer wieder vor Augen führt, dass Sie über gute Fähigkeiten verfügen, mit denen Sie Stimmungsschwankungen begegnen können. Sie müssen sich nicht auf unbrauchbare Methoden verlassen. Sie können sich sinnvollere aneignen und es wird Ihnen damit letztendlich besser gehen.

Schwierige Menschen können Sie an sich zweifeln lassen

SABINE fühlte sich immer wieder von den Äußerungen ihres Mannes verletzt, was sie oft zum Weinen brachte. Er kritisierte ihr Aussehen, ihre Intelligenz, ihre Kochkünste und ließ kein gutes Haar an ihrer Familie und an ihrem Glauben. Aber weil sie ihn liebte und ihm blind vertraute, hielt sie seine Kritik für die Wahrheit. Seine Sätze waren vernichtend, der Kummer darüber zwang sie förmlich zu Boden und sie wollte am liebsten gar nicht mehr leben. Er war dabei so überzeugend, dass sie ihm alles abkaufte, und es brauchte viele Jahre und Therapiestunden, bis ihr Selbstvertrauen wieder einigermaßen hergestellt war. Ihr Mann löste das Problem schließlich selbst und endgültig, indem er sie verließ, als sie wegen eines Selbsttötungsversuchs in der Klinik war. Natürlich erkannte sie das in diesem Moment nicht als Lösung, weil sie von ihrer Wertlosigkeit und Unattraktivität überzeugt war. Ihre Freunde dachten, sie müsse nur mit einem netten Mann zusammenkommen, der Sabine aufbauen und ihr zu einem neuen Selbstwertgefühl verhelfen würde, aber sie irrten sich. Sabines neues Problem war, dass sie auch nach der Trennung die verletzenden Worte ihres Exmannes nicht vergessen konnte. Sabine arbeitete die Übungen auf den Arbeitsblättern 47 und 48 durch, um ihre Probleme genau zu definieren – keine leichte Aufgabe. Sie benötigte die zusätzliche Hilfe eines Therapeuten, um ihren wunden Punkten auf die Spur zu kommen. Sie hatte versucht, die Schwäche zu besiegen, die ihr Mann ihr eingeredet hatte, ohne die Möglichkeit in Betracht zu ziehen, dass er die ganze Zeit über unrecht gehabt hatte. Nachdem sie in der Lage war, ihr Problem genau zu definieren, konnte sie auch einen Weg finden, es zu lösen. Mithilfe der Arbeitsblätter aus den Kapiteln 10 und 11 (Arbeitsblätter 38–43) gelang es ihr, ihre negative Selbstwahrnehmung und den düsteren Blick auf ihr Leben zu verändern. ✖

SABINES ARBEITSBLATT 49 Das Problem zusammenfassen

Das Problem ist: *dass ich sehr schlecht von mir denke. Ich habe es zugelassen, dass mein Mann mein Selbstwertgefühl zerstörte. Ich sehe mich selbst immer noch durch seine Augen.*

Es beeinträchtigt mein Leben, weil: *ich es vermeide, eine neue Beziehung einzugehen. Ich glaube, ich bin einfach nicht gut genug.*

Es ärgert mich, weil: *ich einsam bin. Es kommt mir vor, als könne ich mich nicht ändern. Ich ärgere mich auch über mich selbst, weil ich es zugelassen habe, dass er mich so verletzt. Ich bin einfach dumm.*

Ich muss es bald klären, weil: *ich immer noch ab und zu Suizidgedanken habe. Ich muss über ihn hinwegkommen.*

Dieses Kapitel sollte Ihnen die elementaren Fähigkeiten zur Lösung von Problemen nahebringen. Wenn Sie es systematisch angehen, fällt es Ihnen leichter, aus einer Stresssituation über das Erkennen des Problems zur Lösung zu kommen. Die größte Schwierigkeit hierbei ist es, das Kernproblem herauszuarbeiten und zu definieren, auf welche Weise Sie von der Lösung desselben profitieren. Wenn Sie ein Problem erst einmal genau sehen, können Sie darangehen, es zu lösen.

Das nächste Kapitel verhilft Ihnen zu einem besseren Umgang mit Stress und zeigt weitere zuträgliche Verhaltensweisen auf.

- lernen Sie, wie Sie besser mit Stress umgehen,
- finden Sie heraus, worauf Sie in Stresssituationen und bei Stimmungsschwankungen zurückgreifen können,
- werden stabilisierende Verhaltensweisen vorgestellt,
- erhalten Sie Tipps, wie Sie Unterstützung von anderen bekommen können.

In den bisherigen Kapiteln haben wir uns darauf konzentriert, die Symptome einer affektiven Erkrankung zu erkennen. Wir haben Methoden erörtert, wie man mit ihnen umgehen kann, und erfahren, wie Sie Ihre Stimmungsschwankungen beobachten und dafür sorgen können, dass die Symptome nicht zunehmen, indem Sie möglichst schnell eingreifen. Die folgenden Abschnitte haben einen etwas anderen Schwerpunkt: die Vorbeugung. Ein guter Umgang mit Stress und gesunde Angewohnheiten sind wichtige Methoden, mit denen das Risiko für Stimmungsschwankungen verringert werden kann.

Alle in diesem Buch vorgestellten Strategien, negative Gedanken zunächst geradezurücken und erst dann zu handeln, lassen sich auch auf den Alltagsstress übertragen. Es gibt noch weitere Methoden, um Stress zu bewältigen, z.B. gesunde Gewohnheiten anzunehmen oder zu vertiefen. Beim Durcharbeiten der folgenden Übungen halten Sie sich vor Augen, dass Ihnen die vorgestellten Methoden auch dann helfen können, wenn Sie sich nicht gerade in einer bipolaren Krankheitsepisode befinden.

Gesunde Angewohnheiten

Listen Sie auf dem Arbeitsblatt 52 Ihre gesunden Angewohnheiten auf. Notieren Sie auch solche, die Sie verfestigen oder sich neu aneignen wollen. Dazu gehören z.B. bessere Methoden, um mit den Symptomen der Erkrankung umzugehen, ihren Alltag besser zu organisieren oder zu mehr Lebensfreude zu kommen.

STEFANS ARBEITSBLATT 52 **Gesunde Angewohnheiten**

Gesunde Angewohnheiten, die ich regelmäßig anwende:

Ich trainiere ziemlich oft.

Ich mache einen Bogen um Pommes frites und Kartoffelchips.

Gesunde Angewohnheiten, die ich noch vertiefen muss:

Rechtzeitig aufzustehen, wenn ich zur Uni muss.

Früher schlafen zu gehen.

Gesunde Angewohnheiten, die ich mir gerne zusätzlich aneignen würde:

Mehr zu lesen.

Seltener Alkohol zu trinken.

Nicht noch mehr Strafzettel wegen zu hoher Geschwindigkeit zu bekommen.

Gesunde Angewohnheiten, die ich früher hatte und die ich gerne wiederaufnehmen würde:

Gesunde Ernährung.

Meine Klausuren gut vorzubereiten.

Keine Vorlesungen zu schwänzen.

Gewichtskontrolle

Gewichtszunahme wird am häufigsten genannt, wenn über die Nebenwirkungen von Medikamenten geklagt wird. Manche Wirkstoffe verursachen einen Heißhunger auf Ungesundes und/oder beeinflussen den Stoffwechsel. Aber nicht alles kann auf die Medikamente geschoben werden. In einer Depression ist Essen bisweilen die einzige Freude, die einem noch bleibt. Man gewöhnt sich sehr schnell schlechte Essgewohnheiten an und es besteht die Gefahr, dass man sie auch in stabilen Zeiten beibehält. Der häufige Konsum von Fetthaltigem und Süßem kann zudem zu einer Art Suchtverhalten führen.

Auch wenn eine Diät und sportliche Betätigung hilfreich wären, winken viele schon beim Gedanken daran ab und fangen an, viele Gründe aufzuzählen, die sie daran hindern. Einige davon sind auf dem Arbeitsblatt 53 aufgeführt. Kreuzen Sie diejenigen an, die Sie auch vorbringen könnten.

Zugegeben: Es kann sehr schwerfallen, die Ernährung umzustellen, und Sport ist mit Anstrengung verbunden. Die meisten Menschen würden jedoch gerne in Form kommen, weil sie dann leistungsfähiger sind und sich besser fühlen. Wenn Sie dem Prinzip folgen, dass es einfacher ist, sich etwas Positives anzugewöhnen, als eine negative Gewohnheit abzulegen, fällt es Ihnen leichter, Ihr Gewicht zu kontrollieren und Ihre körperliche Fitness zu verbessern. Beginnen Sie mit nur einer neuen positiven Angewohnheit und fügen Sie erst dann eine weitere hinzu, wenn die erste zu einem selbstverständlichen Teil Ihres Alltags geworden ist. Erst wenn Sie durch erste Erfolge die Bestätigung bekommen haben, eingefahrene Verhaltensweisen ändern zu können, bauen Sie nach und nach weitere schlechte Gewohnheiten ab.

WIE MAN SEIN GEWICHT KONTROLLIEREN UND FITTER WERDEN KANN

- ☐ Lesen Sie ein Buch über Diäten.
- ☐ Machen Sie jeden Tag einen Spaziergang.
- ☐ Schließen Sie sich einer Abnehmgruppe an.
- ☐ Wischen Sie den Fußboden, mähen Sie den Rasen, harken Sie Laub.
- ☐ Lesen Sie die Inhaltsangaben auf den Lebensmittelverpackungen.
- ☐ Kaufen Sie gesündere Lebensmittel.
- ☐ Essen Sie mittags zusätzlich ein Stück Obst.
- ☐ Finden Sie Ihr Lieblingsgemüse.
- ☐ Kochen Sie öfter selbst.
- ☐ Machen Sie ein Gymnastikprogramm im Fernsehen mit.
- ☐ Dehnen Sie Ihre Spaziergänge mit dem Hund aus.
- ☐ Tragen Sie einen Schrittzähler.
- ☐ Spielen Sie mit einem Kind – das hält Sie auf Trab!

Wenn Sie glauben, eine Ernährungsumstellung und mehr Bewegung lägen jenseits Ihrer Möglichkeiten, gehen Sie noch einmal zum neunten Kapitel zurück und lesen den Teil, in dem es um das Gefühl der Überforderung geht. Besonders die Übung, eine große Aufgabe in kleinere Schritte zu unterteilen (siehe S. 140 ff.), könnte hier hilfreich sein und Ihnen den Anfang leichter machen. Auf dem Arbeitsblatt 54 finden Sie eine Liste mit Beispielen von schlechten Ernährungsgewohnheiten. Versuchen Sie, eine davon aufzugeben, und gehen Sie erst dann zur nächsten über, wenn Sie sich die erste wirklich erfolgreich abgewöhnt haben.

Bei Diäten verfällt man oft in ein Alles-oder-Nichts-Denken: Man muss entweder alles richtig machen – all die Veränderungen zum Positiven hin, wie sich selbst das »schlechte« Essen zu verbieten und auf regelmäßige Nahrungsaufnahme zu achten; das ganze Programm also – oder man macht nichts. Mit einer Bipolaren Störung umzugehen, ist schon schwer genug. Eine Diät gewissenhaft und zu hundertprozentig einzuhalten mag zwar die besten Erfolge versprechen, aber wenn es zu schwierig wird, gibt man vorzeitig auf. Bevor es so weit kommt, sollten Sie lieber versuchen, wenigstens einen Teil der Ernährungstipps zu beherzigen, die auf dem Arbeitsblatt 55 zusammengestellt sind.

Entspannungsübungen

Den Satz »Jetzt entspann dich mal!« haben Sie sicher schon in Situationen gehört, in denen Sie sich Sorgen gemacht haben oder gestresst waren. Wie viele andere ärgern Sie sich vielleicht über diesen zwar sicherlich gut gemeinten Ratschlag, denn Sie wissen: Das ist viel einfacher gesagt als getan. Sich bewusst entspannen zu können, ist eine große Hilfe in Stresssituationen. Manchen scheint das in die Wiege gelegt zu sein, andere dagegen müssen sich diese Fähigkeit hart erarbeiten; besonders, wenn sie mit Stimmungsschwankungen umzugehen haben. »Hart erarbeiten« klingt alles andere als entspannend, aber wenn affektive Symptome die Gedanken, Gefühle und das Verhalten beeinflussen, kann man sich nicht einfach auf Kommando entspannen. Man muss seine Bewältigungsstrategien aktivieren, um Angst, Anspannung und Stress im Zaun zu halten.

Wenn Sie sich angewöhnt haben, auf Ihre Ressourcen zurückzugreifen, die Sie im fünften Kapitel aufgeschrieben haben (siehe Arbeitsblatt 15), fällt Ihnen die Entspannung wahrscheinlich schon leichter als früher. Ähnlich verhält es sich mit den Methoden aus dem neunten Kapitel. Mit diesen fühlen Sie sich nicht so schnell überfordert und sind deshalb auch seltener angespannt. Wenn Sie die im achten Kapitel beschriebenen Tipps schon befolgt haben, wie man Wichtiges nicht auf die lange Bank schiebt oder ganz vermeidet, dann haben Sie wohl auch schon das damit verbundene Gefühl der Befreiung verspürt. Entspannung kann sich auch einstellen, wenn es Ihnen gelingt, negatives Denken einzudämmen, wie es im neunten Kapitel beschrieben ist, und wenn Sie Probleme so angehen wie in Kapitel 14 vorgeschlagen. Mit all diesen Übungen haben Sie allmählich gelernt, wie Sie Ihre emotionalen Reaktionen von einem hohen Stresspegel auf ein erträgliches Maß herunterfahren können, indem Sie entweder Ihrem Verhalten oder Ihren Gedanken eine andere Richtung gaben. Manchmal bedarf es allerdings einer noch direkteren Herangehensweise.

Wenn Sie an stressbeladene Dinge denken, spannt sich Ihr Körper an und bereitet sich auf die Begegnung mit einem Feind vor – ein Urinstinkt. Anders ausgedrückt: Wenn Sie Stress im Kopf haben, steht auch der Rest Ihres Körpers unter Stress. Wenn Sie nichts dagegen unternehmen, kann sich daraus ein Zustand der permanenten Anspannung entwickeln. Sobald sich Ihr Körper entspannt, weicht auch die geistige Anspannung. Diese Erfahrung machen Sie auch, wenn Sie schlafen: Schlaf ist die höchstmögliche Form der Entspannung. Sie können jedoch lernen, Ihren Körper auch im wachen Zustand zu entspannen, und feststellen, wie positiv sich das auf Ihr Denken und Fühlen auswirkt. Sie haben sich bestimmt schon einmal in einem bequemen Sessel an der Farbenpracht eines Sonnenuntergangs erfreut. Wenn Sie sich daran zurückerinnern, wird Ihnen klar, dass Ihre Sorgen und Probleme für einen Moment in den Hintergrund traten und ganz klein wurden, auch wenn es nur für kurze Zeit war. Sie waren mit sich und der Welt im Reinen.

Körperliche Entspannung hilft, den Geist zu entspannen. Man kann auf vielerlei Arten körperliche Entspannung finden, beim Fernsehen auf dem Sofa, in einem warmen Bad oder bei einem Spaziergang in einer ruhigen, friedlichen Umgebung. Die Spannung in Ihrem Körper lässt nach und es wird Ihnen leichter ums Herz.

Auf dem Arbeitsblatt 56 ⤓ finden Sie eine Anleitung zur Muskelentspannung als Methode, Stress abzubauen. Lesen Sie den Text einmal ganz durch, um sich mit den einzelnen Schritten vertraut zu machen. Lesen Sie ihn ein zweites Mal oder, noch besser, lassen Sie ihn sich vorlesen, während Sie der Anleitung folgen. Es fällt Ihnen zunächst vielleicht schwer, sich darauf einzulassen, wenn Ihnen viele Gedanken durch den Kopf gehen. In diesem Fall empfiehlt es sich, die Übung mehrmals zu versuchen, bis es Ihnen gelingt, sich auf die körperlichen Aspekte zu konzentrieren, und bis Ihre Gedanken Sie nicht mehr davon ablenken. Die meisten Menschen haben den Eindruck, die Übung löse zwar die Verspannung, könne sie aber nicht vollständig beseitigen. Versuchen Sie, sich jedes Mal ein wenig mehr zu entspannen. Setzen Sie sich ein Ziel, das im Bereich des Möglichen liegt, sonst werden Sie enttäuscht und geben schnell wieder auf.

Wenn Sie den Grad der Verspannung auf einer Skala von 0 bis 100 eintragen, würde 100 der völligen Anspannung entsprechen, wie man sie etwa bei einer Panikattacke spürt. Tief und fest zu schlafen entspräche der Null auf der Skala. Wenn Sie zu Beginn der Übung eine Verspannung von 80 empfinden, setzen Sie sich als Ziel einen Grad von 65. Weil Sie die Fähigkeit zur Entspannung trainieren können, werden Sie von Mal zu Mal besser darin.

Setzen Sie Ihre Stärken ein

Auf dem Arbeitsblatt 15 ⤓ haben Sie sich Notizen über Ihre persönlichen Stärken gemacht. Während Sie sich durch dieses Buch und die darin enthaltenen Übungen gearbeitet haben, sind neue Fähigkeiten dazugekommen, Ihre Stimmungsschwankungen zu bewältigen. Wahrscheinlich sind Sie sich auch mancher bereits vorhandenen Stärken und Fähigkeiten bewusster geworden und wenden sie gezielter an. Diese Fähigkeiten können Sie auch einsetzen, um mit Stress umzugehen.

Viele der in diesem Buch vorgestellten Methoden befassen sich damit, wie man auf belastende Situationen reagiert. Dieselben Methoden können Sie auch auf alltägliche Begebenheiten anwenden, um zu verhindern, dass sich Stress aufbaut. Ein Beispiel: Ihr Arbeitsverhältnis wurde gekündigt, Sie haben jedoch noch kein Arbeitslosengeld beantragt. In diesem Fall steigt Ihr Stresspegel steil an, denn Ihnen geht das Geld für den Lebensunterhalt aus.

Vielleicht haben Sie den Antrag vor sich hergeschoben, weil Sie Bedenken wegen des Aufwandes hatten, weil Sie nicht wussten, wie man so einen Antrag stellt, weil Sie dachten, dass Sie sich zu einem Versager abstempeln würden, wenn Sie Arbeitslosengeld beantragen, oder weil Sie wegen einer Depression nicht die Energie für den Antrag aufbringen konnten.

MICHAEL ist genau das passiert. Je länger er den Antrag auf Arbeitslosengeld aufschob, desto mehr spitzte sich die Situation zu. Michael kann sich jedoch auf mehrere Quellen der Unterstützung verlassen: auf seine Freunde, seine Familie, seine Frau. Seine Einstellung zur Arbeit ist grundsätzlich positiv; vor allem, wenn er dabei Ziele vor Augen hat. Er trägt gerne die finanzielle Verantwortung für die Familie. All dies kann ihm helfen, die notwendigen Schritte wegen der Arbeitslosenunterstützung einzuleiten und sich um eine neue Stelle zu bemühen. Worauf können Sie zurückgreifen, wenn es hart auf hart kommt? ×

Persönliche Stärken, auf die Sie zurückgreifen können

Wenn man sich schlecht fühlt, neigt man zu dem Gedanken, man hätte der Welt nichts zu bieten. Über diese Art, zu denken, haben Sie in den Kapiteln 7, 10 und 11 gelesen. Eine negative Sichtweise kann den Blick auf die eigenen Stärken, Talente und Fähigkeiten versperren. Die Übungen zur Korrektur verzerrter Sichtweisen (Arbeitsblätter 23–28 und 38–44) können Ihnen dazu verhelfen, dass Sie Ihre eigenen Stärken wieder besser wahrnehmen. Auf den Arbeitsblättern 7 und 8 zum dritten Kapitel haben Sie einige dieser Stärken aufgeschrieben, als es darum ging, Ihren wahren Charakter ausfindig zu machen.

In Ihnen selbst und in Ihrer Umwelt gibt es Dinge, auf die Sie zurückgreifen können, um Probleme zu lösen, mit Stress umzugehen und Aufgaben zu erledigen. Das können physische Eigenschaften sein, wie körperlich kräftig zu sein, oder mentale Stärken, wie Ihre Zeit gut einteilen zu können. Auch erfüllende Tätigkeiten gehören dazu, z.B. ein Beruf, der Ihnen Spaß macht, sich um die Kinder zu kümmern, selbst wenn Sie müde sind, oder ein Konzert Ihrer Lieblingsgruppe zu besuchen. Innere Stärke, Durchhaltevermögen, Geduld, Humor und Intelligenz sind mögliche Kraftquellen, auf die Sie zurückgreifen können. Sie liegen immer in Ihnen, nur können Sie manchmal nicht darauf zugreifen oder Sie erinnern sich nicht mehr daran. Manchmal sind Sie sich Ihrer Stärken nicht bewusst, bis Sie mit einer Krise konfrontiert werden und feststellen, wie leicht Sie damit umgehen können.

Was machen Sie, wenn Sie etwas unbedingt erledigen müssen und sich überhaupt nicht in der Lage dazu fühlen? Auf welche Ihrer Stärken greifen Sie dann zurück?

MONIKA hatte zugesagt, für ihre Arbeitskollegen einen Kuchen zu backen. Dummerweise standen die Kuchenformen ganz oben in ihrem Küchenregal und sie hatte ihre Trittleiter im Gemeindehaus gelassen, wo sie für eine Veranstaltung gebraucht wurde. Monika ist klein. Was sollte sie machen? Sie war zu der Zeit auch noch depressiv und wollte am liebsten gar nichts tun. Zum Gemeindehaus wollte sie nicht fahren und auch niemanden um Hilfe bitten. Eigentlich wollte sie den Kuchen gar nicht backen, aber auch nicht mit leeren Händen dastehen. In dieser Situation verwendete sie das Arbeitsblatt 57 ⤓, um eine Lösung für Ihr Dilemma zu finden. ×

MONIKAS ARBEITSBLATT 57 Worauf können Sie in schwierigen Situationen zurückgreifen?

Denken Sie an eine Situation, als Sie etwas unbedingt erledigen mussten und unerwartete Hindernisse auftauchten. Wie haben Sie das Problem gemeistert? Worauf haben Sie zurückgegriffen? Schreiben Sie auf diesem Blatt ein aktuelles Problem auf und beantworten Sie die anschließend gestellten Fragen, um herauszufinden, auf wen oder was Sie bauen könnten, um das Problem zu lösen.

Das Problem ist: *Ich muss für die Arbeit einen Kuchen backen, aber ich komme nicht an die Kuchenformen ganz oben im Schrank ran.*

Wer? Wer kann mir helfen, wenn ich es nicht alleine schaffe?

Ich kann mir eine Trittleiter vom Nachbarn leihen.

Ich kann warten, bis jemand nach Hause kommt, der mir hilft, an die Kuchenformen ranzukommen.

Was? Was mache ich sonst, wenn ich etwas unbedingt erledigen muss und mir überhaupt nicht danach ist? Was kann ich in diesem Fall tun?

Ich sage mir, dass ich es tun muss. Ich verspreche mir eine kleine Belohnung, wenn ich es erledigt habe. Ich kann morgen auf dem Weg zur Arbeit zur Not einen Kuchen kaufen, auch wenn ich versprochen habe, selbst einen zu backen.

Wo? Wo kann ich um Hilfe bitten, wenn ich es alleine nicht schaffe?

Ich kann immer irgendwoher einen Kuchen bekommen, z.B. im Laden um die Ecke. Wenn ich wirklich backen muss, kann ich zu einer Freundin fahren und bei ihr den Kuchen backen.

Wann? Wann fällt es mir am leichtesten, etwas zu erledigen, wenn es mir nicht so gut geht? Morgens oder eher am Abend?

Morgens fällt es mir am leichtesten. Abends habe ich keinen Elan mehr. Ich backe den Kuchen morgen früh, bevor ich zur Arbeit fahre. Es macht mir nichts aus, früh aufzustehen. Im Haus ist es dann ruhig und ich kann heute Abend jemanden bitten, mir die Kuchenformen herunterzuholen.

Wie? Wie bringe ich mich dazu, es zu erledigen, auch wenn ich gestresst bin?

Ich stelle meinen Wecker. Heute Abend bereite ich alles so gut vor, dass ich morgen nicht mehr viel zu tun habe.

Beziehen Sie Ihre Mitmenschen mit ein

Auch die Menschen in Ihrem Umfeld können Ressourcen sein. Sei es, indem sie Ihnen Informationen liefern, Lösungsvorschläge unterbreiten, alternative Wege aufzeigen oder Ihnen mit Rat und Tat zur Seite stehen. Das sind alles an sich sehr positive Dinge. Wenn es um Ihre Stimmung nicht zum Besten steht, sind diese aber nicht immer willkommen. Die bipolaren Stimmungswechsel können Sie reizbar machen und Sie verlieren dann schnell die Geduld mit anderen. Die gut gemeinten Ratschläge wirken vielleicht naiv, wenn Sie den Eindruck haben, die anderen hätten Ihre Situation nicht wirklich erfasst.

Andererseits könnten die anderen aber auch recht haben und es wäre hilfreich, deren Ratschläge zu befolgen. Auch »Besserwisser« haben manchmal einen guten Rat parat. Wenn Sie sämtliche Ratschläge ablehnen, weil es Ihnen gerade nicht gut geht, verpassen Sie vielleicht ein paar wirklich sinnvolle Tipps. Wenn Ihnen in so einer Situation jemand einen Rat gibt, der um Sie besorgt ist, wenden Sie die Übungen aus dem siebten Kapitel (Arbeitsblätter 23–28) an, damit Ihr Denken nicht von negativen Gefühlen beherrscht wird.

Die Hilfe Ihrer Mitmenschen kann sich in emotionaler Unterstützung äußern, auch wenn keine konkreten Ratschläge erteilt werden oder tatkräftige Mithilfe angeboten wird. Eine Umarmung, ein warmer Händedruck, ein ermutigendes Lächeln oder ein nicht bewertendes Zuhören mag Ihre Probleme nicht lösen, hilft Ihnen aber dabei, diese selbst anzugehen oder es zumindest zu versuchen. Stellen Sie auf dem Arbeitsblatt 58 ⤓ eine Liste von Menschen in Ihrem Umfeld zusammen, auf die Sie bauen können. Überlegen Sie, auf welche Weise sie Ihnen unter die Arme greifen können.

Worauf Sie bei der Behandlung bauen können: Ärztinnen, Therapeuten, Medikamente

Die Aufgabe von Ärztinnen, Psychologen und Therapeuten ist es, Sie zu informieren, Medikamente zu verschreiben, Ihnen Strategien zur Krankheitsbewältigung aufzuzeigen und Ihnen einen sicheren Ort zu bieten, an dem Sie über Ihre Gefühle sprechen können, ohne Gefahr zu laufen, dafür kritisiert zu werden. Doch sie stellen auch noch auf andere Art und Weise eine Hilfe dar:

- Die regelmäßigen Termine tragen dazu bei, Ihr Leben zu strukturieren.
- Sie geben Ihnen Hoffnung, weil sie Lösungen sehen und anbieten, wenn Sie sich überfordert fühlen.
- Hier finden Sie Verständnis, auch wenn Ihre Angehörigen bereits aufgegeben haben.
- Sie setzen Vertrauen in Sie, indem sie von Ihnen erwarten, dass es Ihnen gelingt, so gut wie möglich mit den Krankheitssymptomen umzugehen.

Wie bei allen anderen Ressourcen, die Ihnen zur Verfügung stehen, gilt auch hier: Sie nützen Ihnen nur dann, wenn Sie sie in Anspruch nehmen. Die bipolaren Stimmungsschwankungen können Ihr Denken verzerren und dazu führen, dass Sie sich von Ihrer Ärztin oder Ihrem Therapeuten im Stich gelassen fühlen. Bereiten Sie sich auf das nächste Mal vor, wenn so etwas vorkommt. Halten Sie auf dem Arbeitsblatt 58 ⤓ fest, auf welche Art und Weise Ihnen Ihr Umfeld in der Vergangenheit geholfen hat. Denken Sie darüber nach, wie schwer es Ihnen in schlechten Zeiten fällt, um Hilfe und Unterstützung zu bitten, und notieren Sie auf dem Arbeitsblatt 59 ⤓, was Sie in so einem Fall tun möchten.

MONIKAS ARBEITSBLATT 59 Was sollte ich tun, anstatt Hilfe abzulehnen?

Wenn ich depressiv bin, möchte ich am liebsten mit niemandem reden, auch nicht mit meinem Psychiater oder dem Psychotherapeuten. Ich weiß ja schon, was sie mir raten würden, und das will ich gar nicht hören. Also schalte ich auf stur und stehe das irgendwie selbst durch, ändere auch auf eigene Faust meine Medikation. Irgendwann schreitet dann meine Familie ein und besteht darauf, dass ich zum Arzt gehe – sie bekommen ja mit, dass ich ohne Hilfe nicht aus dem Loch kriechen kann. Für das nächste Mal, wenn ich wieder in diese Situation komme, gebe ich mir selbst diesen Auftrag:

»Du denkst immer, du wüsstest besser Bescheid als dein Arzt und dein Therapeut. Vielleicht stimmt das ja sogar, aber wenn du depressiv bist, triffst du oft nicht die richtigen Entscheidungen. Du kannst dann nicht objektiv sein. Du brauchst dann jemanden, der die Sache von außen betrachtet und klarer sieht als du in diesem Moment. Es muss dir ja nicht gefallen, zu deinem Therapeuten zu gehen – mach es einfach, du brauchst das jetzt. Es ist auch in Ordnung, wenn dein Arzt nicht so klug ist wie du; du brauchst einfach seine Hilfe. Hör auf, nach Ausreden zu suchen, und vertraue auf das, was dir an Hilfe zur Verfügung steht.«

Dieses Kapitel unterschied sich von den anderen. Es befasste sich nicht mit der Lösung von Problemen oder dem Umgang mit Symptomen, sondern konzentrierte sich auf das, worauf Sie in Krisenzeiten zurückgreifen können und was Ihre Fähigkeiten zur Krankheitsbewältigung stärkt. In stabilen Zeiten können Sie diese Fähigkeiten mit den hier aufgezeigten Übungen verbessern. Das verschafft Ihnen eine bessere Ausgangsposition, wenn die nächste Stimmungsschwankung auftritt.

Im nächsten Kapitel geht es um etwas Ähnliches: die Kunst, gute Entscheidungen zu treffen. Die vorgestellten Methoden können sowohl dann angewandt werden, wenn die Entscheidungsfindung durch die Symptome der Erkrankung getrübt ist, als auch dann, wenn es Ihnen gut geht, aber eine schwierige Entscheidung ansteht. Wenn Sie sich diese neuen Fähigkeiten angeeignet haben, gehen Sie zu diesem Kapitel zurück, und ergänzen Sie die Liste Ihrer Ressourcen um die neu gelernten Methoden zur Entscheidungsfindung.

In diesem Kapitel

- werden Methoden gezeigt, wie man es vermeidet, sich vor wichtigen Entscheidungen zu drücken,
- lernen Sie, Schritt für Schritt zu guten Entscheidungen zu kommen.

Ein möglicher Grund für Schwierigkeiten bei der Entscheidungsfindung ist die eingeschränkte Fähigkeit, strukturiert zu denken. Das Problem kann in diesem Fall nicht klar genug umrissen werden, um alle Lösungsmöglichkeiten in Betracht zu ziehen. Es ist auch möglich, dass Selbstzweifel den Prozess erschweren, weil man Angst hat, die falsche Entscheidung zu treffen. Man redet sich ein, keine Entscheidung sei besser als eine falsche, und leidet dann unter den Konsequenzen. Manchmal wird eine Entscheidung zum unlösbaren Problem, weil die negative Grundhaltung und Hoffnungslosigkeit einer Depression jede Alternative unvernünftig und undurchführbar erscheinen lässt. Oft sieht man sich mit mehreren Problemen auf einmal konfrontiert und sucht nach einer Lösung, die alle Probleme auf einen Schlag beseitigt, wodurch sich alles wie durch ein Wunder in Wohlgefallen auflöst.

Das ist natürlich ein unrealistisches Wunschdenken, denn so eine »Alles-auf-einen-Streich«-Lösung ist äußerst selten. Die Suche nach der einen richtigen Antwort und der allerbesten Wahl kann einen gänzlich davon abhalten, sich zu entscheiden und zu handeln. Kommen Ihnen diese Muster bekannt vor?

Entscheidungen treffen

Wenn Sie sich zwischen zwei Möglichkeiten entscheiden müssen und eine davon deutlich besser ist als die andere, fällt die Wahl natürlich leicht. Schwieriger wird es, wenn es zwei, drei oder noch mehr Alternativen ohne eindeutige Vor- oder Nachteile gibt.

PAUL und seine Freundin sind drei Jahren zusammen. Im letzten halben Jahr hat sie immer wieder Andeutungen wegen einer Hochzeit gemacht. Angela ist zwei Jahre älter als er und wäre bereit für den nächsten Lebensabschnitt

– also zu heiraten, ein Haus zu kaufen und Kinder zu bekommen. Sie liebt ihn, denkt aber auch, er sei vielleicht noch nicht reif genug für die damit verbundene Verantwortung. Sie möchte nun nicht länger warten, also hat sie Paul vor die Entscheidung gestellt, entweder zu heiraten oder getrennter Wege zu gehen. Paul liebt Angela und möchte sie nicht verlieren. Sie stand ihm bei, als er lernte, mit seiner Erkrankung umzugehen, und sie hat Verständnis für seine »Macken«. Er zweifelt jedoch, ob er schon bereit für die Ehe ist. Noch ist er beruflich nicht da, wo er sein möchte, und er schreckt vor der Verantwortung als Ehemann, Vater und Hausbesitzer zurück. Paul muss sich entscheiden, doch keine der beiden Möglichkeiten – zu heiraten oder Angela zu verlieren – kommt für ihn infrage. ✕

Noch komplizierter wird es, wenn jede Möglichkeit eindeutige Vorteile hat, die jedoch von Grund auf verschieden sind. Ein Beispiel: Sie suchen eine neue Wohnung und sie finden zwei, die ungefähr gleich viel kosten. Die eine ist größer, aber nicht so gut gelegen wie die kleinere. Für welche entscheiden Sie sich? Oder es stehen zwei Universitäten zur Wahl, von beiden haben Sie eine Zusage bekommen. Ihr bester Freund geht auf die eine, die andere bietet genau den Studiengang an, der Sie interessiert. Was ist hier die bessere Möglichkeit?

Noch schwieriger wird es, wenn Ihr Denken aufgrund einer bipolaren Episode sehr gefühlsbetont ist, die Gedanken nur so durch Ihren Kopf rasen – oder wenn das Gegenteil der Fall ist, das Denken also verlangsamt, ungeordnet und schwerfällig ist. Die meisten würden in so einer Situation die Entscheidung bis zum letztmöglichen Termin hinauszögern. Oder man schiebt das Problem so lange vor sich her, bis es sich von selbst löst. Um beim Beispiel von Paul und Angela zu bleiben: Wenn er sich nicht entscheiden kann, ob er sie heiraten will oder nicht, wird sie ihn irgendwann verlassen.

Wenn Sie bei Ihren Entscheidungen eine aktivere Rolle spielen möchten, können Sie die nachfolgend beschriebenen sieben Schritte anwenden. Sie helfen Ihnen dabei, die verschiedenen Möglichkeiten zu sortieren und sich für diejenige zu entscheiden, die im Endeffekt am besten für Sie ist. Sollten Sie unsicher sein, ob Sie momentan in der Lage sind, Ihre Optionen vernünftig zu durchdenken, fragen Sie zusätzlich eine Person Ihres Vertrauens um Rat, wenn Sie die Übung abgeschlossen haben.

Der erste Schritt ▶ Tragen Sie alle in Betracht kommenden Möglichkeiten in die linke Spalte des Arbeitsblattes 60 ⤓ ein. Wenn es z.B. um Ihre Arbeit geht, könnte hier stehen: »Ich wechsele den Arbeitsplatz«, »Ich behalte meine jetzige Stelle« oder »Ich beantrage eine Rente und höre auf, zu arbeiten«. Soll eine Entscheidung über die Zukunft einer Beziehung getroffen werden, könnten diese Alternativen zur Wahl stehen: »Ich beende die Beziehung jetzt«, »Ich halte noch eine Weile durch und hoffe, dass es besser wird« und »Ich sage meinem Partner, dass ich unglücklich bin, und frage, ob er (oder sie) an einer Verbesserung der Beziehung arbeiten will«.

Der zweite Schritt ▶ Schreiben Sie zu jeder Alternative die jeweiligen Vor- und Nachteile auf. Bei manchen Punkten kann es thematische Überschneidungen geben. Die Vorteile, seine Arbeitsstelle zu behalten (man ist vertraut mit allem und fühlt sich wohl), entsprechen den Nachteilen eines Stellenwechsels (es wäre eine neue und eventuell verunsichernde Situation). Schreiben Sie alles auf, was für oder gegen eine Option spricht. Fragen Sie auch andere; vielleicht fallen denen weitere Vor- und Nachteile ein.

Der dritte Schritt ▶ Lesen Sie Ihre Liste durch und markieren Sie die schwerwiegendsten Vor- und Nachteile jeder Option – es können auch jeweils zwei sein. Der Übersichtlichkeit halber können Sie die anderen Optionen durchstreichen.

Der vierte Schritt ▶ Achten Sie auf Themen, die sowohl bei den Vor- als auch bei den Nachteilen auftauchen. Auf das Beispiel der Beziehungsfrage bezogen steht vielleicht »Zu jemandem gehören« auf der einen und »Einsamkeit« auf der anderen Seite. Das sagt Ihnen, dass es grundsätzlich wichtig für Sie ist, mit jemandem zusammen zu sein – allerdings nicht notwendigerweise mit der jetzigen Person. Bei der Entscheidung, ob Sie den Job wechseln oder behalten sollen, steht vielleicht »Mehr Stress« als Nachteil und »Weniger Stress« als Vorteil – jedenfalls zeigt Ihnen das, wie wichtig der Faktor Stress bei dieser Entscheidung für Sie ist. Geht es um die Frage, ob man den Arzt wechseln soll oder nicht, finden sich vielleicht »Vertrautheit« und »Ich mag keine Veränderungen« bei den Punkten, die gegen bzw. für einen Wechsel sprechen. Schauen Sie bei den wichtigsten Vor- und Nachteilen, die Sie im dritten Schritt markiert haben, ob es solche gemeinsamen Aspekte gibt. Listen Sie diese auf dem Arbeitsblatt unter »Themen« auf.

Der fünfte Schritt ▶ Erstellen Sie eine Rangfolge dieser Themen. Schreiben Sie eine 1 hinter den wichtigsten, eine 2 hinter den zweitwichtigsten Aspekt und so fort.

Der sechste Schritt ▶ Nun, da Sie die wichtigsten Aspekte bei der Entscheidungsfindung herausgearbeitet und gewichtet haben, ordnen Sie diese zu. Das heißt, Sie nehmen sich noch einmal Ihre ursprüngliche Liste mit den Wahlmöglichkeiten vor und wählen diejenigen aus, die zu Ihren wichtigsten Themen passen. Wenn also »Einsamkeit« das wichtigste Thema bei der Frage zur Beziehung war, wählen Sie die Option, bei der Sie am sichersten sind, dass Sie am Ende nicht alleine dastehen. Ist die Sorge um das Geld das zweitwichtigste Thema, nehmen Sie die Option, die diesem Aspekt am ehesten gerecht wird. Um die Übersicht zu behalten, schreiben Sie die Nummern Ihrer Optionen auf dem Arbeitsblatt neben die Themen, die dazu passen.

Der siebte Schritt ▶ Jetzt haben Sie eine Liste mit den wichtigsten Themen und den Entscheidungsmöglichkeiten, die am besten dazu passen. Vergleichen Sie nun die einzelnen Punkte und wählen Sie die Alternative, für die am meisten spricht. Sie erkennen sie an der Anzahl der Themen, die neben den Optionen stehen. Wenn also bei der ersten Entscheidungsmöglichkeit auf Ihrem Arbeitsblatt alle Ihre Themen stehen, ist es höchstwahrscheinlich die beste Wahl. Wenn bei einer anderen Option nur eines Ihrer Themen steht und es nicht einmal das wichtigste ist, ist davon eher abzuraten. Die besten Möglichkeiten sind also diejenigen, die am meisten oder zumindest die wichtigsten Themen abdecken.

Sie müssen diese sieben Schritte nicht alleine erarbeiten, sondern können Menschen aus Ihrem Umfeld bitten, Sie bei dieser Aufgabe zu unterstützen. **Paul** entschied sich dafür, Angela mit einzubeziehen, und bat sie, dieses Arbeitsblatt ebenfalls auszufüllen. Wenn sie damit einverstanden wäre, mit der Heirat zu warten, würde er einwilligen, sie zu heiraten. Er brauchte einfach noch Zeit, um sich darauf vorzubereiten. Er würde mit seinem Therapeuten an seiner emotionalen Bereitschaft arbeiten und Angela bitten, zu einigen Terminen mitzukommen, um die Angelegenheit zu dritt zu besprechen. Falls sie nicht bereit wäre, zu warten, bliebe nichts, was er noch tun könnte.

PAULS ARBEITSBLATT 60 **Eine gute Entscheidung finden**

Mögliche Optionen	Vorteile	Nachteile
Option 1: *Angela heiraten*	| ***Wir bleiben für immer zusammen.*** | *Sie ist glücklich und verlässt mich nicht.* | *Wir können uns das gemeinsame Leben aufbauen, das wir uns wünschen.*	| *Ich bin noch zu jung für die Ehe.* | *Ich würde meine Unabhängigkeit verlieren.* | *Meine Eltern würden mich nicht mehr finanziell unterstützen.* | ***Eine Heirat bringt Schulden.*** | *24 Stunden täglich zusammen sein.*
Option 2: *Wir trennen uns*	| ***Ich kann meine Ausbildung abschließen und muss mir keine Sorgen ums Geld machen.*** | *Ich kann mich mit anderen Frauen verabreden.* | *Ich kann mit meinen Freunden abhängen, wann immer ich möchte.* | *Ich falle Angela nicht mehr mit meinen Stimmungsschwankungen zur Last.*	| *Ich werde sie schrecklich vermissen.* | *Ich werde nie wieder eine Frau wie sie finden.* | ***Niemand sonst würde meine Launenhaftigkeit ertragen.*** | *Ich muss mich von meinem Traum verabschieden, mit ihr zu leben und zusammen Kinder zu haben.* | *Die Trennung wird mich in eine tiefe Depression stürzen.*

Mögliche Optionen	Vorteile	Nachteile
Option 3: *Eine Möglichkeit finden, die Hochzeit zu verschieben*	*Ich kann Angela behalten.* *Ich kann in Ruhe meine Ausbildung zu Ende bringen und Geld sparen.* *Ich kann mich auf ein Leben als Ehemann vorbereiten.*	*Angela sagt, sie will nicht länger warten.* *Wenn ich es noch länger hinauszögere, verlässt sie mich.* *Sie wird mich allmählich dafür hassen, dass ich ihre Pläne zunichtemache.*

Themen	Rangfolge	Beste Option
Angela verlieren	*1*	*1*
Geld	*3*	*2, 3*
Jemanden zu haben, der mich versteht	*2*	*1, 3*
Mich mit dem Gedanken an die Ehe anfreunden	*4*	*2, 3*

STEFAN musste nach seinem letzten Klinikaufenthalt wieder bei seinen Eltern einziehen. Nachdem er gut neun Monate bei ihnen gelebt hatte, dachte er, es wäre an der Zeit, wieder alleine zu wohnen. Seine Eltern hatten ihm in der Vergangenheit die Miete bezahlt, aber er musste immer wieder zurück zu ihnen, wenn ihm wegen Lärmbelästigung oder weil er die Wohnung nicht sauber hielt, gekündigt wurde. Manchmal war er auch einfach zu krank, um alleine zu leben. Seine Eltern wollten das nicht ein weiteres Mal mitmachen und sagten ihm, wenn er eine eigene Wohnung haben wolle, müsse er selbst dafür aufkommen. Stefan wusste nicht, was er tun sollte; also füllte er das Arbeitsblatt 60 aus, um die verschiedenen Optionen zu ordnen und sich klar zu werden, was die beste Lösung wäre. Er sah drei Möglichkeiten: alleine zu wohnen, sich einen WG-Partner zu suchen oder noch eine Weile bei den Eltern wohnen zu bleiben. Nachdem er das Arbeitsblatt zu Rate gezogen hatte, wurde ihm klar, dass die beste Möglichkeit wäre, auszuziehen und zusammen mit einem Mitbewohner eine WG zu gründen. Diese Option deckte die meisten Themen ab, die er als wichtig erkannt hatte. Einer seiner Freunde hatte eine Einzimmerwohnung in derselben Stadt und war bereit, zusammen mit Stefan eine größere Wohnung zu suchen und die Kosten zu teilen.

STEFANS ARBEITSBLATT 60 **Eine gute Entscheidung finden**

Mögliche Optionen	Vorteile	Nachteile
Option 1: *Ausziehen und alleine wohnen*	*Ich wäre selbstständig.* *Niemand stresst mich.* *Ruhe und Frieden*	*Es ist teurer.* *Einsamkeit* *Ich weiß nicht, ob ich damit umgehen kann.*
Option 2: *Mit einem Freund eine WG gründen*	*Wir würden uns die Kosten teilen.* *Es könnte lustig werden.* *Ich muss nicht alleine sein.*	*Vielleicht verstehen wir uns nicht.* *Weniger Privatsphäre* *Unser Lebensstil könnte zu verschieden sein.*
Option 3: *Weiter bei meinen Eltern wohnen*	*Geld für später sparen* *Hier habe ich mein eigenes Zimmer.* *Ich bin nie einsam.*	*Keine Privatsphäre* *Meine Mutter sagt mir ständig, was ich tun soll.* *Ich kann hier keine Leute einladen.*

Themen	Rangfolge	Beste Option
Unabhängigkeit, selbstständig sein und Privatsphäre	*2*	*1, 2*
Geld	*1*	*2, 3*
Einsamkeit oder jemanden zu haben, mit dem ich reden kann	*3*	*2, 3*

Auch wenn Sie es ungern zugeben: Manchmal wissen die Menschen in Ihrem Umfeld besser als Sie, was gut für Sie wäre oder nicht. Sie können Ihnen zumindest helfen, die vielen Gedanken zu ordnen, Alternativen gegeneinander abzuwägen und dabei Dringlichkeiten und Bedenken zu berücksichtigen. Sie können auf ihre Hilfe bauen – wenn Sie es zulassen. Natürlich liegen Ihre Mitmenschen nicht immer richtig, aber sie haben vielleicht andere Ideen als Sie und bringen Sie so dazu, neue Möglichkeiten in Betracht zu ziehen.

In einer Manie oder Hypomanie gehen einem viel mehr Gedanken als sonst durch den Kopf. Man denkt oft auch nicht logisch und trifft unglückliche Entscheidungen, weil wichtige Details übersehen werden. Die meisten bipolar Betroffenen bereuen ihre manisch getroffenen schlechten Entscheidungen und möchten lernen, solche in Zukunft zu vermeiden. Die Alarmglocken sollten bei Ihnen läuten, wenn Sie den plötzlichen Drang verspüren, Ihr Leben radikal zu verändern, wenn Sie spontan etwas tun wollen, was Ihr Umfeld schockiert oder ungläubiges Staunen hervorruft, oder wenn Sie bereit sind, Risiken einzugehen, vor denen Sie normalerweise zurückschrecken. In solchen Fällen ist es eine gute Form von Selbstschutz, anderen von diesen Ideen zu erzählen. Selbst wenn Sie deren Meinung in dem Moment gar nicht interessiert und Ihnen die Reaktionen völlig egal sind, hilft es manchmal, sich selbst derartige Ideen äußern zu hören – das bringt einen im besten Fall dazu, zumindest noch einmal darüber nachzudenken, bevor man solche Pläne in die Tat umsetzt und sie später bereut.

Manche bipolar Betroffene äußern solche ungewöhnlichen Ideen allerdings nicht gerne, weil sie schon die Erfahrung gemacht haben, damit Überreaktionen auszulösen: argwöhnisch betrachtet, übergenau beobachtet oder in anderer Weise negativ behandelt zu werden. Außerdem hat es niemand gerne, wenn etwas, das man für eine großartige Idee hält, von anderen in der Luft zerrissen wird. Andererseits: Wenn man sich Ärger ersparen möchte, ist es manchmal nicht schlecht, jemanden zu haben, der einem hilft, auf die Bremse zu treten. Bestimmen Sie jemanden in Ihrem nahen Umfeld, mit dem Sie auch über Ideen sprechen können, die andere als komplett verrückt bezeichnen würden. Es sollte jemand sein, der weiß, dass Sie eine bizarre

Idee nicht gleich in die Tat umsetzen möchten, nur weil Sie darüber reden. Eine Therapeutin oder ein Psychiater könnte hierfür infrage kommen, aber wahrscheinlich ist es praktischer, jemanden aus der Familie oder dem Freundeskreis zu nehmen – oder einen ebenfalls bipolar Betroffenen, der solche Gedankengänge aus eigener Erfahrung kennt. Wenden Sie auf jeden Fall die 24-Stunden-Regel (siehe Seite 90 f.) an, wenn Sie über eine Idee sprechen und die Reaktionen darauf negativ ausfallen.

Setzen Sie Ihr logisches Denken ein, um negative Aspekte nicht zu unterschätzen

Zu Beginn einer manischen Episode ist man sehr anfällig dafür, Negatives zu unterschätzen. Man hat z.B. die riskanten oder nachteiligen Aspekte nicht im Blick. Die Vorzüge *jeder* Idee scheinen noch überragender, wenn man die negativen Aspekte bagatellisiert. Man kann sich einreden, es existierten überhaupt keine Nachteile und die Risiken seien absolut vernachlässigbar, die Vorzüge dagegen fantastisch – auch wenn das gar nicht stimmt.

Um das verhängnisvolle Bagatellisieren zu vermeiden, hilft es, sich und anderen folgende Fragen zu stellen:

- »Wo liegen die Nachteile meiner Idee oder meines Plans?«
- »Welche Risiken sind damit verbunden?«
- »Könnte es sein, dass ich etwas Wichtiges übersehe?«
- »Wiegele ich wesentliche Tatsachen ab oder ignoriere sie ganz und gar?«

Zwingen Sie sich dazu, die Sache aus allen Blickwinkeln zu betrachten, bevor Sie zur Tat schreiten. Wenn Paul diese Methode auf sein Softwareprojekt anwenden würde, mit dem Schulkinder leichter lesen lernen sollen, könnten seine Antworten so ausfallen:

Wo liegen die Nachteile meiner Idee oder meines Plans? ▶ *Es wird viel Zeit in Anspruch nehmen, alle Details der Software zu programmieren, und das beeinträchtigt womöglich meine anderen Projekte. Vielleicht würde ich deshalb auch nicht zu genügend Schlaf kommen.*

Welche Risiken sind damit verbunden? ▶ *Falls die Idee nicht funktioniert, verliere ich das investierte Geld. Es besteht auch die Gefahr, dass ich wegen des Schlafmangels manisch werde. Das möchte ich unbedingt vermeiden.*

Könnte es sein, dass ich etwas Wichtiges übersehe? ▶ *Es könnte nur eine meiner* *manischen Ideen sein, aus denen am Ende nichts wird. Ich habe so etwas schon ein paar Mal erlebt.*

Tue ich wesentliche Tatsachen als unwichtig ab oder ignoriere sie ganz und gar? ▶ *Außer meinen eigenen Erfahrungen weiß ich nicht viel darüber, wie man Kindern das Lesen beibringt. Ich bin mir auch nicht sicher, welche wichtigen Fakten ich gerade nicht sehe.*

Gefühlsmäßig auf Abstand gehen

PAUL kann seine manischen Ideen distanzierter betrachten, wenn er mit seinen Freunden darüber spricht. Zum Beispiel erzählte er seinen Kollegen von seiner Softwareidee zum Lesenlernen. Nachdem er ihre Kommentare gehört hatte, war er nicht mehr so sicher, ob sein Projekt wirklich so genial und erfolgversprechend war, wie er gedacht hatte. Je länger er darüber sprach, desto mehr nahm sein Enthusiasmus ab. Weil er sich selbst und seine Tendenz kannte, sich in etwas hineinzusteigern, verwarf er schließlich die Idee und konzentrierte sich wieder auf die Projekte, die gerade anstanden. ×

Verantwortung für sich selbst übernehmen

Es kann sein, dass Ihnen Ihre Vorsichtsmaßnahmen als zu große Einschränkungen Ihres Lebensstils vorkommen; z.B. darauf zu achten, dass es nicht zu einer Reizüberflutung kommt oder einen regelmäßigen Schlafrhythmus einzuhalten. Diese Einschränkungen können so groß erscheinen, dass Sie lieber darauf verzichten möchten. Natürlich haben Sie das Recht darauf, so zu leben, wie es Ihnen passt, Risiken einzugehen und die möglichen Konsequenzen zu tragen. Es ist alleine Ihre Entscheidung, ob Sie die Anregungen annehmen, die in diesem Buch vermittelt werden. Ob Sie den Rat Ihrer Therapeutin oder Ihres Arztes befolgen wollen, liegt ebenso in Ihrer Hand wie die regelmäßige Einnahme der vom Psychiater verschriebenen Medikamente. Wenn Sie alleine leben und für niemanden verantwortlich sind, leiden nur Sie darunter, wenn Sie keine Vorsichtsmaßnahmen ergreifen. Es mag Ihnen unwichtig vorkommen. Aber wenn andere von Ihnen abhängig sind und auf Sie vertrauen, sollten Sie Rücksicht nehmen, denn jede Krankheitsepisode beeinträchtigt das Leben Ihres Umfeldes massiv.

Achten Sie darauf, dass Sie bei Ihren Vorsichtsmaßnahmen keine Alles-oder-Nichts-Haltung einnehmen. Sie müssen sich nicht zwischen totaler Einschränkung und absoluter Freiheit entscheiden. Aber Sie könnten ein paar Ihrer Gewohnheiten dahin gehend ändern, dass sie besser zu Ihrer Erkrankung passen. Sie könnten Ihre Vorsichtsmaßnahmen so oft wie möglich einsetzen, auch wenn Sie wissen, dass das nicht in jeder Situation möglich ist. Ziehen Sie ebenfalls in Betracht, dass Sie vielleicht *noch* nicht bereit sind, all das anzunehmen, was in diesem Buch, von Ihrer Ärztin, Ihrem Therapeuten oder Ihren Angehörigen empfohlen wird. Vielleicht sind Sie nächsten Monat, nächstes Jahr bereit dazu oder wenn die Symptome das nächste Mal in Erscheinung treten. Verantwortung für sich zu übernehmen, ist immer eine gute Idee, egal wann Sie sich entscheiden, die richtigen Schritte in Bezug auf die Erkrankung einzuleiten. Falls Sie *wissen*, dass Sie jetzt noch nicht dazu bereit sind, stellen Sie das Buch ins Regal zurück und nehmen Sie es sich später noch einmal vor. Ihre Lebensumstände können sich schnell und radikal ändern. Vielleicht ist dann der richtige Zeitpunkt gekommen, die Verantwortung für den Umgang mit der Erkrankung – und damit für Ihr Leben – zu übernehmen.

Noch mal das Wichtigste und wie es weitergeht

Wenn es Ihnen gut geht, fallen Ihnen Entscheidungen wahrscheinlich nicht schwer. Die Symptome einer Manie oder Depression können es allerdings verkomplizieren, die verschiedenen Aspekte eines Problems wahrzunehmen, zu durchdenken und gedanklich zu sortieren, um schließlich zu einer befriedigenden Lösung zu gelangen. In diesem Kapitel wurden Ihnen Werkzeuge an die Hand gegeben, die Ihnen die Entscheidungsfindung erleichtern, wenn Sie bei einem Problem nicht weiterkommen. Es kann sich als sehr hilfreich erweisen, die Vor- und Nachteile von verschiedenen Möglichkeiten systematisch gegeneinander abzuwägen – besonders dann, wenn die Symptome der Erkrankung die Konzentrationsfähigkeit einschränken, zu Selbstzweifeln führen oder den kreativen Umgang mit Problemen beeinträchtigen.

Im nächsten Kapitel geht es darum, die beim Durcharbeiten dieses Buches gewonnenen Fortschritte und Erkenntnisse zu bewahren und zu vertiefen. Lassen Sie bei dieser Gelegenheit alles Gelernte noch einmal Revue passieren und überlegen Sie, wie Sie es dauerhaft in Ihr Leben integrieren können.

In diesem Kapitel

- erfahren Sie, welche Fortschritte Sie gemacht haben und wie Sie Ihre Erkenntnisse vertiefen können,
- erstellen Sie einen Plan, beständig an sich weiterzuarbeiten,
- überprüfen Sie, ob Sie die Erkrankung nun besser akzeptiert haben.

Sich seiner selbst bewusst bleiben

Um Ihre Stimmungsschwankungen kontrollieren zu können, müssen Sie sehr genau auf Veränderungen Ihrer Empfindungen, Ihrer Gedanken und Ihres Verhaltens achten, die Vorzeichen für eine neue Krankheitsepisode sein könnten. Viele der hier gezeigten Übungen sind darauf angelegt, sich seiner selbst bewusster zu werden. Nicht jeder ist in der Lage, die eigenen Stimmungswechsel wahrzunehmen, auch wenn diese für andere offensichtlich sind. Um Ihre Symptome wirklich erfolgreich kontrollieren zu können, sind Sie also eventuell auf die Hilfe Ihres Umfeldes angewiesen, das Ihnen signalisiert, wenn Ihre Stimmung in die eine oder andere Richtung zu kippen droht. So hilfreich dieses Feedback sein kann: Es birgt auch die Gefahr von Komplikationen in sich. Der Eindruck Ihres Gegenübers kann bisweilen falsch sein, was unter Umständen zu ungerechtfertigten Vorhaltungen führt.

Überprüfen Sie Ihre Fortschritte

Die Übungen auf den Arbeitsblättern haben Sie dazu aufgefordert, konkrete Pläne zu erstellen und sich Ziele zu setzen. Nun haben Sie verschiedene Methoden kennengelernt, mit denen Sie manischen und depressiven Symptomen begegnen können. Schreiben Sie auf dem Arbeitsblatt 61 ⤓ auf, welche Schritte Sie bereits unternommen haben, um Ihren Zielen näherzukommen, und welche Sie noch angehen möchten.

In diesem Buch wurden insbesondere auf folgende Ziele Wert gelegt:

- Lernen Sie sich selbst kennen, Ihre Schwächen, Stärken und Symptome.
- Üben Sie die hier beschriebenen Methoden zum Umgang mit der Erkrankung und werden Sie sicherer darin.
- Lernen Sie aus jeder neuen Krankheitsepisode, was Sie beim nächsten Mal beachten sollten und besser machen können.
- Bemühen Sie sich, die Erkrankung zu akzeptieren. Erst dann ist eine wirkliche Weiterentwicklung möglich und Sie können daran arbeiten, gesund zu bleiben und ein erfülltes Leben zu führen.
- Vermeiden Sie, was eine neue Episode auslösen könnte.
- Finden Sie eine Medikation, mit der Sie sich wohlfühlen und bei der Sie bleiben können.

Auch wenn man die in diesem Buch beschriebenen Methoden und Techniken beherrscht und anwendet, kann es trotzdem dazu kommen, dass die Symptome erneut in Erscheinung treten. Eine Bipolare Störung ist ja gerade durch die immer wieder auftretenden Episoden gekennzeichnet. Ein paar wenige Glückliche finden exakt die richtige Medikation, nehmen die Medikamente äußerst gewissenhaft und erleben nie wieder eine Manie oder Depression. Das ist leider nicht die Regel. Für die meisten dürfte das Ziel sein, weniger Episoden zu erleben und diese in schwächerer Ausprägung. Ebenso wichtig ist es, bei einem sich abzeichnenden Rückfall sofort gegensteuern zu können. Wenn Ihnen das gelingt, werden die Abschnitte, in denen es Ihnen gut geht, häufiger und länger sein als die Zeiten, in denen Sie unter den Auswirkungen der Erkrankung leiden. Und Sie lernen ständig dazu, wie Sie die Symptome noch besser in den Griff bekommen.

Behalten Sie Ihre Stimmung im Blick

Im vierten Kapitel haben Sie gelernt, manische und depressive Symptome früh zu erkennen. Sie haben Methoden kennengelernt, die helfen, die täglichen kleinen Stimmungsveränderungen im Blick zu behalten. Wenn Sie einen Stimmungskalender wie auf dem Arbeitsblatt 11 führen, hoffen Sie natürlich, im Langzeitverlauf eine stetige Verbesserung Ihres Befindens und damit verbunden auch eine erhöhte Stabilität zu sehen. Das heißt, wenn Sie in diesem Kalender täglich Ihre Stimmung dokumentieren und die einzelnen Punkte verbinden, würden Sie als Ergebnis eine Linie im mittleren Bereich erhalten, die meistens nicht mehr als einen Punkt auf der Skala nach oben oder unten ausschlägt. Wenn Ihre Stimmung in Richtung Depression nach unten oder in Richtung Manie nach oben geht, hoffen Sie, dass sich diese Veränderungen innerhalb weniger Tage wieder auf den mittleren Bereich einpendeln. Und wenn Sie das, was Sie mithilfe dieses Buches hinzugelernt haben, so oft wie möglich anwenden, sollten es immer weniger Tage sein, an denen die Linie die +2 auf der Skala übersteigt oder unter den Wert -2 fällt.

Falls Sie einen solchen Kalender nicht täglich führen möchten, können Sie ihn auch nur hin und wieder einsetzen, um die Entwicklung über einen bestimmten Zeitraum nachzuvollziehen. Wenn Sie z.B. im Winter regelmäßig in ein depressives Loch fallen und im Frühjahr oft eine Manie erleben, empfiehlt es sich, jeweils vor Beginn dieser Jahreszeiten anzufangen, Ihre Stimmungslage zu dokumentieren. Wenn sich die Kurve deutlich in Richtung »mehr Symptome« bewegt, wenden Sie die hier gelernten Methoden an, damit die Entwicklung nicht noch weiter fortschreitet. Nehmen Sie Kontakt mit Ihrer Ärztin oder Ihrem Arzt auf, wenn Sie feststellen, dass die täglichen Werte nicht besser werden oder es immer schwieriger wird, mit den Symptomen alleine fertigzuwerden. Führen Sie auch nach dem Ende der »gefährlichen« Jahreszeit die Aufzeichnungen ein bis zwei Wochen lang weiter, um sicherzugehen, dass sich Ihre Stimmung wieder in einem stabilen Rahmen bewegt.

Sich an den Gedanken gewöhnen und die Erkrankung schließlich akzeptieren

Falls es Ihnen schwerfiel, die Diagnose Bipolare Störung zu akzeptieren, haben Ihnen die Lektüre und die Arbeit mit diesem Buch vielleicht geholfen, weitere Fortschritte auf dem Weg zur Akzeptanz zu erzielen. Drucken Sie das Arbeitsblatt 44 ⤓ noch einmal aus und vergegenwärtigen Sie sich erneut die typischen Denkmuster und Verhaltensweisen, die mit den einzelnen Stufen auf dem Weg zur Akzeptanz der Erkrankung verbunden sind. Unterstreichen Sie wieder alle Sätze, die auf Sie zutreffen. Vergleichen Sie nun Ihre jetzigen Antworten mit denen, als Sie dieses Arbeitsblatt beim Durcharbeiten des zwölften Kapitels zum ersten Mal ausgefüllt haben. Wo stehen Sie jetzt?

Die meisten Menschen setzen sich Ziele. Man gibt sich selbst eine Richtung vor. Es ist motivierend, wenn man schriftlich festhält, was man alles erreichen möchte. Projekte abzuschließen und sie dann von der Liste zu streichen, erzeugt ein Gefühl der Befriedigung, selbst wenn es nur kleinere Aufgaben waren. Leider erschweren Stimmungsschwankungen das Setzen und Erreichen von Zielen. Fühlt man sich z.B. überreizt oder überfordert, weil einem zu viele Ideen gleichzeitig einfallen oder weil zu vieles auf einmal erledigt werden sollte, möchte man sich am liebsten in mehrere Richtungen zugleich bewegen – was natürlich nicht möglich ist. Mithilfe des Arbeitsblattes 62 fällt es Ihnen vielleicht leichter, Ihre Gedanken zu sortieren, speziell dann, wenn sich eine Manie oder Hypomanie anbahnt.

Notieren Sie auf dem Arbeitsblatt, was Ihnen an Projekten und Aktivitäten in den Sinn kommt: Alles, was Sie erledigen müssen, Projekte, die Sie gerne in Angriff nehmen würden, und auch das, was Sie sich vorgenommen haben und wozu Sie bis jetzt nicht gekommen sind. Wenn Sie mit der Liste fertig sind, überlegen Sie sich, welche Wichtigkeit die einzelnen Punkte haben. Markieren Sie in der Spalte »Priorität« in jeder Zeile jeweils H, M oder G. »H« steht für »Hohe Priorität, dringend zu erledigen«, »M« für »Mittlere Wichtigkeit, kann noch warten« und »G« für »Geringe Priorität, kann irgendwann in Angriff genommen werden«. Absoluten Vorrang haben solche Dinge, wie die Miete zu bezahlen oder in die Apotheke zu gehen, wenn die Medikamente knapp werden. Einen bestimmten Film zu sehen oder Ordnung im Kleiderschrank zu schaffen, bekommt dagegen ein »G«. So etwas muss nicht unbedingt sofort erledigt werden; man würde es zwar gerne tun, wenn man die Zeit dafür hätte, aber es hat keine negativen Konsequenzen, wenn man erst später dazu kommt. Mittlere Priorität hat alles, was zwischen »sehr dringend« und »kann warten« liegt.

Haben Sie Ihre Liste mit den Zuordnungen der Dringlichkeiten versehen, gehen Sie alles noch einmal durch. Es nützt nicht viel, wenn fast alle Punkte auf der Liste ein »H« bekommen haben. Denken Sie also noch einmal darüber nach, ob manches nicht doch noch ein wenig warten kann. Beim ersten Durchgang neigt man dazu, alles als dringend einzustufen, auch wenn es bei genauerer Betrachtung nicht so ist.

Dann bringen Sie die Punkte mit einem »H« in eine Reihenfolge. Schreiben Sie also in der entsprechenden Spalte eine »1« hinter den dringendsten und wichtigsten Punkt auf Ihrer Liste, eine »2« hinter den zweitwichtigsten Punkt und so fort.

Der nächste Teil ist der schwierigste: Zwingen Sie sich, eine Aufgabe nach der anderen zu erledigen, und beginnen Sie mit der wichtigsten und dringendsten. Auch wenn Sie am liebsten von einem Punkt zum anderen springen würden, starten Sie erst dann eine neue Aufgabe, wenn Sie eine dringendere abgeschlossen haben.

PAULS ARBEITSBLATT 62 Ziele setzen

Aktuelle Aktivitäten, Verpflichtungen und Interessen	Priorität			Reihenfolge
	Hoch	Mittel	Gering	
Das neue Buch zu Ende lesen	H	M	**G**	
Die Miete bezahlen	**H**	M	G	*1*
Mama zurückrufen	H	**M**	G	
Ölwechsel am Auto machen lassen	H	**M**	G	
Angela fragen, ob Sie am Freitag mit mir ausgeht	**H**	M	G	*3*
Geld bei der Bank einzahlen	H	**M**	G	
Die Cheat-Codes für mein Computerspiel herausfinden	H	M	**G**	
Computer zur Reparatur bringen	**H**	M	G	*6*
Lebensmittel einkaufen	H	**M**	G	
Zigarren kaufen	**H**	M	G	*7*
Neues Rezept für meine Medikamente ausstellen lassen	H	**M**	G	
Wäsche waschen (Unterwäsche!)	**H**	M	G	*4*
Zur Arbeit gehen	**H**	M	G	*2*
Das kaputte Autofenster ersetzen	**H**	M	G	*5*
	H	M	G	
	H	M	G	
	H	M	G	

Im Kapitel 13 wurden Vereinbarungen vorgestellt, die Sie mit sich selbst treffen. Damit lassen sich Hindernisse und Störfaktoren einkalkulieren, die eventuell auftreten und Sie hindern könnten. Tragen Sie auf dem Arbeitsblatt 63 ⤓ ein, was dem Erreichen Ihrer Ziele im Weg stehen könnte.

Wenn Sie die in diesem Buch empfohlenen Methoden anwenden und einüben, werden Sie zu Folgendem in der Lage sein:

Die Zusammenhänge erkennen

- Sie verstehen Ihre Stimmungsschwankungen und können sich selbst helfen.
- Sie wissen über die Symptome einer Bipolaren Störung Bescheid.
- Sie erkennen den Unterschied zwischen einer Stimmungsschwankung und Ihrem eigentlichen Wesen.

Ihr Frühwarnsystem

- Sie nehmen Ihre Stimmungswechsel wahr und lernen, Ihre Stimmungslage zu erkennen und zu benennen.
- Sie kennen mögliche Auslöser für einen Stimmungsumschwung und wissen, diesen zu begegnen.

Nicht zur Verschlechterung beitragen

- Sie vermeiden alles, was Ihre Stimmung beeinträchtigen könnte.
- Sie lassen nicht zu, dass Gefühle Ihr Denken beherrschen.
- Sie hören auf, Wichtiges vor sich herzuschieben oder ganz zu vermeiden.

Die Symptome reduzieren

- Sie behalten die Kontrolle, auch wenn Sie sich überfordert fühlen.
- Sie bemühen sich um eine positive Lebenseinstellung.
- Sie lernen, Ihre Gedanken zu analysieren.
- Sie überwinden Ihre Abneigung gegenüber Medikamenten.
- Sie nehmen die Medikamente zuverlässiger.

Die Stärkung Ihrer Fähigkeiten im Umgang mit der Erkrankung

- Sie lernen, Probleme effektiv zu lösen.
- Sie können Stress besser bewältigen und gewöhnen sich gesunde Verhaltensweisen an.
- Sie treffen bessere Entscheidungen.
- Sie behalten bei und vertiefen, was Sie gelernt haben.

Wenden Sie bei jeder neuen Krankheitsepisode – sei es eine Manie, Hypomanie, Depression oder ein Mischzustand – Ihre neu gewonnenen Kenntnisse an, überprüfen Sie sie auf ihre Wirksamkeit. Passen Sie sie gegebenenfalls an, um für zukünftige Episoden noch besser gerüstet zu sein.

Noch mal das Wichtigste und wie es weitergeht

Sie haben nun viele neue Techniken, Methoden und Strategien kennengelernt, mit denen Sie den Symptomen einer Bipolaren Störung begegnen können. Jetzt ist es an der Zeit, das Gelernte in die Praxis umzusetzen. Das große Ziel ist es, die Symptome so gut kontrollieren zu können, dass sie Ihr Leben nicht über Gebühr beeinträchtigen.

Die Suche nach dem besten Umgang mit dieser Erkrankung ist ein fortwährender Lernprozess. Dieses Buch soll Ihnen bei diesem Prozess helfen. Greifen Sie auf die hier gegebenen Tipps und Übungen zurück, wenn sich beim nächsten Mal Symptome der Erkrankung zeigen, oder in anderen problematischen Lebenssituationen. Auch in guten Zeiten, wenn Sie sich wohlfühlen und alles in Ordnung scheint, empfiehlt es sich, hin und wieder einen Blick in dieses Buch zu werfen und sich die Strategien vor Augen zu führen, wie Sie gesund bleiben und Ihr Leben im Griff behalten können.

Sprechen Sie mit Ihrer Therapeutin oder Ihrem Psychiater über Ihre Arbeit an sich selbst, damit sie oder er weiß, wie Sie mit der Erkrankung umgehen. Zu diesem Umgang gehört es auch, die eigene Gemütslage immer wieder zu hinterfragen und zu prüfen, ob sich frühe Anzeichen einer neuen Episode zeigen. Falls ja, kennen Sie jetzt viele Tricks und Kniffe, die Sie einsetzen können, um die Kontrolle zu behalten.

Wann immer Ihr Schiff erneut in raues Wasser gerät, bleiben Sie am Ruder. Lernen Sie aus der Erfahrung: Analysieren Sie, was für den ungewollten Kurswechsel verantwortlich war und was Sie so verletzbar und anfällig für einen Rückfall gemacht hat. Jedes Mal, wenn es Ihnen gelingt, die wieder einmal auftretenden Symptome zu meistern, lernen Sie noch besser, wie Sie beim nächsten Mal damit umgehen oder sogar verhindern können, dass sie sich voll entfalten.

Die Arbeit an uns selbst ist nie zu Ende; im besten Fall entwickeln wir uns ständig weiter und hören nicht auf, dazuzulernen. Zu diesem Prozess gehören Erfolge wie auch Rückschläge und manchmal muss man wieder ganz von vorne beginnen. Bewahren Sie dieses Buch so auf, dass es Sie immer wieder daran erinnert, das anzuwenden, was Sie mit seiner Hilfe gelernt haben. Lesen Sie die Abschnitte, die besonders gut auf Sie passen, wieder und wieder durch. Übernehmen Sie jene Methoden, die Sie mit Erfolg anwenden können, und üben Sie sie so lange ein, bis sie Ihnen in Fleisch und Blut übergegangen sind. Wenn Sie überzeugt sind, eine Methode zu beherrschen, nehmen Sie sich eine andere vor und verinnerlichen Sie diese ebenfalls. Am Ende steht das große Ziel: die Symptome und damit die Erkrankung unter Kontrolle zu bekommen. Machen Sie es sich zur Aufgabe, alles Ihnen Mögliche zu unternehmen, um sich selbst zu helfen. Alles Gute dabei – und viel Glück.

Verwendete Literatur

Basco, M. R.; Rush, A. J. (2007): Cognitive-Behavioral Therapy for Bipolar Disorder. New York: The Guilford Press.

Deckersbach, T.; Hölzel, B.; Eisner, L.; Lazar, S. W.; Nierenberg, A. A. (2014): Mindfulness-Based Cognitive Therapy for Bipolar Disorder. New York: The Guilford Press.

Fawcett, J.; Golden, B.; Rosenfeld, N. (2007): New Hope for People with Bipolar Disorder. Your Friendly, Authoritative Guide to the Latest in Traditional and Complementary Solutions. New York: Random House.

Fristad, M. A.; Arnold, J. S. G.; Leffler, J. M. (2011): Psychotherapy for Children with Bipolar and Depressive Disorders. New York: The Guilford Press.

Goodwin, F. K.; Jamison, K. R. (2007): Manic-Depressive Illness. Bipolar Disorders and Recurrent Depression. Oxford: Oxford University Press.

Jamison, K. R. (1996): Touched with Fire. Manic-Depressive Illness and the Artistic Temperament. New York: Simon & Schuster.

Last, C. G. (2009): When Someone You Love Is Bipolar. Help and Support for You and Your Partner. New York: The Guilford Press.

McManamy, J. (2006): Living Well with Depression and Bipolar Disorder. What Your Doctor Doesn't Tell You … That You Need to Know. New York: HarperCollins Publishers.

Miklowitz, D. J. (2011): The Bipolar Disorder Survival Guide. What You and Your Family Need to Know. New York: The Guilford Press.

Miklowitz, D. J.; Gitlin, M. J. (2014): Clinician's Guide to Bipolar Disorder. Integrating Pharmacology and Psychotherapy. New York: The Guilford Press.

Mondimore, F. M. (2014): Bipolar Disorder. A Guide for Patients and Families. Baltimore: Johns Hopkins University Press.

Pavuluri, M. (2008): What Works for Bipolar Kids. Help and Hope for Parents. New York: The Guilford Press.

Wright, J. H.; Turkington, D.; Kingdon, D. G.; Basco, M. R. (2008): Cognitive-Behavior Therapy for Severe Mental Illness. Washington: American Psychiatric Association Publishing.

Empfohlene deutschsprachige Titel

Fachbücher

APA –American Psychiatric Association (Hg.) (2013): Diagnostic and Statistical Manual of Mental Disorders (DSM-5). Arlington: American Psychiatric Association Publishing.

Assion, H.-J.; Brieger, P.; Bauer, M. (Hg.) (2013): Bipolare Störungen. Das Praxishandbuch. Stuttgart: Kohlhammer.

DGBS – Deutsche Gesellschaft für Bipolare Störungen; DGPPN – Deutsche Gesellschaft für Psychiatrie und Psychotherapie, Psychosomatik und Nervenheilkunde (Hg.) (2013): S3-Leitlinie Diagnostik und Therapie bipolarer Störungen. Heidelberg: Springer-Verlag.

Dilling, H.; Mombour, W.; Schmidt, M. H. (Hg.) (2008): Internationale Klassifikation psychischer Störungen. ICD-10 Kapitel V (F). Klinisch-diagnostische Leitlinien. Bern: Hogrefe.

Hautzinger, M.; Meyer, T. D. (2011): Bipolar affektive Störungen. Göttingen: Hogrefe.

Meyer, T. D.; Hautzinger, M. (2013): Bipolare Störungen. Kognitiv-verhaltenstherapeutisches Behandlungsmanual. Weinheim, Basel: Beltz.

Mühlbacher, M. (2009): Bipolare Erkrankungen. Bremen: Uni-med.

Wolkenstein, L.; Hautzinger, M. (2014): Umgang mit bipolaren Patienten. Köln: Psychiatrie Verlag.

Ratgeber

Bock, T. (2012): Achterbahn der Gefühle. Mit Manie und Depression leben lernen. Köln: BALANCE buch + medien verlag.

BRÄUNIG, P. (2009): Leben mit bipolaren Störungen. Manisch-depressiv: Wissen, das Ihnen gut tut. Stuttgart: Trias.

FINK, C.; KRAYNAK, J. (2010): Manisch-depressiv für Dummies. Weinheim: Wiley.

GREVE, N.; OSTERFELD, M. (2017): Umgang mit Psychopharmaka. Köln: BALANCE buch + medien verlag.

ILLY, D. (2016): Ratgeber Bipolare Störungen. Hilfe für den Alltag. München: Elsevier.

KASPER, S.; HAUK, P. (2006): Bipolare Erkrankungen. Zwischen Manie und Depression. Wien: Verlagshaus der Ärzte.

MATTEJAT, F.; LISOFSKY, B. (2005): Nicht von schlechten Eltern. Kinder psychisch Kranker. Köln: BALANCE buch + medien verlag.

MEYER, T. D. (2014): Mal himmelhoch, mal abgrundtief. Bipolare Störungen – Hilfen für Betroffene und Angehörige. Weinheim, Basel: Beltz.

MEYER, T. D.; HAUTZINGER, M. (2013): Ratgeber Manisch-depressive Erkrankung. Informationen für Menschen mit einer bipolaren Störung und deren Angehörige. Göttingen: Hogrefe.

REYNOLDS, D. (2011): Der bipolare Spagat. Manisch-depressive Menschen verstehen. Das Hilfe-Buch einer Betroffenen für Freunde und Angehörige. Stuttgart: Trias.

Biografien und Romane

CHENEY, T. (2010): Tanz in der Brandung. Ostfildern: Patmos.

GREENBERG, M. (2013): Der Tag, an dem meine Tochter verrückt wurde. Eine wahre Geschichte. München: dtv.

JAMISON, K. R. (2014): Meine ruhelose Seele. Die Geschichte einer bipolaren Störung. München: mvg.

MELLE, T. (2016): Die Welt im Rücken. Berlin: Rowohlt.

SCHLÖSSER, S. (2012): Lieber Matz, Dein Papa hat 'ne Meise. Ein Vater schreibt Briefe über seine Zeit in der Psychiatrie. Berlin: Ullstein.

Deutschland

Aktion Psychisch Kranke e.V.
www.apk-ev.de
Aktionsbündnis Seelische Gesundheit
www.seelischegesundheit.net
Bundesverband der Angehörigen psychisch Kranker e.V.
www.psychiatrie.de/bapk
Bundesverband Psychiatrie-Erfahrener e.V.
www.bpe-online.de
Deutsche Gesellschaft für Bipolare Störungen e.V.
www.dgbs.de
Experte für Early Awareness
www.irrsinnig-menschlich.de
Online-Ratgeber
www.ratgeber-bipolar.de
Selbsthilfeforum
www.bipolar-forum.de

International

Bipolar World
www.bipolarworld.net
Forum Bipolar in Österreich
www.bipolar.at
Forum Partner bipolar Erkrankter
www.bpso.org
Internationale Gesellschaft für Affektive Störungen
www.isad.org
Internationale Gesellschaft für Bipolare Störungen
www.isbd.org
Internationale Stiftung Bipolarer Störungen

www.ibpf.org
Leitfaden Bipolare Störungen
www.bipolarhome.org
Österreichische Gesellschaft für Bipolare Erkrankungen
www.oegbe.at
Schweizerische Gesellschaft für Bipolare Störungen
www.swiss-bipolar.ch

LESEPROBE

Annäherung an Ungewöhnliches

Wenn wir uns ungewöhnlichen Phänomenen nähern, durchlaufen wir in individuell unterschiedlicher Gewichtung verschiedene Phasen: Erst sind wir unserem Erleben ausgeliefert. Dann versuchen wir Übersicht zu gewinnen. Wir bemühen uns zu verstehen, können dann erst sinnvoll handeln und müssen immer wieder mit Krisen rechnen, die uns auf unser Erleben zurückwerfen. Menschen, die gravierende seelische Veränderungen an sich selbst erleben, kennen diesen Ablauf ebenso wie Angehörige, die mit Depressionen und Manien bei vertrauten Menschen zurechtkommen müssen. Und auch psychiatrisch Tätige können diesem Rhythmus kaum entgehen. Im Gegenteil: Wir Therapeuten sind gut beraten, ebenfalls erst einmal unsere eigenen Gefühle ernst zu nehmen. Ein professionelles Handeln ohne diese Basis eines vorsichtigen Verstehens geht meistens ins Leere.

Der Aufbau dieses Buches folgt diesem Rhythmus. Die fünf Abschnitte lassen sich verschiedenen Bereichen des täglichen leib-seelischen Erlebens zuordnen und entsprechen inhaltlich der alltagsüblichen Annäherung an ungewöhnliche Phänomene: Erleben – Übersicht gewinnen – Verstehen – Handeln – Krisen bewältigen.

Erleben: Auf unerwartete und ungewöhnliche Ereignisse reagieren wir fast immer zuerst emotional. Unser Erleben drückt sich in Mimik und Gestik, vielleicht auch in Worten aus.

Auch in diesem Buch soll es am Anfang um das Erleben gehen: Wie erleben und beschreiben Menschen, die Erfahrung mit Depressionen und Manien haben, ihre Veränderungen, wie den Beginn, die Umschlagpunkte, die Rückkehr? Welche Empfindungen haben Angehörige? Wie reagieren Therapeuten? Ohne Zugang zu den eigenen Gefühlen kann man keine Beziehung zum anderen Menschen herstellen oder aufrechterhalten. Das gilt auch für psychiatrisch Tätige. Somit ist dieses Kapitel die Basis aller folgenden.

Übersicht gewinnen: Nach der spontanen emotionalen Reaktion bemühen wir uns, Abstand zu bekommen, einen klaren Kopf zu behalten, Übersicht zu gewinnen. Wir versuchen, das unerwartete Geschehen einzuordnen. Eine erste Übersicht über Depressionen und Manien kann gelingen, indem wir allgemein menschliche Vergleiche anstellen oder spezifischen Sachverstand bemühen. Das Wissen um bestimmte Zusammenhänge kann entlasten. Und doch birgt wissenschaftliche Abstraktion immer die Gefahr, den Blick auf die einzigartige Besonderheit des konkreten Menschen zu verlieren.

Verstehen: Wenn uns Ungewohntes begegnet ist, begnügen wir uns meist nicht mit einem quantitativen Überblick. Wir wollen qualitativ verstehen und bemühen uns darum; je nach Persönlichkeit und Temperament und sicher auch abhängig vom Geschlecht tun wir dies auf unterschiedliche Weise, eher mit dem Verstand oder eher mit dem Herzen.

Im Bereich der psychischen Erkrankungen kann es allgemein gültige Erklärungen kaum geben. Insbesondere »monokausale« Erklärungen, die ein bestimmtes Phänomen auf einen einzelnen »ursächlichen« Faktor zurückzuführen versuchen, stoßen zunehmend auf Misstrauen. Vorrang hat das Bemühen um individuelles Verstehen. In diesem Sinne werden verschiedene Verstehenszugänge im Zusammenhang dargestellt.

Handeln: Erst jetzt können wir versuchen zu helfen, uns selbst oder anderen. Dabei bleiben wir abhängig von unserem Zugang zu eigenen Gefühlen, von unserem Wissen, von unserer Beziehung zu uns selbst und zum anderen.

Menschen zeichnen sich dadurch aus, dass sie durch bestimmte Bedingungen nicht einfach passiv geprägt werden, sondern diese zugleich aktiv gestalten. Wir sind immer Opfer und Täter. Das gilt auch für Menschen in Depressionen und Manien. Entsprechend beginnt der Abschnitt »Handeln« mit der Darstellung von Ansätzen in der Selbsthilfe. Anschließend werden die Möglichkeiten und Grenzen der Hilfe durch Angehörige und Freunde sowie durch professionelle Therapeutinnen und Therapeuten diskutiert. Neben psychotherapeutischen Aspekten geht es auch um Fragen zum Einsatz von Psychopharmaka.

Umgang mit Krisen: Selten werden wir mit unerwarteten Ereignissen im ersten Anlauf »fertig«. Meist folgen neue Verunsicherungen, aus denen wir neue Schlüsse ziehen können und müssen. Insofern beginnt der hier skizzierte Kreislauf immer wieder neu.

Das gilt auch für den Umgang mit Depressionen und Manien. Sich selbst so tiefgreifend zu verändern oder eine solche Veränderung aus der Nähe mitzuerleben bedeutet eine tiefe Verunsicherung; sich daraus zu befreien ist ein längerer Prozess der Entwicklung – im wahrsten Sinne des Wortes. Dabei kann es immer wieder zu Krisen kommen. Immer wieder müssen wir von vorn beginnen, Altes neu betrachten und neue Orientierungspunkte suchen. Typische Krisen und Konflikte werden hier beschrieben, dabei auch deren rechtliche Aspekte aufgezeigt.

FSC
www.fsc.org
MIX
Papier | Fördert
gute Waldnutzung
FSC® C083411